EMERGÊNCIAS PSIQUIÁTRICAS

ABP Associação Brasileira de Psiquiatria

artmed

A Artmed é a editora oficial da ABP

Nota

A medicina é uma ciência em constante evolução. À medida que novas pesquisas e a própria experiência clínica ampliam o nosso conhecimento, são necessárias modificações na terapêutica, onde também se insere o uso de medicamentos. Os autores desta obra consultaram as fontes consideradas confiáveis, num esforço para oferecer informações completas e, geralmente, de acordo com os padrões aceitos à época da publicação. Entretanto, tendo em vista a possibilidade de falha humana ou de alterações nas ciências médicas, os leitores devem confirmar estas informações com outras fontes. Por exemplo, e em particular, os leitores são aconselhados a conferir a bula completa de qualquer medicamento que pretendam administrar, para se certificar de que a informação contida neste livro está correta e de que não houve alteração na dose recomendada nem nas precauções e contraindicações para o seu uso. Essa recomendação é particularmente importante em relação a medicamentos introduzidos recentemente no mercado farmacêutico ou raramente utilizados.

E53 Emergências psiquiátricas / Organizador, João Quevedo. – 4. ed. – Porto Alegre : Artmed, 2020.
xviii, 326 p. : il. ; 21 cm.

ISBN 978-85-8271-596-3

1. Psiquiatria. 2. Emergência psiquiátrica. I. Quevedo, João.

CDU 616.89

Catalogação na publicação: Karin Lorien Menoncin – CRB 10/2147

EMERGÊNCIAS PSIQUIÁTRICAS

JOÃO QUEVEDO
ORGANIZADOR

4ª EDIÇÃO

Porto Alegre
2020

Gerente editorial: *Letícia Bispo de Lima*

Colaboraram nesta edição:

Coordenadora editorial: *Cláudia Bittencourt*

Editora: *Mirian Raquel Fachinetto*

Capa: *Tatiana Sperhacke*

Preparação do original: *Heloísa Stefan*

Leitura final: *Manoel Weinheimer*

Projeto gráfico e editoração: *TIPOS – design editorial e fotografia*

ARTMED EDITORA LTDA., uma empresa do GRUPO A EDUCAÇÃO S.A.
Av. Jerônimo de Ornelas, 670 – Santana
90040-340 – Porto Alegre – RS
Fone: (51) 3027-7000 Fax: (51) 3027-7070

SÃO PAULO
Rua Doutor Cesário Mota Jr., 63 – Vila Buarque
01221-020 – São Paulo – SP
Fone: (11) 3221-9033

SAC 0800 703-3444 – www.grupoa.com.br

IMPRESSO NO BRASIL
PRINTED IN BRAZIL

AUTORES

João Quevedo
Psiquiatra. Professor do Departamento de Psiquiatria e Ciências do Comportamento da McGovern Medical School, The University of Texas Health Science Center at Houston (UTHealth), Houston, Texas, Estados Unidos. Professor titular de Psiquiatria da Universidade do Extremo Sul Catarinense (Unesc). Especialista em Psiquiatria. *Fellowship* em Psicofarmacologia. Doutor em Ciências Biológicas: Bioquímica pela Universidade Federal do Rio Grande do Sul (UFRGS). Vice chair for Faculty Development and Outreach. Diretor do Translational Psychiatry Program e da Treatment-Resistant Depression Clinic na UTHealth.

Alexandre Guimarães de Almeida Barros
Intensivista. Especialista em Medicina Intensiva pela Universidade Estadual de Campinas (Unicamp). Doutor em Farmacologia Bioquímica e Molecular pela Universidade Federal de Minas Gerais (UFMG).

Ana Teresa Caliman-Fontes
Estudante de Medicina na Universidade Federal da Bahia (UFBA).

André Luiz Schuh Teixeira da Rosa
Psiquiatra. Residente de Psiquiatria da Infância e da Adolescência do Hospital de Clínicas de Porto Alegre (HCPA).

Andre Malbergier
Médico. Coordenador do Grupo Interdisciplinar de Estudos de Álcool e Drogas (Grea) do Instituto de Psiquiatria do Hospital das Clínicas da Faculdade de

Medicina da Universidade de São Paulo (IPq-HCFMUSP). Mestre em Saúde Pública pela University of Illinois at Chicago, Estados Unidos. Doutor em Psiquiatria pela FMUSP.

Andrea Feijó Mello
Psiquiatra. Professora afiliada do Departamento de Psiquiatria da Escola Paulista de Medicina/Universidade Federal de São Paulo (EPM/Unifesp). Mestra em Psiquiatria e Psicologia Médica pela Unifesp. Doutora em Ciências pela Unifesp. Pós-doutorado na Unifesp.

Andrey Rocha Rocca
Médico colaborador e pesquisador do Serviço de Neuropsiquiatria Geriátrica do Hospital das Clínicas da Universidade Federal de Goiás (HC-UFG).

Ângela Miranda-Scippa
Psiquiatra. Professora titular da UFBA. Doutora em Ciências pela Unifesp. Membro da Associação Brasileira de Transtorno Bipolar e da International Society of Bipolar Disorder.

António Alvim Soares
Psiquiatra. Professor adjunto do Departamento de Saúde Mental da UFMG. Psiquiatra da Infância e da Adolescência pela UFMG. Mestre e Doutor em Medicina Molecular pela UFMG.

Antonio E. Nardi
Psiquiatra. Professor titular da Faculdade de Medicina da Universidade Federal do Rio de Janeiro (UFRJ). Membro titular da Academia Nacional de Medicina.

Breno Sanvicente-Vieira
Psicólogo. Especialista em Psicoterapia Cognitivo-comportamental pelo Instituto WP (IWP/FACCAT). Mestre e Doutor em Psicologia pela Pontifícia Universidade Católica do Rio Grande do Sul (PUCRS). Bolsista de pós-doutorado na PUCRS.

Carmita H. N. Abdo
Psiquiatra. Professora associada do Departamento de Psiquiatria da FMUSP. Doutora em Psiquiatria pela USP. Livre-docente em Psiquiatria pela FMUSP.

Caroline Dallalana
Psiquiatra.

Christian Kieling
Psiquiatra da infância e da adolescência. Professor de Psiquiatria da Infância e da Adolescência da Faculdade de Medicina da UFRGS. Coordenador do Programa de Depressão na Infância e na Adolescência (Prodia) do HCPA. Mestre e Doutor em Ciências Médicas: Psiquiatria pela UFRGS.

Debora Marques de Miranda
Pediatra. Professora associada de Pediatria da UFMG. Especialista em Pediatria pelo Hospital das Clínicas da UFMG. Mestra e Doutora em Medicina Molecular pela UFMG.

Dimitri Gusmão Flôres
Intensivista. Professor adjunto do Departamento de Medicina Interna e Apoio Diagnóstico da Faculdade de Medicina da Bahia (FMB) da UFBA. Doutor em Processos Interativos dos Órgãos e Sistemas pela UFBA.

Eduardo Hostyn Sabbi
Psiquiatra. Professor coordenador da disciplina de Psiquiatria Geriátrica do Centro de Estudos José de Barros Falcão e do Instituto Abuchaim. Mestre em Ciências da Saúde pela Universidade Federal de Ciências da Saúde de Porto Alegre. Proprietário da Vitalis Morada Sênior.

Erick Messias
Psiquiatra. Pró-reitor de Assuntos Docentes na University of Arkansas for Medical Sciences, Estados Unidos. Mestre em Saúde Pública pela Johns Hopkins University, Estados Unidos. Doutor em Epidemiologia Psiquiátrica pela Johns Hopkins University.

Fellipe Matos Melo Campos
Psiquiatra. Professor auxiliar de Psiquiatria e Saúde Mental da Universidade Federal de Sergipe. Preceptor e coordenador da Residência Médica de Psiquiatria Clínica da Fundação de Beneficência Hospital de Cirurgia, SE. Especialista em Psiquiatra da Infância e da Adolescência pelo HCPA.

Flávio José Gosling
Psiquiatra. Psicanalista pelo Hospital Sírio-Libanês. Especialista em Psiquiatria Infantil pelo HCFMUSP. Mestre em Medicina Preventiva pela FMUSP.

Guilherme Luís Menegon
Psiquiatra. Especialista em Psiquiatria da Infância e da Adolescência pelo HCPA.

Jader Piccin
Psiquiatra. Pesquisador junto ao Prodia do HCPA. Especialista em Psiquiatria da Infância e da Adolescência. Mestre em Psiquiatria e Ciências do Comportamento pela UFRGS.

Joel Rennó Jr.
Psiquiatra. Diretor do Programa Saúde Mental da Mulher do IPq-HCFMUSP. Professor colaborador do Departamento de Psiquiatria da FMUSP. Coordenador da Comissão de Saúde Mental da Mulher da Associação Brasileira de Psiquiatria (ABP). Doutor em Ciências pela FMUSP.

José L. S. da Silva
Médico. Residente de Psiquiatria do Hospital Universitário Professor Edgard Santos (HUPES) da UFBA.

Juliana Casqueiro
Médica. Residente de Psiquiatria do HUPES/UFBA.

Kelen Cancellier Cechinel Recco
Psiquiatra. Professora do Ambulatório de Psiquiatria e da Pós-graduação em Saúde Mental da Unesc. Mestra em Ciências da Saúde pela Unesc.

Leonardo A. G. Araújo
Psiquiatra. Residente de Psiquiatria do HUPES/UFBA.

Leonardo Baldaçara
Psiquiatra. Professor da Universidade Federal do Tocantins. Mestre e Doutor em Psiquiatria e Psicologia Médica pela Unifesp. Pós-doutorado na Unifesp.

Leonardo Caixeta
Médico. Professor titular do Departamento de Clínica Médica da Faculdade de Medicina da UFG. Especialista em Psiquiatria pelo IPq-FMUSP. Mestre e Doutor em Neurologia pela USP. Vencedor do Prêmio Jabuti 2015.

Liliane Dias de Lima
Psiquiatra. Diretora médica no Hospital São Pedro, Porto Alegre, RS. Especialista em Psicogeriatria e Dependência Química pela ABP/Unifesp. Mestra em Psicologia Social pela PUCRS. Doutora em Psicologia pela PUCRS.

Lorena de Almeida Azi
Psiquiatra. Chefe da Unidade de Atenção Psicossocial do HUPES/UFBA. Coordenadora do Serviço de Psiquiatria do Hospital São Rafael, Salvador, BA. Mestra em Medicina pela UFBA.

Lucas Quarantini
Psiquiatra. Professor adjunto de Psiquiatria do Departamento de Neurociências e Saúde Mental da FMB/UFBA. Professor permanente do Programa de Pós-graduação em Medicina e Saúde da FMB/UFBA. Mestre em Neurociências pela FMB/UFBA. Doutor em Psiquiatria pela EPM/Unifesp.

Marcelo Feijó de Mello
Psiquiatra. Professor Livre-docente do Departamento de Psiquiatria da EPM/ Unifesp. Mestre e Doutor em Psiquiatria pelo Hospital do Servidor Público Estadual Francisco Morato de Oliveira. Doutor em Psiquiatria e Psicologia Médica pela Unifesp. Pós-doutorado pela Unifesp na Universidade Brown.

Marcelo Pio de Almeida Fleck
Psiquiatra. Especialista em Psiquiatria pelo HCPA. Mestre e Doutor em Ciências Médicas pela UFRGS.

Marco A. Romano-Silva
Psiquiatra. Professor titular da Faculdade de Medicina da UFMG. Doutor em Bioquímica e Imunologia pela UFMG. Livre-docente pelo Departamento de Psiquiatria da FMUSP.

Marco Antonio Caldieraro
Psiquiatra do HCPA. Mestre e Doutor em Ciências do Comportamento: Psiquiatria pela UFRGS. Pós-doutorado em Transtornos do Humor no Massachusetts General Hospital-Harvard Medical School, Estados Unidos.

Marco de Tubino Scanavino
Psiquiatra. Professor do Departamento de Psiquiatria da USP. Mestre e Doutor em Ciências da Saúde pela FMUSP. Pós-doutorado em Infectologia na FMUSP.

Mariana de Alencar Fontes
Médica. Residente de Psiquiatria da UFBA.

Mariana Lima Caetano
Médica colaboradora e pesquisadora do Serviço de Neuropsiquiatria Geriátrica do HC-UFG.

Mariana Vieira Fernández Echegaray
Médica.

Mariane Nunes Noto
Psiquiatra. Especialista em Psiquiatria pela Unifesp. Mestra em Psiquiatria e Psicologia Médica pela Unifesp.

Mario Rodrigues Louzã
Psiquiatra. Médico assistente e coordenador do Programa de Esquizofrenia (Projesq) e do Programa de Déficit de Atenção/Hiperatividade no Adulto (Prodath) do IPq-HCFMUSP. Título de Especialista em Psiquiatria Geral pela ABP. Doutor em Medicina pela Universität Würzburg, Alemanha.

Michelle N. Levitan
Psicóloga. Coordenadora do Ambulatório de Depressão Resistente do Instituto de Psiquiatria (Ipub) da UFRJ. Doutora em Saúde Mental pelo Ipub/UFRJ.

Morgana Sonza Abitante
Psiquiatra. Especialista em Psiquiatria da Infância e da Adolescência pelo HCPA. Mestranda no Programa de Pós-graduação em Ciências da Saúde da Unesc.

Renan Rocha
Psiquiatra. Consultor científico do Programa Saúde Mental da Mulher do IPq-HCFMUSP. Especialista em Psiquiatria pela ABP/Conselho Federal de Medicina (CFM)/Associação Médica Brasileira (AMB). Mestre em Ciências da Saúde pela Unesc.

Ricardo A. Amaral
Psiquiatra. Professor colaborador die Psiquiatria do HCFMUSP. Professor da Faculdade de Medicina Anhembi Morumbi. Especialista em Dependência Química pelo HCFMUSP. Mestre em Ciências pelo HCFMUSP. Doutor em Psiquiatria pela USP.

Ritele Hernandez da Silva
Psiquiatra. Mestra e doutoranda em Ciências da Saúde da Unesc.

Rodrigo Grassi-Oliveira
Psiquiatra. Professor adjunto da Escola de Medicina da PUCRS. Pesquisador associado do Instituto do Cérebro (InsCer). Líder do Developmental Cognitive Neuroscience Lab. Mestre em Psicologia e Doutor em Psicologia: Cognição Humana pela PUCRS.

Sergio Tamai
Psiquiatra. Professor assistente da Faculdade de Ciências Médicas da Santa Casa de São Paulo. Especialista e Doutor em Psiquiatria pela USP. Diretor científico do Departamento Científico da Associação Paulista de Medicina.

Tábata Juliana Silva Mascarenhas
Médica.

Tássia Nery Faustino
Enfermeira intensivista. Professora assistente do Curso de Enfermagem da Universidade do Estado da Bahia (Uneb). Especialista em Enfermagem Intensivista pela UFBA/SESAB/ISG. Mestra em Enfermagem e doutoranda em Medicina e Saúde da UFBA.

Thais Colapietro Guida Barbosa
Médica voluntária do IPq-HCFMUSP.

Thais Paste
Médica.

Thiago Gatti Pianca
Psiquiatra. Médico contratado do Serviço de Psiquiatria da Infância e da Adolescência do HCPA. Especialista em Psiquiatria da Infância e da Adolescência e Doutor em Psiquiatria pela UFRGS.

Tiago de Moura Brito
Médico.

Yanley Lucio Nogueira
Médico colaborador e pesquisador do Serviço de Neuropsiquiatria Geriátrica do HC-UFG.

APRESENTAÇÃO

As emergências psiquiátricas, em muitas circunstâncias, constituem o primeiro contato do paciente com transtornos mentais com o sistema de saúde. Em diversas ocasiões, ele recebe cuidados em serviços de emergência em hospitais gerais, onde muitas vezes um psiquiatra não se encontra imediatamente disponível. Por isso, a relevância e o impacto epidemiológico das emergências psiquiátricas, em suas várias apresentações possíveis, concernem a profissionais de saúde de modo geral – elas podem, inclusive, advir de uma condição médica geral subjacente.

Tais quadros muitas vezes têm apresentação complexa, e a imediata elucidação diagnóstica nem sempre é possível. Entretanto, cabe ao médico e à equipe interdisciplinar de saúde uma rápida avaliação e o manejo adequado.

A 4ª edição de *Emergências psiquiátricas* revela uma evolução em relação às edições anteriores, fruto de sua maturidade. Nesta obra, o leitor encontrará ensinamentos valorosos sobre o assunto nos mais diferentes contextos e faixas etárias. A informação apresentada é extremamente atualizada e prática. Logo, a obra será útil para o estudo pormenorizado desses quadros e como um guia de consulta rápida, a partir do qual a equipe interdisciplinar poderá obter, em momento de necessidade, informações relacionadas à avaliação e ao manejo desses quadros.

O organizador, professor João Quevedo, é um militante incansável do bom ensino da psiquiatria tanto no contexto nacional quanto internacional. Dessa forma, a seleção dos tópicos e dos autores dos diversos capítulos foi feita com maestria. O fruto de tamanho esforço não poderia ser melhor.

Sendo assim, recomendo fortemente a leitura desta obra que sem dúvida contribuirá para uma melhor sistematização, baseada nas melhores evidências disponíveis, da avaliação e do manejo das diversas emergências psiquiátricas em diversos níveis assistenciais no Brasil.

André F. Carvalho
Associate professor, Department of Psychiatry,
University of Toronto, Toronto, ON, Canada
Clinician scientist, Centre for Addiction and
Mental Health (CAMH), Toronto, ON, Canada

PREFÁCIO

A cada nova edição de *Emergências psiquiátricas* nos desafiamos, organizador e autores, a escrever, revisar e atualizar cada capítulo cuidadosamente de acordo com as mais recentes diretrizes clínicas – e nesta 4ª edição tivemos a grata oportunidade de contar com excelentes diretrizes brasileiras recém-publicadas.

As emergências psiquiátricas continuam sendo atendidas de forma predominante em serviços de emergência de hospitais gerais. Logo, como problema de saúde pública, se constituem em tema relevante para médicos e profissionais da saúde de modo geral. Além disso, o estigma, as concepções errôneas sobre as emergências psiquiátricas e a falta de treinamento adequado ainda são fontes de insegurança para muitos profissionais da saúde que se deparam com pacientes agitados e/ou agressivos.

Além do manejo técnico, as emergências psiquiátricas estão associadas a potenciais desdobramentos de cunho ético e legal, notavelmente no que se refere às internações involuntárias. Trata-se, pois, de tema complexo e abrangente que também é abordado nesta obra.

E, para concluir, ressalto que novamente buscamos prover o leitor de uma referência ao mesmo tempo objetiva e abrangente, que permita simultaneamente o estudo e a rápida consulta no contexto das emergências psiquiátricas. Para isso, sempre que possível, a obra foi enriquecida com algoritmos e fluxogramas que viabilizam a aplicação dos conceitos e ferramentas terapêuticas abordados.

Boa leitura!

João Quevedo
Organizador

SUMÁRIO

AVALIAÇÃO DO PACIENTE NA EMERGÊNCIA

GUILHERME LUÍS MENEGON
JADER PICCIN
MARCO ANTONIO CALDIERARO
MARCELO PIO DE ALMEIDA FLECK

1

Emergência psiquiátrica (EP) define-se como qualquer distúrbio agudo de pensamento, humor, comportamento ou de relacionamento social, referido pelo paciente, família ou comunidade, e que requer uma intervenção imediata.[1] As condutas tomadas na EP visam a proteger o paciente e outras pessoas de um risco iminente e, muitas vezes, devem ser implementadas em um tempo medido em minutos ou horas.[1] Exemplos de situações que constituem uma EP são agitação psicomotora grave, risco de homicídio, risco de suicídio ou de autolesão, estupor depressivo, psicose ou mania agudas e graves, mudanças comportamentais e cognitivas agudas, juízo crítico amplamente comprometido e autonegligência grave.

As EPs podem ocorrer nos diversos ambientes de tratamento, como hospitais comunitários e ambulatórios. Uma revisão sistemática[2] recente estimou que em torno de 4% de todos os atendimentos médicos gerais de emergência ocorrem devido a uma condição de saúde mental ou comportamental. Entre os atendimentos de EP, um terço ocorre para avaliação de risco de suicídio.[2] Além disso, cerca de 58,1% apresentam história prévia de algum transtorno mental e mais de 58% dos pacientes são encaminhados para internação.[2] Apesar da carência de estudos, a maioria das diretrizes de tratamento e consensos de especialistas recomendam que a avaliação do paciente em EP deve ocorrer em ambiente com acesso à avaliação médica geral (p. ex., hospital geral), a fim de identificar potenciais condições médicas que possam estar influenciando os sintomas psiquiátricos.[3,4]

Neste capítulo, são apresentados os aspectos centrais da avaliação inicial do paciente na EP, para a eventual indicação de intervenções. Nesse sentido, o texto é oferecido ao leitor como um guia que deverá ser complementado pela leitura dos capítulos específicos que compõem esta publicação. As seções estão divididas pela ordem de prioridades na avaliação de uma EP:

- **Primeira prioridade:** garantir a segurança.
- **Segunda prioridade:** realizar avaliação efetiva.
- **Terceira prioridade:** facilitar a intervenção adequada.

PRIMEIRA PRIORIDADE: GARANTIR A SEGURANÇA

Embora a grande maioria dos pacientes que chegam para avaliação em EPs não apresente um comportamento violento, e a ocorrência de tentativas de suicídio em ambientes supervisionados seja rara, uma metanálise publicada em 2015[5] (35 estudos, n = 23.972) sugere que 1 a cada 5 pacientes admitidos em unidades psiquiátricas agudas pode cometer um ato violento. Nesse sentido, a primeira prioridade da avaliação de uma EP é garantir a segurança do paciente, do médico, da equipe e dos demais pacientes na área.

Além disso, como o maior volume dos atendimentos de pacientes em EP ocorre em centros de atenção primária ou hospitais comunitários, os quais não possuem equipes e espaços específicos dedicados ao atendimento de saúde mental, é recomendada a elaboração de protocolos de segurança em todos os serviços de saúde que recebam EPs, contemplando aspectos de organização do espaço físico e de treinamento da equipe de atendimento para situações de risco.[6] O Quadro 1.1 descreve aspectos importantes que podem ser implementados para garantir a segurança no atendimento das EPs.

Com relação à abordagem do paciente, o primeiro passo para garantir a segurança da avaliação é a identificação de comportamento agitado ou violento durante a triagem. Alguns sinais de alerta que auxiliam no reconhecimento dessas situações são mostrados no Quadro 1.1. Entretanto, tais eventos podem acontecer de forma totalmente imprevisível. Assim, o profissional e o ambiente devem estar sempre preparados para lidar com eles, mesmo em casos com baixa probabilidade de que ocorram. Cabe ressaltar que, em determinadas situações de agitação psicomotora e agressividade, algumas condutas podem ser implementadas para a estabilidade do quadro antes de se coletar a história clínica, mediante técnicas de manejo verbal e indicação de contenção física e/ou contenção química, com uso de medicação parenteral. Mais detalhes dessa abordagem estão descritos no Capítulo 5, Agressividade e agitação psicomotora.

Quadro 1.1
CONSIDERAÇÕES PRÁTICAS DE SEGURANÇA NAS EMERGÊNCIAS PSIQUIÁTRICAS

Reconhecer precocemente sinais de comportamento agressivo ou violento
- Atitude combativa
- Reatividade aumentada a estímulos
- Gesticulação exagerada, expressão facial de raiva e contato visual desafiante
- Tom de voz aumentado ou recusa a comunicar-se
- Irritabilidade ou hostilidade
- Agressividade verbal ou física contra si, terceiros ou objetos
- Tendência a frustração e dificuldade para antecipar consequências
- Ideação delirante ou alucinações

Instituir medidas ambientais de segurança
- Implementação de protocolos de triagem e rotinas para o manejo de paciente agitado
- Treinamento e reciclagem periódica da equipe de atendimento
- Afastamento de pessoas que possam ser desestabilizadoras para o paciente
- Observação contínua por outros membros da equipe em caso de agitação
- Precaução ao sentar-se atrás de uma mesa durante avaliação
- Consultórios com duas saídas, portas com janelas resistentes que abram para fora
- Disponibilidade de equipe de segurança, câmeras de segurança e detectores de metais
- Sistema de alarme ou código comum entre a equipe

Fonte: Elaborado com base em Occupational Safety and Health Act,[6] Garriga e colaboradores[7] e Mantovani e colaboradores.[8]

SEGUNDA PRIORIDADE: REALIZAR AVALIAÇÃO EFETIVA

Após garantir a segurança da avaliação, todo paciente que chega à emergência com queixas psíquicas ou alterações de comportamento deve ser avaliado quanto ao suporte básico à vida (circulação, vias aéreas e respiração) por meio da verificação de sinais vitais, oximetria de pulso e glicemia.[3,4,9] Essa conduta proporciona a identificação de condições médicas gerais que podem causar ou exacerbar alterações comportamentais agudas. Além disso, os pacientes que chegam ao atendimento por razões psiquiátricas também têm, frequentemente, um risco maior de apresentar lesões traumáticas (p. ex., lesões por auto e heteroagressão, agressão por terceiros) ou de exibir condições com risco à vida (p. ex., parada cardiorrespiratória por *overdose* de medicação ou substâncias psicoativas).[9]

Depois de descartar ou resolver situações mais urgentes, procedem-se a uma anamnese mais detalhada e ao exame físico. Uma avaliação sempre deve iniciar pelo estabelecimento de vínculo – sentindo-se acolhido e respeitado, o paciente poderá confiar e fornecer, então, as informações necessárias.[8] Inicia-se com a apresentação, dizendo seu nome, sua função e o objetivo da avaliação de maneira acolhedora e respeitosa, uma vez que a abordagem inicial serve não apenas para elucidar o diagnóstico, mas também como processo terapêutico.[3] Algumas dicas para facilitar o processo de aproximação do paciente ao examinador podem ser conferidas no Quadro 1.2.

A entrevista deve se concentrar na queixa apresentada, nas razões pelas quais o paciente veio à sala de emergência ou no motivo pelo qual o médico foi chamado para atendê-lo. Sobretudo, quando houver dúvidas acerca da capacidade mental do paciente ou quando o paciente se encontra incapaz de fornecer quaisquer informações ou informações coerentes, uma história suplementar deve ser obtida com os acompanhantes, familiares ou amigos (às vezes, um

Quadro 1.2
DICAS PARA FACILITAR A APROXIMAÇÃO DO PACIENTE AO EXAMINADOR

Identifique o afeto predominante do paciente
Identificar sentimentos como raiva, medo e vergonha, e motivar o paciente a falar sobre eles.

Observe a identificação com os sentimentos do paciente
Pacientes irritados ou assustados facilmente transferem estes sentimentos ao avaliador (por frases como "Se eu for internado, vou te processar", "Já falei tudo para outro médico, vocês não se comunicam?"; ou por posturas ameaçadoras, de vitimização ou de fragilidade).

É necessário estar atento aos sentimentos provocados pelo paciente – como medo, raiva, pena – para não agir em resposta a eles.

Esteja atento à crítica sobre o motivo e sobre a voluntariedade (ou não) do atendimento
A involuntariedade e o juízo crítico prejudicado comprometem a avaliação. Pode-se iniciar a entrevista por temas genéricos e interessantes ao paciente, ou escutar seu relato sem interrompê-lo. Procurar conectar-se com quaisquer informações disponíveis (palavras ou expressões utilizadas, aparência, sentimentos do examinador). Além disso, é essencial que o examinador evite o uso da lógica para convencer o paciente de que ele está errado, por mais ilógico que seja seu relato ou argumento.

Mostre-se interessado e escute atentamente o relato e o contexto do paciente
Os pacientes costumam estar mais preocupados com os acontecimentos que os trouxeram até o estado atual do que com o conjunto dos seus sintomas. Uma avaliação sumária de estressores psicossociais mostra ao paciente que o examinador está interessado nele e pode trazer informações importantes para o manejo do caso.

Fonte: Elaborado com base em Mantovani e colaboradores[8] e Sadock e colaboradores.[10]

contato telefônico pode ser suficiente). Ademais, é fundamental verificar o prontuário e outros registros clínicos prévios além de contatar os profissionais que estejam atendendo o paciente.[9-11] A limitação do tempo exige que o examinador estruture a entrevista e que leve em consideração que a revisão de sintomas clínicos também é importante, conforme sugerido no Quadro 1.3.

O exame físico também tem o papel de identificar condições orgânicas que possam estar causando ou exacerbando a alteração psiquiátrica. Geralmente, é conduzido conforme as queixas e as comorbidades clínicas já conhecidas do paciente. Também, consoante a apresentação atual, pacientes com estado mental alterado, por estarem agitados ou possivelmente intoxicados, por exemplo, devem ser submetidos a um exame físico completo. O peso deve ser verificado, sobretudo em pacientes emagrecidos – não se pode negligenciar pacientes

Quadro 1.3
DADOS IMPORTANTES PARA SEREM OBTIDOS DA ANAMNESE NA EMERGÊNCIA PSIQUIÁTRICA

Identificação • Nome, idade, sexo, etnia, naturalidade e procedência, situação conjugal • Informantes, contatos, proveniência do encaminhamento • Com quem mora e como está a qualidade da relação (qual o suporte social)
Queixa principal • Ideia clara do motivo pelo qual o paciente buscou atendimento e por que neste momento
História da doença atual • Pródromos; início da apresentação dos sintomas atuais; grau de interferência no cotidiano: funções fisiológicas (sono, alimentação, sexualidade), relações interpessoais, trabalho e estudos; eventos vitais, situações ou fatores precipitantes • Uso de medicamentos: medicamentos em uso atualmente, possibilidade de abuso, início, alterações na dose ou suspensão recentes
História psiquiátrica pregressa • Presença de episódios anteriores (semelhantes ou não) • Hospitalizações: número, duração e instituições • Psicotrópicos: quais já utilizados, período de uso, motivo da suspensão ou troca • Tentativas de suicídio: número e período, meios empregados e consequências • Uso, abuso e dependência de drogas: quais substâncias, último consumo e quantidade média, características de abstinências anteriores
História médica • Uso de suplementos/homeopatia/fitoterápicos • História sexual: parceiro fixo, uso de métodos de barreira, diagnóstico e tratamento prévio de ISTs

Continua ▶

Quadro 1.3 *Continuação*
DADOS IMPORTANTES PARA SEREM OBTIDOS DA ANAMNESE NA EMERGÊNCIA PSIQUIÁTRICA

- História ginecológica: número de gestações e de filhos, data da última menstruação, métodos anticoncepcionais, último citopatológico e última mamografia
- Comorbidades e uso de medicações clínicas: traumas (TCE), doenças neurológicas (epilepsia, AVC), doenças cardiovasculares, diabetes melito, HAS, doenças infecciosas (infecção pelo HIV e outras ISTs), neoplasias

História familiar
- Pais e irmãos: idades e higidez; se falecidos, idade de falecimento, há quanto tempo e motivos
- História de condição parecida com a do paciente; de internações psiquiátricas; de uso, abuso e dependência de álcool ou outras drogas; de tentativas de suicídio ou suicídio (esclarecer parentesco, idade, presença de doença psiquiátrica de base e meio utilizado); falecimentos de pessoas jovens por acidente, por exemplo (pode ser indicativo de suicídio)
- Outras condições: comportamento antissocial, violência e homicídios, transtornos do humor, demência e outras doenças neurológicas, doenças cardiovasculares, neoplasias

Perfil psicossocial
- Escolaridade
- Trabalho e história ocupacional (incluindo exposições)
- Problemas legais e criminais (processos em seu nome e motivos, número de detenções, por quanto tempo e motivos)

Revisão de sintomas clínicos e psiquiátricos

AVC, acidente vascular cerebral; HAS, hipertensão arterial sistêmica; HIV, vírus da imunodeficiência adquirida; ISTs, infecções sexualmente transmissíveis; TCE, traumatismo cranioencefálico.

Fonte: Elaborado com base em Sadock e colaboradores,[10] Sood e colaboradores[12] e Wheat e colaboradores.[13]

desnutridos, mesmo que tenham um índice de massa corporal limítrofe, que possivelmente tenham um transtorno alimentar não diagnosticado, pelo risco que têm à vida.[4]

Um dos componentes mais importantes do exame físico é o exame neurológico. Deve-se estar atento para alterações focais, que podem indicar comprometimento neurológico agudo, como um acidente vascular cerebral, por exemplo.[14] O Quadro 1.4 descreve aspectos do exame neurológico que podem ser abordados na EP. O transtorno conversivo (transtorno de sintomas neurológicos funcionais) é uma condição neuropsiquiátrica bastante prevalente e não mais propriamente um diagnóstico de exclusão – há alguns sinais semiológicos sugestivos que podem ser observados no exame à beira do leito.[14]

Quadro 1.4
EXAME NEUROLÓGICO BÁSICO

PACIENTE SENTADO
Estado mental e funções corticais superiores • Miniexame do estado mental • Praxias: imitação de gestos de pentear os cabelos, assoprar uma vela (ideomotora) • Gnosias: identificação de cores e objetos (visual), barulho de chaves (auditiva) e toque de moeda (tátil)
Pares cranianos • Olhos: II (campos visuais, aferência do reflexo fotomotor); III (eferência do reflexo fotomotor, elevação palpebral); III, IV e VI (movimentos oculares) • Face: V (sensibilidade da face, mastigação); VI (mímica) • Ouvido: VIII (teste de Rinne, Weber, pesquisa de nistagmo) • Boca: IX e X (simetria do palato, reflexo do vômito e elevação da úvula); XII (motricidade da língua) • Pescoço: XI (motricidade do esternoclidomastóideo e trapézio)
Motricidade • Tônus e trofismo dos membros superiores (inspeção e palpação dos músculos, movimentos passivos) • Força (manobras deficitárias com membros superiores estendidos, dedos afastados e palma para cima, testes contra resistência do examinador)
Reflexos • Miotáticos (tricipital, bicipital, estilorradial, flexor dos dedos, patelar, aquileu) • Primitivos (palmomentual, *grasping*, glabelar, sucção)
Coordenação • Metria (teste índex-nariz ou índex-índex) • Diadococinesia (alternância de movimento de supinação e pronação das mãos)
PACIENTE DEITADO
Motricidade • Força (manobras deficitárias: Mingazzini – em posição de decúbito dorsal, sustentar membros inferiores em flexão de 90° da coxa em relação à perna e da perna em relação à coxa; Barré – em posição ventral, sustentar perna fletida em relação à coxa)
Reflexos • Primitivos (cutâneo-plantar e cutâneo-abdominal)
Coordenação • Metria (calcanhar-joelho)
Sensibilidade • Porção anterior e lateral da medula: pressão, tato grosseiro, dor e temperatura

Continua ▶

Quadro 1.4 *Continuação*
EXAME NEUROLÓGICO BÁSICO

- Porção posterior da medula: vibração, tato fino e propriocepção (teste cinético-postural: movimenta-se o hálux em flexão e extensão, e o paciente deve responder em que posição parou com os olhos fechados)

PACIENTE EM PÉ

Marcha
- Normal (para sensibilizar: calcanhares, ponta dos pés, pé ante pé)

Equilíbrio estático
- Pés juntos e olhos abertos; após, olhos fechados (se oscilações com olhos fechados, Romberg positivo)

Fonte: Anderson e colaboradores.[14]

Conforme o *Manual diagnóstico e estatístico de transtornos mentais*, 5ª edição (DSM-5),[15] não é mais necessário ter um estressor psicológico proximal para esse diagnóstico. Além disso, foi removida a necessidade de, explicitamente, excluir simulação ou fingimento – o transtorno conversivo em geral não é comórbido ao transtorno factício ou à falsificação intencional de sintomas para um ganho secundário óbvio. Nos Quadros 1.5 e 1.6, encontram-se dados que podem ajudar a diferenciar quadros orgânicos de quadros funcionais.

Quadro 1.5
DADOS DA HISTÓRIA SUGESTIVOS DE TRANSTORNO CONVERSIVO (TRANSTORNO DE SINTOMAS NEUROLÓGICOS FUNCIONAIS)

Curso temporal dos sintomas
- Início súbito e com a maior gravidade logo na instalação do quadro
- Associação frequente com um evento desencadeante (lesão física, ataque de pânico, procedimento médico, efeito colateral de medicação)
- História de apresentações similares prévias com resolução espontânea ou recorrência ou outros eventos clínicos prévios sem explicação

Sintomas que costumam acompanhar
- Pródromos assemelham-se a ataques de pânico (taquicardia, diaforese, dispneia, tremor) ou experiência dissociativa (desrealização, despersonalização) mesmo sem a experiência afetiva de pânico ou medo

Continua ▶

Quadro 1.5 *Continuação*
DADOS DA HISTÓRIA SUGESTIVOS DE TRANSTORNO CONVERSIVO (TRANSTORNO DE SINTOMAS NEUROLÓGICOS FUNCIONAIS)

Comorbidades clínicas ou psiquiátricas

- Comorbidades clínicas: doenças clínicas funcionais (síndrome do intestino irritável, síndrome da fadiga crônica, fibromialgia, outras doenças associadas a dor crônica) e doenças que cursam com ataques crônicos intermitentes (enxaqueca, asma, doença do refluxo gastresofágico)
- Comorbidades neurológicas: deficiência intelectual, traumatismo cranioencefálico leve, epilepsia, enxaqueca
- Comorbidades psiquiátricas: transtornos depressivos, transtornos de ansiedade (transtorno de ansiedade generalizada, transtorno de pânico), transtorno de estresse pós-traumático, transtornos da personalidade (especialmente *cluster* B e *cluster* C), história de eventos de vida adversos e/ou maus-tratos (negligência emocional, abuso físico ou sexual) e/ou outras dificuldades interpessoais

Fonte: Anderson e colaboradores.[14]

Quadro 1.6
DADOS DO EXAME SUGESTIVO DE TRANSTORNO CONVERSIVO (TRANSTORNO DE SINTOMAS NEUROLÓGICOS FUNCIONAIS)

SINAIS DE FRAQUEZA FUNCIONAL	
Sinal de Hoover	Baseia-se no princípio da contração sinérgica: ocorre extensão involuntária do membro quando se flete a perna contralateral contra resistência. Com o paciente deitado, a mão do examinador é colocada sob o calcanhar não paralisado. Pede-se que o paciente eleve a perna paralisada. Repete-se o teste pedindo que o paciente eleve a perna não paralisada, com o examinador colocando a mão sob o calcanhar paralisado. Nas paralisias orgânicas, o examinador sente a pressão exercida para baixo do calcanhar da perna não paralisada; nas não orgânicas, nenhuma pressão é percebida. Sensibilidade de 85,8-97,3% e especificidade de 95,7-99,9%.
Fraqueza do colapso ou do soltar	Após observação de força aparentemente normal, o membro examinado não se sustenta contra a resistência do examinador durante teste de confrontação muscular. Pode ocorrer também na fadiga e na dor. Sensibilidade de 53,9-71,5% e especificidade de 89,4-99,1%.
Inconsistência	O desempenho motor de um grupo muscular varia entre 2 testes ou entre o teste objetivo e a observação. Sensibilidade de 2,3-41,6% e especificidade de 85,3-99,9%.

Continua ▶

Quadro 1.6 *Continuação*
DADOS DO EXAME SUGESTIVO DE TRANSTORNO CONVERSIVO (TRANSTORNO DE SINTOMAS NEUROLÓGICOS FUNCIONAIS)

Superatividade hemifacial	Confundido com fraqueza facial. É quando o músculo orbicular do olho ou da boca se contrai unilateralmente e é acompanhado pela contração do platisma e desvio da mandíbula para o mesmo lado.
SINAIS DE ALTERAÇÃO DE SENSIBILIDADE FUNCIONAL	
Divisão da linha média	Perda sensorial de todo um hemicorpo nitidamente demarcada na linha média, em particular no tronco ou na face. Pode ocorrer também em lesões talâmicas.
Divisão vibratória	Perda sensorial vibratória nitidamente demarcada na linha média do osso frontal ou do esterno.
Perda sensorial não anatômica	Perda sensorial não condizente com dermátomos.
Inconsistência	Sintomas sensoriais flutuam em exames seriados.
SINAIS DE ALTERAÇÃO DE MOVIMENTO FUNCIONAL	
Tremor variável	Variação na frequência, ritmicidade e padrão de movimentos; presença de melhoras, pausas no tremor e resolução com distratores.
Transmissão de tremor	Tremor unilateral adota a ritmicidade do membro não afetado durante orientação de realização de movimento rítmico voluntário neste.
Dobrar joelhos	Os joelhos dobram enquanto o paciente fica de pé ou deambula, raramente levando a quedas.
Astasia-abasia	Padrão de marcha em que o paciente parece alternar entre uma base alargada ou estreitada, com contorções do tronco e dos membros que têm a aparência de uma queda iminente, mas com coordenação preservada.
Marcha monoplégica de arrastar	Paciente com fraqueza unilateral arrasta o membro como se fosse um objeto inanimado, muitas vezes, com pé rotacionado interna ou externamente.
CONVULSÃO NÃO EPILÉPTICA PSICOGÊNICA	
Duração	Longa (> 2 min). Pode ocorrer também no estado epiléptico.
Curso	Flutuante, com pausas ou com aumentos e diminuições na frequência.

Continua ▶

Quadro 1.6 *Continuação*
DADOS DO EXAME SUGESTIVO DE TRANSTORNO CONVERSIVO (TRANSTORNO DE SINTOMAS NEUROLÓGICOS FUNCIONAIS)

Movimentos ictais	Dessincronizados, de lado a lado, com choro, "empurrão pélvico" (imitando um movimento sexual; pode ocorrer em epilepsia do lobo frontal), fechamento ocular (contra a resistência do examinador).
Resposta a estímulos externos	Espectadores interferem aliviando ou intensificando o evento ictal.
Características pós-ictais	Ausência de confusão pós-ictal, capacidade de lembrar informações apresentadas no evento ictal.

Fonte: Anderson e colaboradores.[14]

O exame do estado mental (EEM) é a parte essencial da avaliação psiquiátrica de emergência. Ele sintetiza as observações e impressões do examinador sobre o paciente no momento da entrevista. No contexto de EP, o examinador deve se preocupar, particularmente, com o nível de consciência e com as alterações agudas da atenção, da orientação e da memória.[16] Se houver suspeita inicial de organicidade, pode-se realizar uma avaliação rápida utilizando-se o miniexame do estado mental (Quadro 1.7).[17,18]

Quadro 1.7
MINIEXAME DO ESTADO MENTAL

Orientação temporal (5 pontos) • Qual (Ano) (Estação do ano) (Dia da semana) (Dia do mês) (Mês)
Orientação espacial (5 pontos) • Qual (País) (Estado) (Cidade) (Local) (Andar)
Registro (3 pontos) • Repita e lembre: (Pente) (Rua) (Azul)
Atenção e cálculo (5 pontos) • Subtrair 7 a partir do 100 por 5 vezes: (93) (86) (79) (72) (65)
Evocação (3 pontos) • Quais as 3 palavras ditas anteriormente? (Pente) (Rua) (Azul)

Continua ▶

Quadro 1.7 *Continuação*
MINIEXAME DO ESTADO MENTAL

Linguagem (9 pontos)
- Identificar: (Caneta) (Relógio de pulso) - 2 pontos
- Repetir: (Nem aqui, nem ali, nem lá) - 1 ponto
- Seguir o comando de 3 estágios: (Pegue o papel com a mão direita, dobre ao meio e ponha no chão) - 3 pontos
- Ler e executar: (Feche os olhos) - 1 ponto
- Escrever uma frase completa - 1 ponto
- Copiar o desenho ao lado - 1 ponto

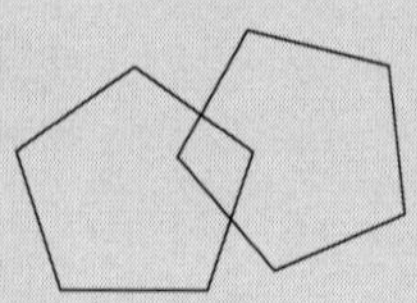

Pontuação: analfabetos ≤ 21; baixa escolaridade (1-5 anos completos) ≤ 24; média escolaridade (6-11 anos completos) ≤ 26; alta escolaridade (12 ou mais anos completos) ≤ 27.

Fonte: Elaborado com base em Folstein[17] e Kochhann.[18]

Em geral, a primeira parte do EEM tenta avaliar o funcionamento cerebral orgânico, e a segunda enfatiza a presença de transtornos funcionais. Antes da avaliação das funções mentais, deve-se atentar para a descrição da aparência do paciente. Observa-se o grau de autocuidado ou de negligência e a impressão física geral transmitida ao entrevistador, refletida pela postura, pelo vestuário e arrumação geral, expressão facial e contato visual do paciente. Na EP, a aparência do paciente pode oferecer indicadores cruciais sobre a capacidade de cuidar de si mesmo e sobre o juízo crítico. Os Quadros 1.8 e 1.9 apresentam as funções mentais, suas principais alterações e métodos de avaliação.

Quadro 1.8
FUNÇÕES MENTAIS RELACIONADAS A TRANSTORNOS ORGÂNICOS

Consciência
- **Alterações:** obnubilação, confusão, estupor e coma
- **Avaliação:** observar as reações frente a estímulos verbais ou táteis. Escala de coma de Glasgow

Atenção
- **Alterações:** vigilância (hipo e hipervigilância) e tenacidade (hipo e hipertenacidade)
- **Avaliação:**
  - *SPAN de dígitos*: pedir ao paciente que repita uma série de dígitos pronunciados em voz alta, de forma pausada, evitando tudo o que possa distraí-lo: 2-7/4-9/5-8-2/6-9-4/6-4-3-9/7-2-8-6/4-2-7-3-1/7-5-8-3-6/6-1-9-4-7-3/3-9-2-4-8-7/5-9-1-7-4-2-8/4-1-7-9-3-8-6. Normal: repetição de 6 ou 7 dígitos
  - *Contar de 20 até 1 de trás para frente*. Considerar alteração se ocorrer 1 ou mais erros
  - *Repetir os meses de trás para frente*. Considerar alteração se ocorrer 1 ou mais erros

Continua ▶

Quadro 1.8 *Continuação*
FUNÇÕES MENTAIS RELACIONADAS A TRANSTORNOS ORGÂNICOS

Sensopercepção
- **Alterações:** hiperestesia, hipoestesia, hiperpercepção, hipopercepção, pseudopercepções (ilusões, pseudoalucinações), alucinações (visuais, auditivas, táteis, olfativas), deslocamento sensorial
- **Avaliação:** questionar sobre alucinações visuais, táteis e auditivas, principalmente. Observar conduta alucinatória

Orientação
- **Alterações:** desorientação no tempo, espaço e em relação à própria pessoa
- **Avaliação:**
  - *Tempo*: questionar hora aproximada, dia da semana, do mês, mês, ano, estação
  - *Espaço*: questionar local onde se encontra, endereço aproximado, cidade, estado, país
  - *À própria pessoa*: perguntar dados sobre o paciente como nome, data de nascimento, profissão
  - *Demais pessoas*: identificar familiares, amigos próximos e equipe de atendimento

Memória
- **Alterações:** amnésia, amnésia imediata, amnésia anterógrada, amnésia retrógrada, amnésia lacunar, amnésia remota, confabulação e hipermnésia
- **Avaliação:**
  - *Memória imediata*: SPAN de palavras: repetir e memorizar 3 objetos não relacionados (p. ex., pente, azul e rua)
  - *Memória recente*: solicitar que repita 3 objetos do SPAN de palavras 5 minutos após mencioná-los
  - *Memória remota*: solicitar que o paciente fale de eventos importantes do passado relacionando-os com datas (p. ex., nomes dos pais, idade ou data de falecimento, estado civil, idade do casamento, nome e idade do cônjuge, local onde nasceu, escola em que estudou)

Inteligência e abstração
- **Alterações:** aparentemente na média clínica, aparentemente inferior ou aparentemente superior
- **Avaliação:** escolaridade, reprovações e motivos aparentes. Perguntar se sabe fazer contas, lidar com dinheiro, locomover-se sozinho pela cidade, ver televisão e entender o que acontece, avaliar extensão do vocabulário. Após, avaliar interpretação de provérbios e a busca de semelhança entre duas palavras de mesma classe (p. ex., semelhança entre maçã e pera). Testes de rastreio cognitivo (teste de Wilson, teste de Kent)

Fonte: Finney e colaboradores.[16]

Após a coleta da história clínica e a realização do exame físico e do EEM, é essencial que o examinador proceda ao diagnóstico diferencial com condições médicas gerais. Não costuma haver ensaios clínicos randomizados comparando

Quadro 1.9
FUNÇÕES MENTAIS RELACIONADAS A TRANSTORNOS FUNCIONAIS

Afeto e humor
- Alterações
  - *Afeto:* congruente ou incongruente com o humor, normal, reativo, constrito, embotado ou plano
  - *Humor:* deprimido, irritável, ansioso, expansivo, eufórico, amedrontado
- **Avaliação:** conteúdo afetivo predominante da entrevista, expressão facial do paciente, postura, adequação de respostas emocionais

Pensamento
- Alterações
  - *Produção*: lógico, ilógico ou mágico
  - *Curso*: lento; acelerado - com fuga de ideias, circunstancialidade, tangencialidade, afrouxamento de associações ou descarrilamento; perseveração; desagregação; bloqueio; roubo de pensamento
  - *Conteúdo*: delírios, ideias supervalorizadas, ideias de referência, pobreza, obsessões, fobias, ideias suicidas e homicidas
    - *Principais tipos de conteúdo*: persecutório, depreciativo, religioso, místico, sexual, de grandeza, de ruína ou culpa, hipocondríaco, entre outros
- **Avaliação:** observações ao longo da entrevista

Juízo crítico
- **Alterações:** inadequação de comportamento ou discurso, não reconhecer exposição moral, limitações ou estar doente
- **Avaliação:** conteúdo da entrevista com paciente e familiares. Se houver dúvidas, pode-se questionar o paciente a respeito de situações imaginárias, por exemplo: "O que você faria se encontrasse na rua uma carta endereçada e selada?"

Conduta e controle de impulsos
- **Alterações:** hiperbulia, hipobulia, abulia, compulsões, perversões sexuais, frangofilia, colecionismo, coprofagia, dromomania, pica, tricofagia, onicofagia, hiperatividade, hipoatividade, negativismo (passivo/ativo), obediência automática, ecopraxia, parapraxia, estereotipias, maneirismos, tiques, autismo, automatismos, autoagressividade, heteroagressividade, isolacionismo, conduta bizarra, conduta regressiva, uso ou abuso de substâncias psicoativas, outras
- **Avaliação:** observação do paciente na entrevista, perguntas objetivas para o paciente e familiar

Linguagem
- **Alterações:** disartrias, disfasias, bradilalia, taquilalia, mutismo, mussitação, ecolalia, verbigeração, neologismos, solilóquio, coprolalia, pararresposta, salada de palavras, associações por rimas, alterações de mímica facial
- **Avaliação:** observação da fala procurando-se avaliar quantidade, velocidade, qualidade e volume

Fonte: Finney e colaboradores.[16]

estratégias de abordagem médica geral em pacientes na EP, e as principais recomendações são baseadas em consenso de especialistas.[3,4] Contudo, este processo é importante pelos seguintes motivos: a) possibilita a identificação precoce de comorbidades clínicas reversíveis; b) estabelece investigações e tratamentos específicos no plano terapêutico, e c) a identificação de comorbidades clínicas pode afetar as decisões terapêuticas (p. ex., escolher um medicamento para uma gestante, definir a instituição para onde encaminhar um paciente que necessite de cuidados clínicos).[3,4]

Há uma série de aspectos da anamnese e do exame físico, listados no Quadro 1.10, que sugerem que uma organicidade seja a causa mais provável dos sintomas. Além disso, o examinador da EP deve estar atento a condições clínicas comuns que podem cursar com sintomas psiquiátricos agudos, conforme descrito no Quadro 1.11.

Quadro 1.10
CARACTERÍSTICAS QUE INDICAM SUSPEITA DE ORGANICIDADE

- Início de sintomas psiquiátricos após os 45 anos
- Atendimento de paciente com idade avançada (65 anos ou mais)
- Início agudo dos sintomas (período de horas ou minutos)
- Sintomas que flutuam (período de horas ou dias)
- Alucinações não auditivas
- Quadros psiquiátricos com apresentação atípica
- Resistência ou resposta não habitual ao tratamento psiquiátrico
- Início recente de medicações novas ou ajuste de dosagens (incluindo fitoterápicos, homeopatia e medicações clínicas)
- Sintomas de intoxicação, abstinência, retirada ou exposição a toxinas/álcool/outras substâncias
- História pessoal de abuso de medicamentos prescritos, álcool ou outras substâncias psicoativas
- História pessoal de epilepsia
- História de doença clínica preexistente ou doença clínica atual
- Ausência de história familiar da síndrome psiquiátrica apresentada ou de problemas psiquiátricos
- História familiar de condições clínicas que cursem com sintomas psiquiátricos
- Revisão de sintomas clínicos positiva, indicativa de alguma etiologia clínica (p. ex., tosse e febre)
- Sinais sugestivos de organicidade no exame do estado mental (ver Quadro 1.8)
- Alterações de sinais vitais
- Sinais neurológicos focais ou evidência de traumatismo cranioencefálico
- Sinais sugestivos de catatonia (estupor, catalepsia, flexibilidade cérea, mutismo, negativismo, postura, maneirismo, estereotipia, agitação, caretas, ecolalia, ecopraxia)

Fonte: Elaborado com base em Wilson e colaboradores[3] American College of Emergency Physicians Clinical Policies Subcommittee e colaboradores,[4] Tucci e colaboradores[9] e Wheat e colaboradores.[13]

Quadro 1.11
DIAGNÓSTICO DIFERENCIAL DE ALTERAÇÕES DE COMPORTAMENTO

Condições com risco de vida
- **Metabólicas:** hipóxia (p. ex., DPOC, asma), hipoglicemia, hiperglicemia
- **Neurológicas:** encefalopatia hipertensiva, encefalopatia de Wernicke, infecções (meningite, encefalite), epilepsia, AVC, TCE, lesões intracranianas (hemorragias, neoplasias)
- **Toxicológicas:** intoxicação ou abstinência ao álcool, outra substância psicoativa ou medicações
- **Infecciosas:** sepse

Condições comuns
- **Metabólicas/endocrinológicas:** alterações hidreletrolíticas, alterações tireoidianas
- **Toxicológicas:** síndrome de retirada de medicações, efeitos adversos ou interações medicamentosas (atentar para polifarmácia, agentes anticolinérgicos)
- **Infecciosas:** ITU, pneumonia
- **Transtornos mentais**

Outras condições
- Doenças endocrinológicas, *delirium*, demência, aids, desnutrição

AVC, acidente vascular cerebral; DPOC, doença pulmonar obstrutiva crônica; ITU, infecção do trato urinário; TCE, traumatismo cranioencefálico.
Fonte: Elaborado com base em Tucci e colaboradores[9] e Wheat e colaboradores.[13]

Outro aspecto relevante da avaliação na EP é a identificação de sintomas psicóticos, principalmente para grupos etários de risco como idosos. Muitas vezes, esses sintomas podem parecer um transtorno psiquiátrico quando, na verdade, constituem um quadro de *delirium* (ver Cap. 4, *Delirium*), um estado de confusão mental aguda de etiologia multifatorial, mas sempre relacionado a uma alteração fisiológica.[9] Assim, é de fundamental importância a diferenciação entre psicoses funcionais e psicoses orgânicas (estas em geral associadas a quadros de *delirium*), conforme descrito no Quadro 1.12.

Cabe ressaltar, ainda, que durante a avaliação de uma EP os clínicos comumente se deparam com alterações agudas de comportamento associadas ao uso de psicofármacos. O Quadro 1.13 descreve características de efeitos colaterais agudos e potenciais toxicidades, que podem configurar uma EP para pacientes em tratamento psicofarmacológico.

Em relação aos exames complementares, a literatura científica atual indica que a solicitação de rotina no contexto de EP possui pouca utilidade e raramente modifica as condutas.[3,4,19]

Uma diretriz recente publicada pelo American College of Emergency Physicians (ACEP)[4] recomenda que exames laboratoriais não sejam rotineiramente

Quadro 1.12
DIFERENÇA ENTRE PSICOSE ORGÂNICA E PSICOSE FUNCIONAL

PSICOSE ORGÂNICA	PSICOSE FUNCIONAL
• Alteração em nível de consciência, atenção, orientação de tempo e espaço e/ou em memória imediata ou recente	• O nível de consciência, a atenção, a orientação e a memória costumam estar preservados
• Alucinações, em geral, visuais e táteis	• Alucinações, em geral, auditivas
• Início agudo, geralmente em pessoas com > 40 anos ou < 12 anos e sem história psiquiátrica prévia	• Início insidioso, habitualmente em pessoas com < 40 anos ou > 12 anos e com história psiquiátrica prévia (pessoal ou familiar)
• Sintomas oscilam ao longo do dia, sendo mais intensos no final do dia	-
• Evidência de causa neurológica ou clínica, incluindo intoxicação ou abstinência a substância psicoativa/medicamento (história, exame físico e/ou exame complementar)	-

Fonte: Elaborado com base em Tucci e colaboradores[9] e American Psychiatric Association.[15]

Quadro 1.13
EMERGÊNCIAS PSIQUIÁTRICAS ASSOCIADAS AO USO DE PSICOFÁRMACOS

Síndrome neuroléptica maligna • Febre, rigidez, instabilidade autonômica, flutuação de consciência, leucocitose e CPK elevada
Síndrome serotoninérgica • Uso de 2 ou mais medicamentos com propriedades serotoninérgicas (p. ex., IMAO + ISRS) • MEEM alterado, febre, agitação, tremor, mioclonia, hiper-reflexia, ataxia, alterações de coordenação, sudorese, tremores e diarreia
Reação à tiramina / crise hipertensiva • Ingestão de alimentos contendo tiramina concomitante ao uso de IMAOs • Hipertensão arterial, cefaleia, rigidez de nuca, sudorese, náusea, vômitos, problemas visuais • Pode causar AVC ou morte
Distonia aguda • Espasmos musculares de início agudo e precoce: olhos, língua, mandíbula, pescoço; pode causar espasmo de laringe, o que exige intubação

Continua ▶

Quadro 1.13 *Continuação*
EMERGÊNCIAS PSIQUIÁTRICAS ASSOCIADAS AO USO DE PSICOFÁRMACOS

Intoxicação por lítio • Pode ocorrer com qualquer valor de litemia sérica (geralmente > 1,5) • Náusea, vômitos, disartria, ataxia, alterações de coordenação, mioclonia, hiper-reflexia, convulsões, diabetes insípido, *delirium* e coma
Intoxicação por ácido valproico • Sedação excessiva, confusão, hiper-reflexia, convulsões, depressão respiratória, coma e morte
Intoxicação por carbamazepina • Sintomas neuromusculares, tontura, dificuldade respiratória, estupor, arritmias ventriculares, hipertensão, convulsões, mioclonia, retenção urinária, nistagmo, hiper-reflexia, depressão respiratória e coma
Intoxicação por antidepressivos tricíclicos • Efeitos anticolinérgicos, distúrbios da condução cardíaca, hipotensão, depressão respiratória, agitação, alucinações, convulsões

AVC, acidente vascular cerebral; CPK, creatinofosfocinase; IMAOs, inibidores da monoaminoxidase; ISRSs, inibidores seletivos da recaptação de serotonina; MEEM, miniexame do estado mental.

Fonte: Lahijani.[20]

solicitados para pacientes com sintomas psiquiátricos agudos e que estejam alertas, cooperativos e assintomáticos do ponto de vista clínico geral.[4] Além disso, a mesma diretriz recomenda que a solicitação de exames de imagem em pacientes com psicose de início agudo e sem sinais focais de déficit neurológico seja guiada por fatores de risco individuais e que não seja estabelecida como rotina.[4] Cabe ressaltar que ambas as recomendações foram classificadas como grau C (i.e., baseado em evidências científicas limitadas), apontando para a necessidade de estudos científicos com maior nível de evidência. Também não se recomenda a solicitação rotineira de exame toxicológico de urina, sobretudo em pacientes alertas e cooperativos.[3]

Até o momento, não há protocolos validados para guiar a solicitação de exames complementares no contexto da EP. No entanto, é provável que determinados grupos de pacientes com maiores índices de doenças (p. ex., idosos, imunossuprimidos, pacientes com psicose de início agudo ou abuso de substâncias) possam se beneficiar de testes laboratoriais.[4] No Quadro 1.14, há uma sugestão de guia para solicitação desses exames conforme suspeita clínica e fatores de risco.

O processo de avaliação inicial do paciente na EP, considerando o diagnóstico diferencial com condições médicas gerais, está descrito na Figura 1.1.

Quadro 1.14
SOLICITAÇÃO DE EXAMES LABORATORIAIS CONFORME SUSPEITA CLÍNICA

Pacientes com alterações de estado mental sugestivas de *delirium* (incluindo psicose de início agudo)	Hemograma, plaquetas, provas de estrutura e função renal, hepática e tireoidiana, eletrólitos (incluindo cálcio iônico), glicemia de jejum, vitamina B_{12}, sorologias (VDRL, HIV, hepatite B e C), exame qualitativo de urina e urocultura; considerar outros conforme demais suspeitas clínicas (nível sérico de medicações, exame toxicológico de urina, exame de imagem cerebral, eletrocardiograma)
Pacientes com abuso ou dependências de substâncias psicoativas	Sorologias (VDRL, HIV, hepatite B e C) e teste de gravidez nas mulheres em idade fértil
Pacientes desnutridos	Hemograma, plaquetas, provas de estrutura e função renal, hepática e tireoidiana, eletrólitos, glicemia de jejum, ferro, ferritina, vitamina B_{12}, sorologias (VDRL, HIV, hepatite B e C), eletrocardiograma em repouso

HIV, vírus da imunodeficiência humana; VDRL, do inglês *venereal disease research laboratory*.

TERCEIRA PRIORIDADE: FACILITAR A INTERVENÇÃO ADEQUADA

Após a estabilização do quadro agudo e a exclusão de condições médicas gerais, o próximo objetivo da avaliação na EP é avaliar a presença de riscos psiquiátricos e proceder ao encaminhamento para a intervenção mais adequada. O paciente poderá ser encaminhado para investigação clínica, internação psiquiátrica, atendimento em hospital-dia ou Centro de Atenção Psicossocial (CAPS) ou ter alta da EP com orientação de procurar atendimento ambulatorial.[1,21]

É fundamental que o profissional que atende EPs conheça os recursos e os diversos níveis dos serviços de saúde mental locais, a fim de proceder a um encaminhamento mais assertivo.[22] Em algumas situações, o paciente poderá ser mantido sob observação (24-72 h) até a conclusão da avaliação ou estabelecerem-se definições de vulnerabilidades sociais, por exemplo.[1] Infelizmente, não existem critérios validados com adequado nível de evidência científica para guiar a decisão de alta de uma EP.[23]

O principal fator norteador da escolha do ambiente de tratamento para o paciente após avaliação na EP é a segurança.[21] Nesse sentido, é importante que o examinador proceda a uma adequada avaliação de riscos psiquiátricos e vulnerabilidades, reunindo informações individualizadas que auxiliem na indicação de internação ou encaminhamento ambulatorial, por exemplo.

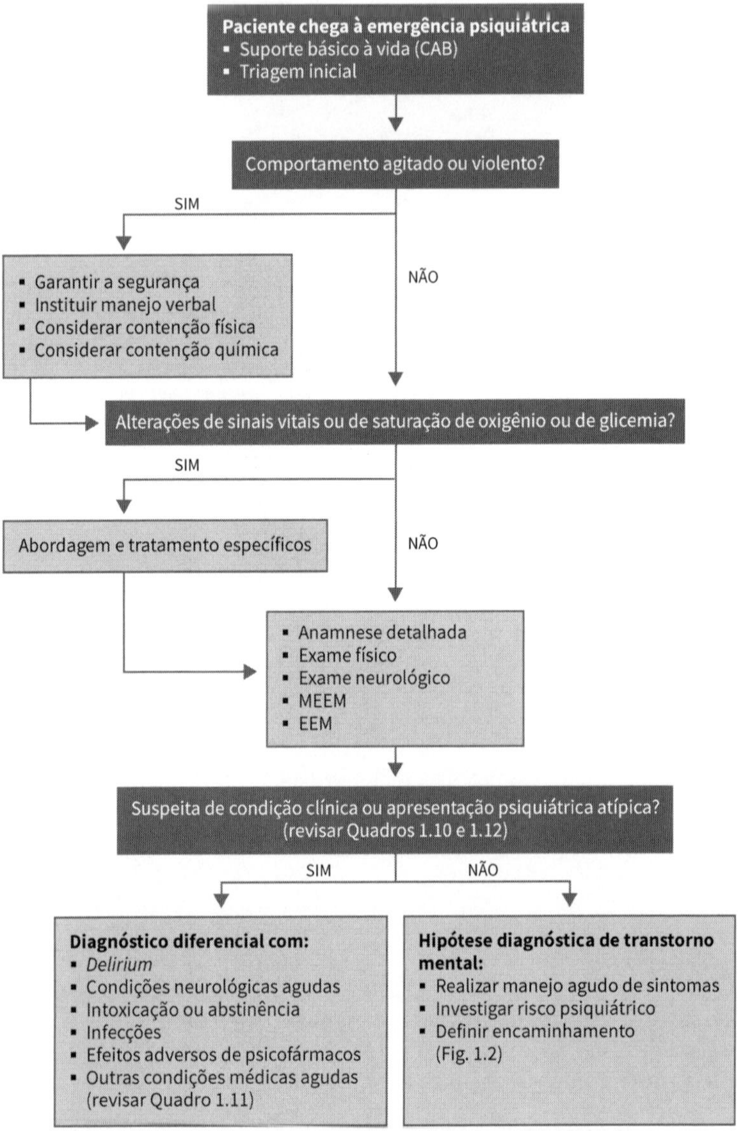

FIGURA 1.1
Avaliação inicial do paciente na emergência psiquiátrica.
EEM, exame do estado mental; MEEM, miniexame do estado mental.

Os principais riscos psiquiátricos são risco de suicídio, risco de heteroagressão, risco de homicídio e risco de autonegligência grave (p. ex., déficit de autocuidado, desnutrição). Mais informações sobre a avaliação de risco na EP podem ser encontradas nos Capítulos 5, Agressividade e agitação psicomotora, e 10, O comportamento suicida na emergência.

Nas situações de risco, deve-se sempre considerar o encaminhamento para internação psiquiátrica. Alguns fatores clínicos e sociais podem auxiliar a decisão de indicar uma hospitalização:[21]

- Suporte familiar ou social insuficiente (para acompanhar na realização de atividades básicas de vida diária e para garantir a adesão ao plano de segurança, aos encaminhamentos e aos medicamentos prescritos, etc.).
- Presença de agitação e impulsividade.
- Aliança terapêutica prejudicada.
- Dificuldade para discutir um plano de segurança e tratamento.
- Juízo crítico prejudicado.
- Intenção suicida intensa e planos de suicídio persistentes.
- Tentativa de suicídio altamente letal.
- Presença de transtornos mentais de alto risco (p. ex., psicose com alucinações com vozes de comando, episódio de mania grave ou estado misto, uso pesado de substância).
- Homem com mais de 45 anos e início recente de transtorno mental.
- Mudança de estado mental influenciada por aspectos clínicos (p. ex., metabólicos, infecciosos, tóxicos).

Quando há suporte social adequado e segurança suficiente, pode-se considerar encaminhamento a um serviço de saúde mental da Rede de Atenção Psicossocial extra-hospitalar como o CAPS. Conforme as determinações da Portaria MS/GM nº 336/02,[24] o CAPS realiza atendimento intensivo (diário, para situações de crise ou dificuldades intensas nos convívios social e familiar, precisando de atenção contínua), atendimento semi-intensivo (até 12 dias no mês, quando os sintomas diminuíram, mas ainda há necessidade de auxílio para recuperação de autonomia) e atendimento não intensivo (até 3 dias no mês, quando não há necessidade de suporte contínuo para viver em seu território e realizar suas atividades na família e/ou no trabalho). Uma metanálise da Cochrane de 2011,[25] comparando tratamento em hospital-dia e em internação hospitalar, não encontrou diferença de eficácia entre os grupos, mas sugere que os dados de custo-efetividade ainda são escassos.

Outras situações, como risco de exposição moral e risco ao patrimônio, também podem caracterizar indicações de internação, no entanto devem ser avaliadas cuidadosamente, já que envolvem questões éticas e legais. Além disso, situações como troca de esquema terapêutico que exija cuidados ou coloque o paciente em situação de risco (piora dos sintomas ou efeitos adversos) e refratariedade ou patologia de difícil controle em nível extra-hospitalar podem ser indicações de internação psiquiátrica.[21] Os principais passos da avaliação de risco e indicação de internação psiquiátrica estão resumidos na Figura 1.2.

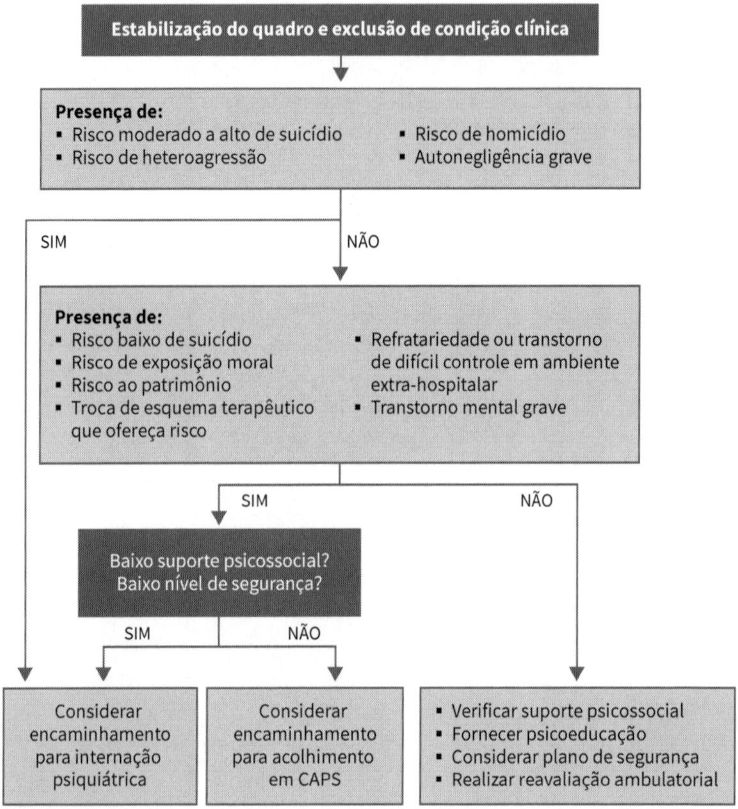

FIGURA 1.2
Avaliação de riscos e processo de encaminhamento na emergência psiquiátrica.
CAPS, Centro de Atenção Psicossocial.

REFERÊNCIAS

1. Allen MH, Forster P, Zealberg J, Currier G. Report and recommendations regarding psychiatric emergency and crisis services: a review and model program descriptions [Internet]. American Psychiatric Association; 2002 [capturado em 02 jul 2019]. Disponível em: http://citeseerx.ist.psu.edu/viewdoc/download?doi=10.1.1.473.167&rep=rep1&type=pdf
2. Barratt H, Rojas-Garcia A, Clarke K, Moore A, Whittington C, Stockton S, et al. Epidemiology of mental health attendances at emergency departments: systematic review and meta-analysis. PLoS One. 2016;11(4):e0154449.
3. Wilson MP, Nordstrom K, Anderson EL, Ng AT, Zun LS, Peltzer-Jones JM, et al. American Association for Emergency Psychiatry Task Force on Medical Clearance of Adult Psychiatric Patients. Part II: controversies over medical Assessment, and Consensus Recommendations. West J Emerg Med. 2017;18(4):640–6.
4. American College of Emergency Physicians Clinical Policies Subcommittee (Writing Committee) on the Adult Psychiatric Patient, Nazarian DJ, Broder JS, Thiessen MEW, Wilson MP, Zun LS, et al. Clinical policy: critical issues in the diagnosis and management of the adult psychiatric patient in the emergency department. Ann Emerg Med. 2017;69(4):480-98.
5. Iozzino L, Ferrari C, Large M, Nielssen O, de Girolamo G. Prevalence and risk factors of violence by psychiatric acute inpatients: a systematic review and meta-analysis. PLoS One. 2015;10(6):e0128536.
6. Occupational Safety and Health Act. Guidelines for preventing workplace violence for healthcare and social service workers [Internet]. OSHA; 2016 [capturado em 02 jul 2019]. Disponível em: https://www.osha.gov/Publications/osha3148.pdf
7. Garriga M, Pacchiarotti I, Kasper S, Zeller SL, Allen MH, Vazquez G, et al. Assessment and management of agitation in psychiatry: expert consensus. World J Biol Psychiatry. 2016;17(2):86-128.
8. Mantovani C, Migon MN, Alheira FV, Del-Ben CM. Manejo de paciente agitado ou agressivo. Braz J Psychiatry. 2010;32:S96-103.
9. Tucci V, Siever K, Matorin A, Moukaddam N. Down the Rabbit Hole: emergency department medical clearance of patients with psychiatric or behavioral emergencies. Emerg Med Clin North Am. 2015;33(4):721-37.
10. Sadock BJ, Sadock VA, Ruiz P, editors. Kaplan & Sadock's comprehensive textbook of psychiatry. 10th ed. Philadelphia: Wolters Kluwer; 2017.
11. Mackinnon RA, Michels R, Buckley PJ. A entrevista psiquiátrica na prática clínica. 2. ed. Porto Alegre: Artmed; 2006.
12. Sood TR, Mcstay CM. Evaluation of the psychiatric patient. Emerg Med Clin North Am. 2009;27(4):669-83.
13. Wheat S, Dschida D, Talen MR. Psychiatric Emergencies. Prim Care Clin Off Pract. 2016;43(2):341-54.
14. Anderson JR, Nakhate V, Stephen CD, Perez DL. Functional (psychogenic) neurological disorders: assessment and acute management in the emergency department. Semin Neurol. 2019;39(1):102-14.
15. American Psychiatric Association. Manual diagnóstico e estatístico de transtornos mentais: DSM-5. 5. ed. Porto Alegre: Artmed; 2014.
16. Finney GR, Minagar A, Heilman KM. Assessment of mental status. Neurol Clin. 2016;34(1):1-16.
17. Folstein MF, Folstein SE, McHugh PR. "Mini-mental state". A practical method for grading the cognitive state of patients for the clinician. J Psychiatr Res. 1975;12(3):189-98.
18. Kochhann R, Varela JS, Lisboa CS de M, Chaves MLF. The Mini Mental State Examination: review of cutoff points adjusted for schooling in a large southern brazilian sample. Dement Neuropsychol. 2010;4(1):35-41.

19. Conigliaro A, Benabbas R, Schnitzer E, Janairo MP, Sinert R. Protocolized Laboratory screening for the medical clearance of psychiatric patients in the emergency department: a systematic review. Acad Emerg Med. 2018;25(5):566-76.
20. Lahijani SC, Harris KA. Medical complications of psychiatric treatment. Crit Care Clin. 2017;33(3):713-34.
21. Practice guideline for the assessment and treatment of patients with suicidal behaviors. Am J Psychiatry. 2003;160(11 Suppl):1-60.
22. Park JM, Donovan AL, Park L, Prager LM. Emergency psychiatry. In: Stern, TA, Fricchione GL, Cassem NH, Jellinek MS, Rosenbaum JF, editors. Massachusetts general hospital handbook of general hospital psychiatry. 6th ed. Philadelphia: Elsevier; 2010. p. 527-40.
23. Weber AN, Michail M, Thompson A, Fiedorowicz JG. Psychiatric emergencies: assessing and managing suicidal ideation. Med Clin North Am. 2017;101(3):553-71.
24. Brasil. Portaria GM/MS nº 336/02 - estabelece as modalidades de CAPS - I, II e III [Internet]. Brasília, DF: Ministério da Saúde; 2002 [capturado em 02 jul 2019]. Disponível em: http://www.saude.mppr.mp.br/modules/conteudo/conteudo.php?conteudo=322
25. Marshall M, Crowther R, Sledge WH, Rathbone J, Soares-Weiser K. Day hospital versus admission for acute psychiatric disorders. Cochrane Database Syst Rev. 2011;(12):CD004026.

EMERGÊNCIAS CLÍNICAS

LEONARDO A. G. ARAÚJO
TÁBATA JULIANA SILVA MASCARENHAS
MARIANA DE ALENCAR FONTES
JOSÉ L. S. DA SILVA
TIAGO DE MOURA BRITO
LUCAS QUARANTINI

2

As emergências clínicas são ocorrências frequentes ao longo da vida dos pacientes com transtornos psiquiátricos, e sua correta identificação e tratamento são cruciais para o adequado manejo da saúde desses indivíduos. Além disso, muitas das condições não psiquiátricas descritas neste capítulo exibem aspectos clínicos que são diagnóstico diferencial de várias síndromes psiquiátricas e vice-versa. Apresentam-se, a seguir, detalhes de cada evento clínico para os quais o psiquiatra deve atentar-se quando da abordagem do paciente com transtorno mental em ocorrência de urgência/emergência. Esta revisão sumária não substitui a complementação do conhecimento com a literatura específica de cada quadro médico.

DOR TORÁCICA

Estima-se que entre 5 e 8 milhões de pessoas procurem os serviços de emergência dos Estados Unidos todos os anos por queixa de dor torácica, não havendo ainda no Brasil dados quantitativos exatos, embora possa se estimar um número aproximado de 4 milhões de ocorrências por ano.[1]

A variedade de condições clínicas que podem ser diagnóstico diferencial de dor torácica se deve, em grande parte, à quantidade de órgãos que estão ou que passam por essa região (coração, esôfago, pulmões, aorta, mediastino), sendo possível dividi-las em causas cardíacas (cerca de um quinto dos casos) e não cardíacas.[1]

É papel do médico pensar em diagnósticos diferenciais de causas que tragam risco à vida para que sejam instituídas intervenções precocemente, sendo o objetivo deste tópico apresentar as causas mais comuns de dor torácica nos serviços de emergência.

SÍNDROME CORONARIANA AGUDA

A síndrome coronariana aguda (SCA) é a principal causa de internação hospitalar nos Estados Unidos e a etiologia de cerca de um quinto dos atendimentos nos serviços de emergência por dor torácica, sendo que no Brasil em torno de 300 mil pessoas sofrem infartos todos os anos.[2-4]

A dor típica, que em geral se inicia gradualmente (> 20 min) com piora durante o esforço, pode ser descrita até mesmo como um desconforto.[4] A localização mais comum é subesternal, sendo possível diversas formas de irradiação: braço, pescoço, mandíbula, abdome e ombros (os mais comuns). Diaforese, náusea e vômitos costumam acompanhar o relato de dor torácica.[2,4] Mesmo com isso em mente, deve-se atentar sempre para sintomas atípicos, sobretudo em pacientes idosos, que podem referir apenas dispneia e "fraqueza" como sintomas principais.[4]

Os fatores de risco mais importantes são idade (> 55 anos), história familiar de doença arterial coronariana, diabetes melito (DM) tipo 2, hipercolesterolemia, hipertensão arterial e tabagismo.

É fundamental solicitar, assim que suspeitado, um eletrocardiograma (ECG) de 12 derivações, de preferência nos primeiros 10 minutos, podendo ser repetido novamente a cada 10 minutos, se o primeiro for negativo e houver alta probabilidade de infarto agudo do miocárdio.[2-4] As alterações características identificadas no ECG de um paciente com SCA são supra/infradesnivelamento do segmento ST, onda Q patológica e inversão da onda T (embora esta última não se traduza sempre em anormalidade). É prudente também o pedido de radiografia de tórax e, se disponível no serviço, biomarcadores (a troponina T é a mais específica) para melhor elucidação diagnóstica.[2,4]

As condutas devem ser instituídas o mais cedo possível, sendo, nos casos mais graves, a revascularização o tratamento definitivo.[5]

DISSECÇÃO AÓRTICA AGUDA

A dissecção aórtica aguda (DAA) apresenta uma incidência mundial estimada de 0,5 a 2,95 pacientes para cada 100 mil habitantes, tendo como etiologia a laceração na camada interna da aorta, com passagem de sangue entre esta camada interna e a intermediária.[6]

O início da dor é abrupto e acentuado, em geral descrito pelo paciente como que "rasgando seu peito".[3,6] Pode ocorrer irradiação da dor principalmente para as costas e o abdome, dependendo sempre da porção da aorta que esteja sendo atingida.[6] Diaforese e náusea são os sintomas mais comuns associados. A DAA é mais frequente em idosos com hipertensão arterial sistêmica e doença aterosclerótica, mas não de forma exclusiva, pois sua ocorrência é possível em pacientes jovens com menos de 40 anos, sobretudo quando associada às suspeitas de síndrome de Marfan, valva aórtica bicúspide, uso de cocaína ou gravidez.[3,6]

O estudo radiográfico (radiografia de tórax) deve ser solicitado imediatamente diante da suspeição, sendo que a estabilidade do paciente definirá como se dará o diagnóstico definitivo (por tomografia computadorizada [TC] ou ressonância magnética [RM]).[6]

O tratamento definitivo é cirúrgico, e a mortalidade é alta.[6]

TROMBOEMBOLIA PULMONAR

A incidência de tromboembolia pulmonar (TEP) é de 100 a 200 para cada 100 mil pacientes.[7] Pode manifestar-se com diferentes tipos de dor torácica e até mesmo ser causa de dispneia indolor (10%).[3]

Tosse, síncope e hemoptise são os principais sinais e sintomas, o que acaba norteando o diagnóstico para uma etiologia não cardíaca.[3,7] O maior fator de risco é a imobilidade prolongada recente e grandes cirurgias (p. ex., ortopédicas).[7] Mais detalhes são abordados no tópico Dispneia.

PNEUMOTÓRAX

O pneumotórax ocorre tanto de forma espontânea como após traumas e procedimentos pulmonares, sendo que o primeiro citado é mais comum em pacientes que já têm doenças pulmonares diagnosticadas.[3,8]

O pneumotórax espontâneo é caracterizado por dor súbita, em repouso e sem nenhum evento precipitante. A dor é ipsilateral, aguda e pleurítica, sendo que o grau dessa dor pode não refletir o tamanho do pneumotórax.[8]

Ao exame físico, o paciente encontra-se taquicárdico, com diminuição do murmúrio vesicular no lado acometido e dispneia.[3,8] Diante da suspeita, deve ser solicitada, inicialmente, uma radiografia de tórax, e o tratamento dependerá da sua etiologia.[8]

PERICARDITE AGUDA

A pericardite é a inflamação do saco fibroelástico que envolve o coração, diminuindo sua mobilidade. A incidência é de 5% dos pacientes admitidos na emergência, sendo que 1% daqueles admitidos com ECG com supradesnivelamento de ST tinham pericardite aguda. Na maioria dos países, a etiologia viral é predominante, embora as demais causas infecciosas ainda tenham prevalência em nosso meio.[9]

Os principais sintomas são dor torácica (em geral aguda e pleurítica), que alivia quando o paciente se inclina para frente, e atrito pericárdico.[9,10]

O exame inicial a ser solicitado é o ECG (elevação do segmento ST ou depressão de PR são os principais achados), sendo importante a confirmação diagnóstica posterior por meio de ecocardiograma. Causas sistêmicas podem gerar alterações em exames laboratoriais, além de outros sintomas, como febre, mialgia e rebaixamento do sensório. A radiografia de tórax geralmente é normal.[9]

O manejo consiste em tratar a causa de base (quando conhecida) e, de forma mais imediata, fornecer alívio para a dor do paciente.[9]

PNEUMONIA

A pneumonia adquirida na comunidade continua sendo a principal causa de morte no mundo e possui diversas etiologias conhecidas. A tríade clássica da sua propedêutica nos serviços de emergência consiste em anamnese + exame físico + radiografia de tórax.

O quadro clínico manifesta-se comumente com tosse, febre, dor torácica (ventilatório-dependente) e dispneia (nos casos mais graves). O exame físico tem como principal achado os estertores, sobretudo os roncos, mas podendo ser encontrada apenas diminuição do murmúrio vesicular na região acometida.

O tratamento é feito de acordo com a etiologia identificada, sendo que a causa mais comum varia conforme a idade.[10]

DOENÇAS GASTRINTESTINAIS

Etiologias comuns de dor torácica são doença do refluxo gastresofágico, espasmo esofágico, esofagite e outros distúrbios de origem motora. Muitas vezes, os sintomas causados por essas entidades podem mimetizar uma SCA, mas outras manifestações ajudam a estabelecer uma diferença mais clara entre tais entidades, como pirose, regurgitação, disfagia e dores que acontecem depois das refeições e que aliviam com antiácidos.

A abordagem deve ser capaz de fazer a triagem e afastar, inicialmente, causas cardíacas por meio da solicitação de ECG e teste de esforço.[11]

DOENÇAS MUSCULOESQUELÉTICAS

As doenças musculoesqueléticas são causa comum de dor torácica de origem não cardíaca, representando ao redor de 36% dos diagnósticos que se iniciam com essa queixa.

Costumam se apresentar como uma dor de localização bem definida e associada a uma história prévia de exercício físico repetitivo e não habitual. A dor também pode ser ventilatório-dependente ou desencadeada pela compressão de um ponto específico da musculatura. Apesar disso, a simples presença de uma sensibilidade maior na musculatura torácica não deve excluir de imediato etiologias mais graves de dor no tórax, como SCA e TEP, sendo importante a exclusão destas com a triagem adequada. A osteocondrite e a síndrome de Tietze são doenças musculoesqueléticas que cursam com dor torácica.

O tratamento visa a aliviar a dor do paciente com analgésicos, anti-inflamatórios não esteroides (AINEs) e, em situações graves, injeções de corticoides.[11]

CAUSAS PSICOGÊNICAS

A dor torácica é parte da sintomatologia de diversos transtornos psiquiátricos, podendo aqui ser citados o transtorno de pânico, a depressão, a hipocondria e os transtornos de sintomas somáticos e transtornos relacionados. Além de dor torácica, sintomas como taquicardia, hiperventilação, sudorese e palpitações costumam acompanhar o quadro.

A princípio, devem-se afastar causas prevalentes e potencialmente letais de dor torácica antes de se pensar em causas psicogênicas. Sinais como dissociação entre o que está sendo referido e a clínica merecem ser sempre observados, pois podem ajudar a guiar o diagnóstico posteriormente diante de achados negativos.[11]

DISPNEIA

O termo dispneia diz respeito à experiência subjetiva de sensações respiratórias desconfortáveis. É uma queixa frequente e pode ser incapacitante. Está entre os motivos mais comuns de procura por atendimento médico. Estudos mostraram que o espectro de diagnósticos associados à dispneia é amplo e inclui vários distúrbios cardiorrespiratórios e não cardiorrespiratórios.[12]

A seguir são apresentadas as principais condições clínicas que causam dispneia.

DOENÇAS OBSTRUTIVAS DAS VIAS AÉREAS

GRANDES VIAS AÉREAS

A forma aguda de obstrução pode ocorrer pela aspiração de alimentos ou corpo estranho e por angioedema de glote, representando uma emergência médica. É imperativo o reconhecimento precoce da obstrução para o sucesso do manejo. O paciente pode demonstrar sinais de asfixia, agarrando o pescoço, apresentando cianose e esforço respiratório exagerado. Sua prevenção consiste em manter a cabeceira elevada ao oferecer alimento, observar o nível de consciência do paciente e averiguar história de alergias durante a anamnese.

A forma crônica pode ser representada por tumores ou estenose após traqueostomia ou intubação orotraqueal prolongada.[13]

PEQUENAS E MÉDIAS VIAS AÉREAS

Doença pulmonar obstrutiva crônica

A doença pulmonar obstrutiva crônica (DPOC) é uma enfermidade que provoca uma reação inflamatória dos pulmões à inalação de partículas ou gases tóxicos, passível de prevenção e tratável, que se caracteriza pela presença de obstrução crônica do fluxo aéreo não totalmente reversível.

A tosse é o sintoma mais prevalente, ocorrendo em cerca de 50% dos fumantes, enquanto a dispneia é o principal sintoma associado com incapacidade, redução da qualidade de vida e pior prognóstico. A DPOC ocorre em torno de 15% dos pacientes fumantes (o tabagismo acima de 40 maços/ano aumenta a probabilidade do diagnóstico em 8 vezes).[14]

Ao exame físico, podem-se encontrar sibilância, roncos, estertores, diminuição do murmúrio vesicular, tórax hiperinsuflado, uso da musculatura acessória, cianose e alteração do nível de consciência. Em geral, a piora aguda dos sintomas representa exacerbação da DPOC, sendo a infecção respiratória a etiologia mais comum. Outras causas de agudização são TEP, pneumotórax e deterioração da doença de base.

A espirometria com obtenção da curva expiratória volume-tempo é obrigatória na suspeita clínica de DPOC para estadiamento, e a radiografia de tórax é realizada para afastar outras doenças pulmonares, como neoplasia de pulmão.

O tratamento da exacerbação aguda tem como objetivo a reversão do fator causal da descompensação com o uso de broncodilatadores, antibióticos, corticoides e, em casos específicos, oxigenoterapia.[15]

Asma brônquica

A asma brônquica é uma doença crônica caracterizada por obstrução reversível do fluxo de ar, inflamação e aumento da reatividade das vias aéreas.[16] Ela difere da DPOC em muitos aspectos, sobretudo pela resposta ao tratamento com corticoide inalatório.

Manifesta-se clinicamente por episódios recorrentes de sibilância, dispneia, aperto no peito e tosse, em especial à noite e pela manhã, ao despertar. Fatores desencadeantes como exposição a alérgenos, tabagismo, infecções respiratórias e atividades físicas devem ser pesquisados.

O diagnóstico é feito por história e exame físico compatíveis, sendo confirmado pela espirometria. O tratamento agudo baseia-se no manejo das exacerbações e complicações, com uso de broncodilatadores e corticoides, com ou sem oxigenoterapia.[17]

DOENÇAS OCLUSIVAS VASCULARES PULMONARES

TROMBOEMBOLIA PULMONAR

A TEP consiste na obstrução da artéria pulmonar ou de um de seus ramos por um trombo/êmbolo formado na circulação venosa que migra até se alojar na circulação pulmonar.[18] A epidemiologia de TEP é difícil de determinar, pois ele pode permanecer assintomático ou seu diagnóstico pode ser um achado incidental. Geralmente decorre de uma complicação de trombose venosa profunda (TVP) que, na maioria dos casos, ocorre no sistema venoso dos membros inferiores e da pelve. Sinais como dor, calor e inchaço na perna podem servir como pistas de TVP, apesar de serem pouco sensíveis.[7]

A ocorrência de TEP deve ser suspeitada em todos os pacientes que apresentem antecedentes de cirurgia, trauma, imobilização, gravidez, uso de contraceptivos orais ou terapia de reposição hormonal nas últimas 6 a 12 semanas antes do diagnóstico. Ao se suspeitar de TEP, deve ser realizada a combinação da probabilidade clínica pré-teste (p. ex., o escore simplificado de Wells) com o resultado dos exames de imagem, sendo atualmente o padrão-ouro a angiotomografia computadorizada. É fundamental a estratificação do risco de desfecho desfavorável, sendo a instabilidade hemodinâmica o preditor mais importante.

Pacientes de baixo risco devem ser tratados com heparina, em geral de baixo peso molecular. Os de alto risco requerem vigilância intensiva e uso de trombolíticos em alguns casos.[7,19]

DOENÇAS CARDÍACAS

INSUFICIÊNCIA CARDÍACA CONGESTIVA DESCOMPENSADA

A insuficiência cardíaca congestiva (ICC) é uma síndrome clínica na qual o coração é incapaz de bombear sangue de modo a atender às necessidades metabólicas dos tecidos ou o faz apenas com elevadas pressões de enchimento. A síndrome afeta mais de 23 milhões de pessoas no mundo todo.

Os sinais clínicos de congestão podem ser pouco sensíveis e específicos, como dispneia, ortopneia, dispneia paroxística noturna e fadiga. Os sinais considerados mais específicos são pressão venosa jugular elevada, presença de terceira bulha, refluxo hepatojugular e impulso apical desviado para a esquerda. Cerca de 50% dos pacientes apresentam um fator clínico responsável pela descompensação, como má adesão medicamentosa, dieta, estresse emocional/físico, embolia pulmonar, diabetes não controlado, anemia, tireoidopatias, uso de álcool e substâncias psicoativas. Em torno de 75% dos pacientes apresentam ao menos uma comorbidade, como DM, DPOC, asma brônquica, hipotireoidismo, insuficiência renal crônica agudizada, ansiedade e depressão.

Não se recomenda a realização de ecocardiograma de forma rotineira nos pacientes com ICC, mas sua repetição é sugerida naqueles que exibem mudança significativa do estado clínico, com descompensação da ICC ou frente a progressão dos sintomas. Em dúvida diagnóstica, o peptídeo natriurético do tipo B (BNP) e a fração N-terminal do peptídeo natriurético do tipo B (NT-proBNP) servem como auxílio no diagnóstico de ICC aguda.[20]

DISPNEIA PSICOGÊNICA

A dispneia psicogênica é descrita como uma sensação de sufocamento associada a queixas como parestesia, dor torácica, sensação de globo faríngeo, ansiedade e hiperventilação. A percepção da dispneia pode estar alterada em pacientes com ansiedade, transtorno de pânico e transtorno de estresse pós-traumático. A dispneia psicogênica representa 5% das causas de dispneia, sendo mais prevalente em mulheres jovens. A exclusão de doenças orgânicas que expliquem os sintomas deve ser realizada.[21]

DOR ABDOMINAL

A dor abdominal é uma queixa frequente nos serviços de emergência, correspondendo a cerca de 7% das consultas.[22] Por apresentar amplo espectro de gravidade e possibilidades diagnósticas, deve ser rigorosamente avaliada, sobretudo para que se excluam as causas urgentes e potencialmente fatais que demandem intervenção imediata.[22,23] Para tanto, é necessário realizar avaliação com história clínica detalhada, exame físico minucioso e ponderação quanto à necessidade e aos tipos de exames complementares a serem solicitados.[2]

ABORDAGEM DA DOR ABDOMINAL AGUDA NO SERVIÇO DE EMERGÊNCIA

Por se apresentar com causas variáveis e que incluem situações com risco de morte e urgências cirúrgicas e não cirúrgicas, o estado hemodinâmico do paciente deve ser o norteador das condutas mais precoces e assertivas, como exposto no algoritmo da Figura 2.1.

Durante a construção da anamnese, deve-se ter atenção a elementos-chave a serem investigados, como idade do paciente, sintomas/sinais associados (p. ex., náusea, vômitos, febre e hiporexia), alterações do ritmo intestinal e história menstrual. A caracterização da dor abdominal deve ser meticulosa e envolve estes elementos: tempo de evolução, modo de instalação, características, duração, localização e irradiação.[23,24]

Na sequência são apresentadas as princiais causas de dor abdominal.

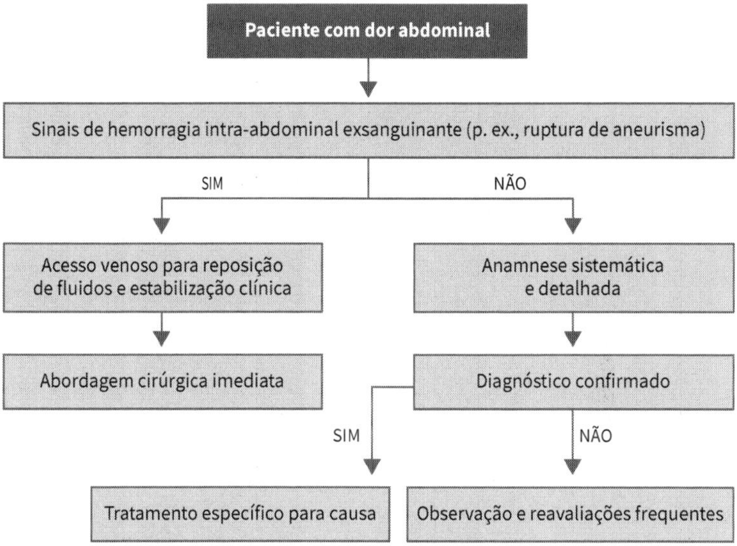

FIGURA 2.1
Algoritmo para abordagem do paciente com dor abdominal.

APENDICITE AGUDA

A etiologia da apendicite aguda não está definida. Acredita-se que a obstrução do lúmen do apêndice seja determinante para a inflamação de sua parede, podendo ocasionar perfuração do órgão seguida de peritonite. Trata-se da emergência cirúrgica abdominal mais comum, com taxa de 100 para 100 mil pessoas/ano. A relação entre homens e mulheres é de 1,4:1,0, com pico de incidência na segunda década de vida.[24]

No início do quadro, a dor abdominal costuma ser difusa em região periumbilical ou epigástrica, porém dentro de 12 a 24 horas tende a migrar, em geral para o quadrante inferior direito, estando associada a anorexia, náusea, vômitos, diarreia e/ou constipação e febre.[24,25]

Ao exame físico, o paciente adota postura imóvel de proteção do abdome para evitar a dor da irritação peritoneal. Classicamente, a dor máxima é sentida no ponto de McBurney, e sinais clássicos como Rovsing, do obturador e do iliopsoas podem ser encontrados.[3] Exames complementares podem ser dispensáveis em casos de sintomas em homens com apresentação clínica clássica e peritonite, estando reservados para quadros duvidosos.[4] Leucocitose no hemograma com desvio à esquerda está presente em 90% dos casos, e a urinálise ajuda na exclusão de condições geniturinárias.[3] A TC de abdome é o exame de imagem com melhor sensibilidade e especificidade, 0,94 e 0,95, respectivamente, embora no início do curso da doença possa não evidenciar achados radiográficos típicos.[24]

O tratamento definitivo é cirúrgico, porém nem sempre indicado de forma imediata, pois fatores como peritonite difusa, complicações e idade devem ser considerados.[25]

COLECISTITE CALCULOSA AGUDA

A colecistite calculosa aguda é definida por inflamação na parede da vesícula biliar causada por obstrução do ducto cístico.[24] Entre os fatores de risco para formação de cálculos biliares de colesterol, que representam 90% da casuística, destacam-se faixa etária acima de 50 anos, sexo feminino, obesidade, gravidez e DM.[25] O quadro clínico inicia-se com cólica biliar em quadrante superior direito, podendo irradiar para a escápula direita, e costuma se relacionar com anorexia, náusea, vômitos e febre baixa.[24,25]

Ao exame físico, é clássico o achado do sinal de Murphy, que distingue uma cólica biliar de uma colecistite.[4] O diagnóstico é altamente sugestivo na presença da tríade de hipersensibilidade no quadrante superior direito, febre e leucocitose. A icterícia com bilirrubina sérica apenas levemente elevada (5 mg/dL) é um achado incomum, afetando menos de 50% dos casos.[24] A ultrassonografia de abdome demonstra a presença de cálculos em 90 a 95% dos casos, sendo este um exame sensível, de baixo custo e confiável.[24,25]

O tratamento cirúrgico precoce deve ser considerado em razão da história natural da doença, pois dos 75% de pacientes que conseguem remissão dos sintomas, 25% deles terão recidiva do quadro ainda no primeiro ano e 60%, nos próximos 6 anos.[24,25]

PANCREATITE AGUDA

A incidência anual de pancreatite aguda varia de 13 a 45/100 mil pessoas, sendo as causas mais comuns os cálculos biliares (30-60%), seguidos por uso de álcool (15-30%), hipertrigliceridemia (1,3-3,8%) e as induzidas por medicamentos, como o ácido valproico.[24,25] O quadro clínico é marcado por dor abdominal localizada em epigástrio do tipo aguda constante, intensa e com irradiação para o dorso, além de náusea e vômitos.

Ao exame físico, a depender da sua gravidade, achados como o sinal de Grey Turner (equimose em flancos), de Culley (equimose periumbilical), sinais de desidratação grave e hipotensão podem ser encontrados.[4] O seu diagnóstico necessita de pelo menos 2 destes 3 critérios: dor abdominal característica, elevação da lipase sérica (acima de 3 vezes o seu valor de referência) e achados sugestivos na TC contrastada.[26] A lipase é mais específica quando comparada à amilase, contudo nenhuma delas possui correlação do seu valor com a gravidade do quadro.[24]

O tratamento consiste em ressuscitação volêmica, analgesia e suporte nutricional, sendo que a antibioticoterapia e a intervenção cirúrgica dependerão da etiologia e gravidade do quadro.[24,25]

OBSTRUÇÃO INTESTINAL AGUDA

A obstrução intestinal aguda pode ser decorrente de um bloqueio mecânico do intestino ou de dismotilidade intestinal, também chamada de bloqueio funcional. Dados revelam que aproximadamente um quarto das internações em cirurgia geral de urgência e emergência derivam de quadros de obstrução intestinal, responsáveis por cerca de 300 mil laparotomias/ano, e em torno de 80% destas derivam do acometimento do delgado.[24,27]

Diversos fatores de risco são identificados, desde causas inflamatórias, neoplásicas ou traumáticas, porém ao redor de 60% das obstruções intestinais nos Estados Unidos são atribuídas a aderências, sobremaneira em pacientes anteriormente submetidos a cirurgias pélvicas.[25] Na prática psiquiátrica, deve-se ter atenção quanto ao uso de psicotrópicos (p. ex., haloperidol e antidepressivos tricíclicos) como importantes fatores de risco nos casos funcionais.[24] Sinais e sintomas cardinais incluem dor abdominal em cólica, vômitos, distensão abdominal e constipação.[27] Enquanto taquicardia, hipotensão e oligúria podem indicar depleção do volume intravascular, febre é um sinal que pode estar associado a complicações como estrangulamento e alterações inflamatórias sistêmicas.[24]

Ao exame físico, inicialmente, além da distensão abdominal presente, a ausculta do abdome pode evidenciar sons intestinais de alta frequência e movimentos peristálticos aumentados, ambos diminuídos com o avançar da doença.[25] A radiografia simples de abdome pode ser útil no diagnóstico, porém a TC contrastada de abdome pode ser realizada em casos duvidosos, além de revelar o local acometido de forma específica.

A conduta conservadora com suporte hídrico, correção de distúrbios metabólicos e passagem de sonda nasogástrica para descompressão costuma ser bem-sucedida em 64 a 73% dos casos. Os pacientes não responsivos às condutas iniciais serão candidatos à abordagem cirúrgica.[27]

CÓLICA NEFRÉTICA

A cólica nefrética ocorre como consequência da obstrução do ureter por um cálculo renal.[23] Diversas evidências apontam uma prevalência crescente na ocorrência da nefrolitíase.[24,25,28] A doença calculosa renal é mais comum em homens, e a ocorrência maior é vista entre a quarta e sexta décadas de vida.[25] Outros fatores de risco conhecidos são obesidade, hábitos dietéticos (p. ex., alto consumo de proteína animal, frutose e sacarose) e condições que diminuam o volume urinário, como exposição a locais quentes e baixa ingestão de líquidos.[23-25]

A dor classicamente descrita é de aparecimento em região lombar, em cólica, súbita, intensa, com possível irradiação para virilha, grandes lábios, testículos ou flancos.[24,28] Comumente, são achados associados a hematúria, estrangúria, náusea e vômitos.[24,28]

Ao exame físico, é característica a apresentação do paciente em uma posição antálgica, podendo ser vistos sinais de hipersensibilidade lombar e Giordano positivo.[23] A presença de febre, taquicardia e hipotensão alerta para o risco de sepse associada à obstrução do trato urinário superior.[4] A TC helicoidal sem contraste normalmente confirma o diagnóstico.[23]

A analgesia com AINEs e opioides é recomendada, e a intervenção urológica imediata deve ser indicada apenas em cálculos ≥ 6 mm, na presença de anormalidades anatômicas ou se houver dor refratária.[24,28]

ANEURISMA DE AORTA

O aneurisma de aorta é definido como o aumento do diâmetro da aorta em pelo menos 50% de sua porção abdominal.[25] Quando roto, apresenta dor súbita e de forte intensidade, sendo comumente descrita como "em punhalada" e com irradiação para flancos e dorso.[23] Fatores como gênero masculino, tabagismo, hipertensão, dislipidemia e hereditários (síndrome de Marfan e Ehlers-Danlos) são apontados como de risco para aneurisma de aorta abdominal.

O diagnóstico baseia-se no exame físico com a palpação de massa pulsátil no abdome, mas envolve também a realização de exames de imagem como ultrassonografia, TC abdominal com contraste e RM.

O tratamento clínico visa a diminuir a expansão do aneurisma e reduzir o risco de ruptura, enquanto a abordagem cirúrgica é reservada para os casos em que o diâmetro máximo ultrapassa 5,5 cm ou se estabelece a ruptura.[25]

GRAVIDEZ ECTÓPICA

A gravidez ectópica é definida como a implantação ou fertilização do óvulo (embrião) em locais fora do útero, como porção distal das trompas (93-97% dos casos), intestino, ovário e cérvice, por exemplo. Esta hipótese diagnóstica sempre deve ser considerada frente a queixa de dor abdominal em mulheres em idade fértil, sobretudo quando associada a sangramento vaginal.[29] Trata-se de uma situação grave que, quando rota, configura uma emergência cirúrgica, pois evolui com hipovolemia, taquicardia, hipotensão, diaforese e choque.[25,29] No entanto, nas formas menos graves, apresenta apenas dor pélvica, sensibilidade à mobilização cervical, massa anexial palpável e sangramento vaginal.

O diagnóstico é confirmado com aumentos de 53% nos níveis de gonadotrofina coriônica humana (hCG) em mulheres com sintomas sugestivos e imagem associada de ultrassonografia transvaginal que identifique saco gestacional com saco vitelino ou polo fetal fora do útero.[9]

O tratamento poderá ser clínico com metotrexato, nos casos precoces, ou cirúrgico, por meio de salpingectomia, salpingostomia ou ressecção parcial.[25]

OUTRAS CAUSAS DE DOR ABDOMINAL

Em razão da etiologia e manifestação clínica variadas, o Quadro 2.1 lista hipóteses diagnósticas menos comuns junto às suas características típicas, pois também devem ser consideradas frente a um paciente com dor abdominal.

ALTERAÇÕES DE NÍVEL DE CONSCIÊNCIA

As alterações de nível de consciência (NC) são urgências médicas. O NC é determinado pelas projeções ascendentes do sistema reticular ativador ascendente (SRAA), localizado no tronco encefálico, e pode ser avaliado pela escala de coma de Glasgow, que classifica os pacientes gradualmente desde o paciente alerta até o comatoso.

As alterações de NC podem se dever a causas metabólicas (distúrbios hidreletrolíticos, uremia, encefalopatia hepática, causas endócrinas, intoxicação exógena, hipotermia), infecciosas (sepse, meningite, encefalite, lesões infecciosas intracranianas), vasculares (acidente vascular cerebral, encefalopatia hipertensiva, trombose, vasculite, choque), neoplásicas (tumores primários, metástases), traumáticas (concussão, hematomas), entre outras (*status epilepticus*, hidrocefalia, etc.).

A história e o exame físico devem ser direcionados para a identificação de possíveis causas do rebaixamento de NC. Deve-se questionar sobre tempo de início de sintomas, forma de progressão (insidiosa, abrupta), sinais e sintomas sugestivos de infecção, abalos musculares, déficit neurológico focal, história de trauma, uso de medicamentos e outras drogas, além de comorbidades. Se não houver causa prontamente identificável, deve ser realizada investigação diagnóstica ampla contemplando as suspeitas possíveis.[24]

Na sequência, são apresentadas as condições clínicas que causam alterações de nível de consciência.

Quadro 2.1
DIAGNÓSTICO DIFERENCIAL DA DOR ABDOMINAL AGUDA

CONDIÇÃO	INÍCIO	LOCALIZAÇÃO	CARACTERÍSTICA	EVOLUÇÃO	IRRADIAÇÃO	INTENSIDADE
Úlcera péptica perfurada	Gradual	Epigástrica ou dorsal	Precoce: localizada Tardia: difusa	Queimação	Não ou dorso	4+
Infarto mesentérico	Súbito	Periumbilical	Difusa	"Agonizante"	Não	2+/3+
Diverticulite	Gradual	QIE	Localizada	Contínua	Não	2+/3+
Gastrenterite	Gradual	Periumbilical	Difusa	Espasmódica	Não	1+/2+
Doença inflamatória pélvica	Gradual	QID, QIE ou pélvica	Localizada	Contínua	Coxas	1+/2+

1+, discreta a leve; 2+, leve a moderada; 3+, moderada a intensa; 4+, muito intensa; QID, quadrante inferior direito; QIE, quadrante inferior esquerdo.

TRAUMATISMO CRANIENCEFÁLICO

O traumatismo craniencefálico (TCE) é o tipo mais comum de trauma encontrado nas emergências, sendo que a maioria dos pacientes com lesões graves morre antes de chegar ao hospital. O objetivo primário da assistência ao paciente é prevenir lesão cerebral secundária. Deve-se garantir oxigenação e manter a pressão arterial (PA) em nível suficiente para a perfusão cerebral.

A TC de crânio precoce é importante para verificar a indicação de intervenção cirúrgica, mas sua realização não deve atrasar a transferência do paciente para um centro capaz de intervenção neurocirúrgica.

Informações relevantes na avaliação dos traumas cranianos incluem idade do paciente, uso de anticoagulantes, mecanismo e tempo do trauma, presença de confusão mental ou convulsão, intervalo de amnésia, gravidade da cefaleia, estado cardiovascular e respiratório (principalmente PA e oximetria de pulso), NC, tamanho e reação pupilar, presença de déficit neurológico focal e lesões associadas (no caso de politrauma). Pacientes com escore na escala de coma de Glasgow entre 3 e 12 deverão ser submetidos a TC e transferidos para avaliação neurocirúrgica. Já pacientes com escore entre 13 e 15 devem ser avaliados quanto às indicações para realização da TC ou ser transferidos para avaliação neurocirúrgica em caso de TC indisponível, TC anormal, fratura craniana, liquorreia (por rinorreia ou otorreia), déficit neurológico focal e se o NC não retornar para 15 dentro de 2 horas do evento. Deve-se também atentar à possibilidade de o TCE ter ocorrido no contexto de outra causa de rebaixamento de NC.[30]

SEPSE

A sepse é a disfunção causada por uma resposta inflamatória do hospedeiro desregulada à presença de alguma infecção. Configura-se como importante causa de mortalidade, com alta letalidade se não tratada, e sua identificação e manejo precoces melhoram os desfechos. Em paciente com infecção documentada ou presumida, a presença de pelo menos 2 sinais e/ou achados laboratoriais sugestivos de resposta inflamatória sistêmica deve deflagrar a suspeita de sepse. A sepse é grave quando associada à hipoperfusão tecidual, hipotensão arterial ou disfunção orgânica (alteração de NC é disfunção neurológica).

O manejo começa com a ressuscitação inicial com fluidos, se identificados sinais de hipoperfusão. Culturas microbiológicas devem ser colhidas no estabelecimento da suspeita, inclusive sangue, urina e de outros sítios potenciais de infecção, antes da administração da primeira dose de antimicrobiano, mas não se deve atrasar a administração dele em razão disso. O antimicrobiano deve ser administrado na primeira hora após a identificação da sepse. Neste primeiro momento, deve-se escolher um antimicrobiano empírico de largo espectro para cobrir os patógenos mais prováveis (aventando inclusive cobertura viral e fúngica, além da bacteriana).

A investigação inicial na suspeita de sepse deve conter, além das culturas, hemograma, gasometria arterial, sumário de urina, radiografia de tórax, níveis de proteína C-reativa, glicemia, ureia, creatinina, eletrólitos, transaminases, bilirrubinas e coagulograma.[31]

ACIDENTE VASCULAR CEREBRAL

O acidente vascular cerebral (AVC) é a segunda maior causa de mortes no mundo, sendo responsável por 10% de todas elas. No Brasil, é a principal causa. O AVC isquêmico (AVCi) é responsável por 80 a 90% de todos os AVCs e consiste na interrupção do influxo de sangue para alguma área cerebral. Já o AVC hemorrágico (AVCh) resulta da ruptura espontânea não traumática de um vaso, com extravasamento de sangue para o parênquima cerebral (intraparenquimatoso), para os ventrículos (intraventricular) e para o espaço subaracnóideo (subaracnóideo).

A abordagem inicial na suspeita de AVC inclui a realização precoce de TC sem contraste e oxigenoterapia, conforme necessário; além disso, deve-se tratar e evitar hipotensão, tratar e evitar hiperglicemia, tratar a elevação pressórica e evitar hipertermia. Recomenda-se que o manejo dos pacientes com AVC seja feito por neurologista e que, na fase aguda, esses pacientes sejam internados em unidade de terapia intensiva (UTI).

O tratamento varia conforme o tipo de AVC e deve ser iniciado o quanto antes. O tratamento do AVCi consiste na administração de trombolítico em até 4 horas e meia do início do déficit neurológico, sendo fundamental atentar-se aos critérios de inclusão e exclusão do tratamento. Já o tratamento do AVCh dependerá do volume da hemorragia, sendo eventualmente necessária intervenção cirúrgica.[32,33]

ENCEFALOPATIA HIPERTENSIVA

A encefalopatia hipertensiva é a segunda emergência hipertensiva cerebrovascular mais comum, resultante de importante elevação pressórica (pressão diastólica ≥ 120 mmHg), que se apresenta pela tríade de hipertensão grave, alterações de NC e papiledema. O paciente também pode apresentar cefaleia, distúrbios visuais e convulsões. Pode ser o resultado de causas primárias (hipertensão sem tratamento adequado) ou secundárias (insuficiência renal aguda, feocromocitoma, etc.).

A fundoscopia é mandatória na suspeita de encefalopatia hipertensiva. A avaliação laboratorial mínima requer a realização de sumário de urina, hemograma, ureia, creatinina e eletrólitos, além de ECG, radiografia de tórax e TC para diagnóstico diferencial com outras condições. É necessário encaminhamento do paciente para UTI, e o tratamento deve ser imediato com anti-hipertensivos, com redução de, no máximo, 25% da pressão arterial em minutos a uma hora (reduções bruscas podem precipitar a isquemia de órgãos nobres).[34]

ENCEFALOPATIA HEPÁTICA

A encefalopatia hepática é uma entidade clínica que abrange variadas manifestações psiquiátricas e neurológicas. É definida por alteração do funcionamento do sistema nervoso central resultante de insuficiência hepática e/ou de um desvio da circulação portossistêmica. O quadro clínico inclui prejuízo em testes psicométricos ou neuropsicológicos, alterações no ciclo sono-vigília, mudanças na personalidade e no comportamento, dispraxia, hálito hepático, desorientação quanto a tempo e espaço, letargia, *flapping* e rebaixamento do NC. São fatores precipitantes condições que propiciem aumento e produção ou absorção de amônia, desidratação, hipovolemia, infecção, consumo de álcool e drogas.

O diagnóstico é clínico, sendo imprescindível a exclusão de outras condições médicas. A investigação inclui realização de TC de crânio e, conforme indicado, exame de imagem do abdome, eletrencefalograma e/ou liquor em busca dos diagnósticos diferenciais.

O tratamento consiste na correção dos fatores precipitantes e na administração de terapias específicas para encefalopatia hepática, como lactulose.[24]

UREMIA

A uremia pode ocorrer tanto no contexto de insuficiência renal aguda como na progressão da doença renal crônica.[24] Especialmente na lesão renal aguda, as complicações neurológicas aumentam muito a morbidade e a mortalidade dos pacientes acometidos.[35] Ela decorre da redução da taxa de filtração glomerular e/ou da redução do volume urinário. O paciente pode apresentar inapetência, náusea, vômitos, sinais de hipervolemia (aumento da PA, edema, dispneia, descompensação de insuficiência cardíaca), sangramentos, prurido e perda de massa muscular.

As principais manifestações neurológicas da uremia são asterixis, *delirium*, sonolência, tremores, agitação, torpor, convulsão e coma. A avaliação laboratorial do paciente pode revelar acidose, hipercalemia, hiponatremia, hipocalcemia, hipermagnesemia e hiperuricemia.[24] A exemplo de outras condições, a encefalopatia urêmica deixa de responder à diálise, e alguns pacientes podem experimentar piora ao realizar o procedimento. Antioxidantes e antagonistas de cisteinil-leucotrienos podem ser utilizados de forma adjuvante.[35]

INTOXICAÇÃO POR ÁLCOOL

A intoxicação por álcool pode se apresentar com náusea, vômitos, disartria, ataxia, agitação psicomotora, agressividade, hipoglicemia, hipotermia, rebaixamento de NC, depressão respiratória, arritmia cardíaca e instabilidade da PA. É fundamental afastar intoxicação concomitante por outras drogas.[24]

DISTÚRBIOS ENDÓCRINOS

HIPOTIREOIDISMO

A deficiência de iodo é a causa mais frequente de hipotireoidismo no mundo. Nos países com suficiência de iodo, a tireoidite de Hashimoto e o hipotireoidismo secundário à tireoidectomia são mais comuns. Outras causas de hipotireoidismo são uso de amiodarona e lítio, bem como doenças infiltrativas da tireoide. Esses pacientes podem apresentar astenia, apatia, pele seca, sensação de frio, alopecia, dificuldade de concentração e memória, constipação, ganho de peso, alterações do ciclo menstrual, parestesias e hiporreflexia. Casos mais graves podem cursar com psicose.

A investigação consiste na dosagem dos hormônios tireoidianos (TSH elevado e T4 livre baixo) e de autoanticorpos (anti-TPO).[24]

TIREOTOXICOSE

A tireotoxicose é o estado clínico resultante do excesso de hormônio tireoidiano, endógeno ou exógeno. O hipertireoidismo refere-se à tireotoxicose por excesso de função tireoidiana. As principais causas de tireotoxicose são doença de Graves (80% dos casos), bócio multinodular tóxico e adenoma tóxico. Outras causas incluem tumores produtores de hormônio tireoidiano, amiodarona, tireoidite e tireotoxicose factícia (ingestão de hormônio tireoidiano em excesso).

Clinicamente, esses pacientes podem se apresentar com disforia, irritabilidade, hiperatividade, palpitações, fadiga, fraqueza, perda de peso, aumento do apetite, diarreia, poliúria, oligomenorreia, perda de libido, tremores, hipertermia, retração palpebral, proptose, mixedema e ginecomastia. Tais pacientes também podem ter apresentações maniatiformes e psicose.

A investigação consiste na dosagem dos hormônios tireoidianos (TSH baixo, T4 livre elevado, T3 elevado em alguns casos).[24]

HIPOGLICEMIA

A hipoglicemia é a complicação clínica mais comum em diabéticos em tratamento, sendo mais frequente com uso de sulfonilureias e insulina. Essa condição é considerada urgência médica, pois, se não tratada, pode ser fatal, além de poder causar déficits neurológicos irreversíveis. É definida por níveis de glicemia menores que 70 mg/mL, no entanto os sintomas neuroglicopênicos em geral ocorrem em níveis inferiores a 54 mg/dL. Ela pode ocorrer também em decorrência de intoxicação exógena (principalmente com antidiabéticos e álcool), inanição, insulinoma e deficiências hormonais (hormônio do crescimento, cortisol).

O paciente pode apresentar palpitações, tremores, ansiedade, sudorese, parestesias, fome, tontura, desatenção, confusão, rebaixamento de NC, convulsão e, inclusive, evoluir para coma.[24,36]

HIPERGLICEMIA

A hiperglicemia é habitualmente assintomática. Costuma acontecer na vigência de DM mal controlado (diagnóstico prévio ou desconhecido), mas também pode ocorrer em resposta a estresse agudo (como infecção) ou medicamento (como corticoide), sendo de caráter transitório. A hiperglicemia de estresse está associada com maior mortalidade em pacientes críticos e prolongamento da internação.

As complicações mais graves da hiperglicemia são a cetoacidose diabética (CAD) e o estado hiperosmolar hiperglicêmico (EHH), com alta mortalidade se não tratadas. A primeira consiste na presença de glicemia > 250 mg/dL, pH arterial ≤ 7,3 e cetonúria. Já o EHH caracteriza-se por glicemia > 600 mg/dL, pH arterial > 7,3 e osmolaridade sérica efetiva > 320 mOsm/kg.

A CAD costuma ocorrer em DM tipo 1 (mas também ocorre em DM tipo 2), em pacientes mais jovens, sendo bastante frequente como sintoma de apresentação, enquanto o EHH em geral ocorre em pacientes mais velhos com DM tipo 2. Ambas as condições podem se apresentar com quadro progressivo de poliúria, polidipsia, perda de peso, desidratação, sonolência, podendo chegar a coma. Na CAD, também aparecem náusea, vômitos, dor abdominal e taquipneia (com a característica respiração de Kussmaul).

A intervenção deve ser precoce, e esses pacientes podem precisar de internação em UTI.[24,37]

DISTÚRBIOS HIDRELETROLÍTICOS

HIPONATREMIA

A hiponatremia é definida como a diminuição da concentração sérica de sódio ([Na] < 135 mEq/L). Trata-se do distúrbio hidreletrolítico mais prevalente em pacientes internados e está associada a aumento da mortalidade. São consideradas emergências os casos de instalação aguda (< 48 h) e graves

(< 125 mEq/L), mas a sua correção deve ser feita de maneira lenta e controlada, pois, se realizada de forma rápida, predispõe à mielinólise pontina central – complicação grave e não rara da substância branca comumente encontrada em etilistas e desnutridos.

Os sintomas de hiponatremia incluem náusea, vômitos, letargia, cefaleia e cãibras, sendo achados do exame neurológico o estado confusional, paraparesias, disartria, hiper ou hiporreflexia e resposta plantar extensora.

O clínico deve procurar remover a causa de base: reverter a hipovolemia, suspender o medicamento suspeito, interromper a ingestão excessiva de água, repor um hormônio que esteja deficitário (hipotireoidismo, insuficiência suprarrenal, hipopituitarismo) e adequar o tratamento à doença de base (ICC, cirrose).[38]

HIPERCALCEMIA

A hipercalcemia conceitualmente é estabelecida na vigência de um nível de cálcio maior que 11 mg/dL. Costuma ser assintomática até 12 mg/dL, mas podem ser encontrados sintomas gastrintestinais como náusea, vômitos, dor abdominal e constipação. Fadiga, letargia e fraqueza muscular também são apresentações possíveis. Com níveis acima de 16 mg/dL, pode haver psicose orgânica, alucinações, estupor e coma. O diagnóstico é confirmado pelo nível sérico de cálcio. No ECG, pode haver diminuição do intervalo QT.

O clínico deve lembrar que valores de albumina abaixo de 4 mg/dL são capazes de reduzir os níveis séricos totais de cálcio sem alterar o cálcio ionizado; por conseguinte, é imprescindível o cálculo ajustado para a albumina nesta condição. O hiperparatireoidismo e as malignidades associadas a esse quadro correspondem a até 80% dos casos. A despeito disso, outras causas merecem investigação, como as induzidas por fármacos (lítio, estrogênios, tiazídicos, vitamina D, andrógenos, vitamina A), imobilização, nutrição parenteral total, tireotoxicose e doença renal aguda e crônica. A terapia inicial consiste em hidratação vigorosa com solução cristaloide.[38]

HIPOCALCEMIA

A hipocalcemia é a diminuição do cálcio sérico para parâmetros menores que 8,5 mg/dL. Nos casos agudos, ocorrem sinais e sintomas diversos, como neuromusculares (tetania, mialgia, cãibras e disfagia), psiquiátricos (ansiedade, irritabilidade e *delirium*) e cardíacos (prolongamento do segmento ST, aumento do intervalo QT, ondas T invertidas e miocardiopatia potencialmente reversível).

Ao exame físico, observam-se os sinais de Trousseau – contração dos músculos faciais em resposta à percussão do nervo facial em seu ramo anterior próximo ao pavilhão auricular – e de Chvostek – espasmo carpopedal espontâneo ou após a indução de isquemia em um membro com esfigmomanômetro mostrando a hiperexcitabilidade neuronal. Apesar de mais raros, podem ser observados ainda laringospasmo, broncospasmo, convulsões e papiledema. Nos casos sintomáticos, usa-se gluconato de cálcio por via intravenosa.[38]

HIPOCALEMIA

A hipocalemia é definida como nível de potássio inferior a 3,5 mg/dL, sendo considerada o distúrbio hidreletrolítico mais encontrado na prática clínica. A apresentação clínica varia de acordo com os valores dos níveis séricos, sendo que níveis em torno de 2 mg/dL podem causar paralisia ascendente e insuficiência respiratória aguda. Deve-se solicitar de imediato ECG e afastar as possíveis causas, como: medicamentos, diarreia, vômitos, etc. O pronto tratamento com cloreto de potássio deve ser instituído ao serem identificados parâmetros entre 2,5 e 3,0 mg/dL, sendo a monitorização do nível sérico etapa importante pelo risco de gerar hipercalemia durante o processo.[38]

HIPERCALEMIA

A hipercalemia ocorre em 1,3% dos pacientes internados, sendo definida como potássio sérico acima de 6 mg/dL. Suas causas são variadas, desde condições clínicas diversas até efeitos de fármacos, devendo-se proceder à investigação diagnóstica de forma minuciosa. A sintomatologia costuma ser inespecífica e apresentar-se somente quando o valor de potássio está extremamente elevado, sendo descrita fadiga acentuada, espasmos musculares e, em casos extremos, arritmia cardíaca.

Diante da suspeita de hipercalemia, o médico deve iniciar a avaliação do contexto clínico, solicitar ECG e níveis séricos de potássio. Para instituir o tratamento, é indispensável o conhecimento da função renal do paciente: quando esta for normal, muitas vezes, apenas fármacos de translocação do potássio já são suficientes para restabelecer o equilíbrio. Quando há disfunção renal e o potássio estiver acima de 6,5 mg/dL, não se pode descartar nenhuma intervenção, podendo ser necessário até mesmo dialisar o paciente.[38]

REFERÊNCIAS

1. Bassan R, Pimenta L, Leães PE, Timerman A; Sociedade Brasileira de Cardiologia. I Diretriz de Dor Torácica na Sala de Emergência. Arq Bras Cardiol. 2002;79 Supl II:1.
2. Nicolau JC, Timerman A, Marin-Neto JA, Piegas LS, Barbosa CJDG, Franci A, et al. Diretrizes da Sociedade Brasileira de Cardiologia sobre angina instável e infarto agudo do miocárdio sem supradesnível de ST (II edição 2007) – Atualização 2013-2014. Arq Bras Cardiol. 2014;102(3) Supl 1:1-61.

3. Eder GL, Machado FD, Castro JC. Dor torácica na sala de emergência: abordagem inicial [Internet]. Biblioteca Virtual da Saúde; [2018] [capturado em 15 jul. 2019]. Disponível em: http://docs.bvsalud.org/biblioref/2018/04/882635/dor-toracica-na-sala-de-emergencia-avaliacao-inicial.pdf
4. Espírito Santo. Secretaria de Estado da Saúde. Abordagem aos pacientes com síndrome coronariana aguda: diretrizes clínicas [Internet]. Vitória: Secretária de Saúde do Estado; 2018 [capturado em 15 jul. 2019]. Disponível em: https://saude.es.gov.br/Media/sesa/Protocolo/Diretriz%20SCA-1.pdf
5. Piegas LS, Timerman A, Feitosa GS, Nicolau JC, Mattos LAP, Andrade MD, et al. V Diretriz da Sociedade Brasileira de Cardiologia sobre o tratamento do infarto agudo do miocárdio com supradesnível de ST. Arq Bras Cardiol. 2015;105(2):1-105.
6. Bandeira DS, Oliveira EA, Costa FL, Netto TM, Albuquerque LC. Dissecção aguda de aorta: diagnóstico e tratamento [Internet]. Biblioteca Virtual da Saúde; 2018 [capturado em 15 jul 2019]. Disponível em: http://docs.bvsalud.org/biblioref/2018/05/883455/disseccao-aortica--aguda-final_rev.pdf
7. Konstantinides SV, Torbicki A, Agnelli G, Danchin N, Fitzmaurice D, Galiè N, et al. Guidelines on the diagnosis and management of acute pulmonary embolism. Eur Heart J. 2015;36(39):2642.
8. Andrade Filho LO, Campos JRM, Haddad R. Pneumotórax. J Bras Pneumol. 2006;32 Supl 4:212-16.
9. Montera MW, Mesquita ET, Colafranceschi AS, Oliveira Junior AM, Rabischoffsky A, Ianni BM, et al. I Diretriz brasileira de miocardites e pericardites. Arq Bras Cardiol. 2013;100(4) Supl 1:1-36.
10. Corrêa RA, Costa AN, Lundgren F, Michelin L, Figueiredo MR, Holanda M, et al. Recomendações para o manejo de pneumonia adquirida na comunidade 2018. J Bras Pneumol. 2018;44(5): 405-24.
11. Barbosa AC, Silva AS, Cordeiro AA, Ribeiro BN, Pedra FR, Borges IN, et al. Diagnóstico diferencial da dor torácica: ênfase em causas não coronarianas. Rev Med Minas Gerais. 2010;20(2 Supl 1):S24-9.
12. American Thoracic Society. Dyspnea. Mechanisms, assessment, and management: a consensus statement. Am J Respir Crit Care Med. 1999;159(1):321-40.
13. Thomas P. "I can't breathe": assessment and emergency management of acute dyspnea. Aust Fam Physician. 2005;34(7):523-9.
14. Sociedade Brasileira de Pneumologia e Tisiologia. II Consenso brasileiro sobre doença pulmonar obstrutiva crônica. J Pneumol. 2004;30 Supl 5:1-52.
15. Global Iniciative for Chronic Obstructive Lung Disease. Global strategy for the diagnosis, management and prevention of chronic obstructive pulmonary disease (report 2018). GOLD; 2018 [capturado em 15 jul. 2019]. Disponível em: https://goldcopd.org/wp-content/uploads/2017/11/GOLD-2018-v6.0-FINAL-revised-20-Nov_WMS.pdf
16. IV Diretrizes Brasileiras para o Manejo da Asma. J Bras Pneumol. 2006;32 Suppl 7:S447-74.
17. Global Initiative for Asthma. Global Strategy for Asthma Management and Prevention, 2018 [Internet]. Gina; 2018 [capturado em 15 jul. 2019]. Disponível em: https://ginasthma.org/wp-content/uploads/2018/04/wms-GINA-2018-report-tracked_v1.3.pdf
18. Agnelli G, Becattini C. Acute pulmonary embolism. N Engl J Med. 2010;363(3):266-74.
19. Kearon C, Akl EA, Ornelas J, Blaivas A, Jimenez D, Bounameaux H, et al. Antithrombotic therapy for VTE disease. Chest. 2016;149(2):315-52.
20. Diretriz Brasileira de Insuficiência Cardíaca Crônica e Aguda. Arq Bras Cardiol. 2018;111(3): 436-539.
21. Sahasrabudhe TR. Psychogenic dyspnea. Med J DY Patil Univ. 2013;6:14-8.
22. Fleischer AB Jr, Gardner EF, Feldman SR. As principais queixas dos pacientes geralmente são específicas do sistema de um órgão. Am J Manag Care. 2001;7:299.

23. Martins HS, Brandão Neto RA, Scalabrini Neto A, Velasco IT. Emergências clínicas: abordagem prática. 10. ed. São Paulo: Barueri; 2015.
24. Kasper DL, Fauci AS, Hauser SL, Longo DL, Jameson JL. Medicina interna de Harrison. 19. ed. Porto Alegre: AMGH; 2017.
25. Townsed Jr CM, Beauchamp DR, Evers BM, Mattox KL. Sabiston textbook of surgery: the biological basis of modern surgical practice. 20th ed. Philadelphia: Elsevier; 2016.
26. Banks PA, Bollen TL, Dervenis C, Gooszen HG, Johnson CD, Sarr MG, et al. Classification of acutes pancreatitis 2012: revision of the Atlanta classification and definitions by international consensus. Gut. 2013;62(1):102-11.
27. Marsiciano E, Vuong GM, Prather CM. Gastrointenstinal causes of abdominal pain. Obstet Gynecol Clin North Am. 2014;41(3):465-89.
28. Bultitude M, Rees J. Management of renal colic. BMJ. 2012;345:e5499.
29. Crochet JR, Bastian LA, Chireau MV. Does this woman have an ectopic pregnancy?: the rational clinical examination systematic review. JAMA. 2013;309(16):1722-9.
30. American College of Surgeons Committee on Trauma. Advanced trauma life support – ATLS. 10th ed. Chicago: ACS; 2018 [capturado em 15 jul. 2019]. Disponível em: https://viaaerearcp.files.wordpress.com/2018/02/atls-2018.pdf
31. Rhodes A, Evans LE, Alhazzani W, Levy MM, Antonelli M, Ferrer R, et al. Surviving sepsis campaign: international guidelines for management of severe sepsis and septic shock: 2016. Intensive Care Med. 2017;43(3):304-77.
32. Martins SCO; Executive Committee from the Brazilian Stroke Society, The Scientific Department in Cerebrovascular Diseases of the Brazilian Academy of Neurology, et al. Diretrizes para o tratamento do acidente vascular cerebral isquêmico: parte II: tratamento do acidente vascular. Arq Neuro Psiquiatr. 2012;70(11):885-93.
33. Pontes-Neto OM, Oliveira-Filho J, Valiente R, Friedrich M, Pedreira B, Rodrigues BCB. Diretrizes para o manejo de pacientes com hemorragia intraparenquimatosa cerebral espontânea. Arq Neuro Psiquiatr. 2009;67(3b):940-50.
34. Gonzaga C. Encefalopatia hipertensiva. Fisiopatologia e abordagem terapêutica. Rev Bras Hipertens. 2014;21(3):148-51.
35. Scaini G, Ferreira GK, Streck EL. Mecanismos básicos da encefalopatia urêmica. Rev Bras Ter Intensiva. 2010;22(2):206-11.
36. American Diabetes Association. Standards in medical care in diabetes – 2019 abridged for primary care providers. Clin Diabetes. 2019;37(1):11-34.
37. Oliveira JEP, Montenegro Junior RM, Vencio S, organizadores. Diretrizes da Sociedade Brasileira de Diabetes 2017-2018. São Paulo: Clannad; 2017.
38. Dutra VF, Tallo FS, Rodrigues FT, Vendrame LS, Lopes RD, Lopes AC. Desequilíbrios hidroeletrolíticos na sala de emergência. Rev Bras Clin Med. 2012;10(5):410-9.

ASPECTOS ÉTICO-LEGAIS NAS EMERGÊNCIAS PSIQUIÁTRICAS

SERGIO TAMAI

3

CONCEITOS

O que caracteriza uma emergência médica é a necessidade de uma intervenção terapêutica imediata. Na psiquiatria, os quadros de alterações do estado mental se apresentam como um risco significativo, para o paciente ou para terceiros, tais como tentativas de suicídio, risco de suicídio ou de homicídio, abuso de substâncias psicoativas, risco de exposição social, automutilações, prejuízo da crítica, do juízo e incapacidade de autocuidados.

O psiquiatra que trabalha em serviços de emergência se defronta em sua prática clínica com variados problemas éticos e legais. Neste capítulo, são abordadas algumas das questões éticas mais comuns, além da regulamentação legal pertinente.

DIREITOS DOS MÉDICOS

Este tema é pouco abordado, embora seja relevante, principalmente quando se refere às condições de trabalho, muitas vezes desfavoráveis ao exercício ético e pleno da medicina. O Código de Ética Médica (CEM),[1] em seu capítulo segundo, estabelece em incisos o que é direito do médico:

> III – Apontar falhas em normas, contratos e práticas internas das instituições em que trabalhe quando as julgar indignas do exercício da profissão ou prejudiciais a si mesmo, ao paciente ou a terceiros, devendo comunicá-las ao Conselho Regional de Medicina de sua jurisdição e à Comissão de Ética da Instituição, quando houver.

Mais do que um direito, é dever do médico fiscalizar o exercício ético da medicina de qualidade na instituição onde trabalha.

> VIII – Decidir, em qualquer circunstância, levando em consideração sua experiência e capacidade profissional, o tempo a ser dedicado ao paciente sem permitir que o acúmulo de encargos ou de consultas venha a prejudicar seu trabalho.

Embora esses incisos tratem dos direitos do médico, em última instância, asseguram o melhor tratamento aos pacientes atendidos por ele.

SIGILO MÉDICO

Em função da psicopatologia, é frequente que o psiquiatra tenha de recorrer à ajuda de familiares ou acompanhantes do paciente para o levantamento de dados na anamnese e para o planejamento terapêutico. Para isso, a violação do sigilo médico pode ser necessária.

O CEM,[1] em seu Artigo 73, estabelece a regra geral da confidencialidade e indica suas exceções da seguinte forma: é vedado ao médico "Revelar fato de que tenha conhecimento em virtude do exercício de sua profissão, **salvo por motivo justo, dever legal ou consentimento**, por escrito, do paciente" (grifo do autor).

Nas 3 exceções previstas pelo CEM, não há dúvidas quanto aos casos em que o paciente autoriza a quebra do sigilo. Também nos casos de dever legal, há leis que a definem, como, por exemplo, nos casos de abuso de crianças e adolescentes ou de idosos. Em ambos os casos, por determinação expressa da legislação que protege essas populações vulneráveis, deve haver a comunicação das suspeitas de maus-tratos às autoridades competentes, independentemente do fato de o paciente ser a vítima ou o autor do abuso.

A maior dificuldade encontra-se na determinação do motivo justo para a quebra do sigilo médico, pois é necessário que se realize um juízo de valor prévio, subjetivo e influenciado pelas crenças e pelos princípios filosóficos, políticos e religiosos do indivíduo e que podem variar de pessoa a pessoa, levando a uma incerteza no julgamento de cada caso. Todavia, alguns critérios podem ser utilizados para estabelecer um grau de segurança na tomada de decisão. Tomando por base o princípio da beneficência, segundo o qual se deve ter em vista fazer o maior bem possível e evitar todo e qualquer mal ao paciente, é possível estabelecer os seguintes parâmetros para decidir quando se quebra ou se mantém o sigilo médico:

1. Se a manutenção do sigilo médico tiver um alto grau de probabilidade de levar a grave risco de dano irreparável ao paciente e/ou a terceiros.
2. Benefício real: a quebra da confidencialidade é efetiva em prevenir o dano e não apenas uma solução potencialmente eficaz.
3. A quebra do sigilo é o último recurso para evitar o dano ao paciente e/ou a terceiros.
4. O risco de dano deve ser grande e bem estabelecido.

O parágrafo único do Artigo 73 do CEM[1] estabelece que:

> **Parágrafo único.** Permanece essa proibição: a) mesmo que o fato seja de conhecimento público ou o paciente tenha falecido; b) quando de seu depoimento como testemunha (nessa hipótese, o médico comparecerá perante a autoridade e declarará seu impedimento); c) na investigação de suspeita de crime, o médico estará impedido de revelar segredo que possa expor o paciente a processo penal.

No caso de investigação criminal, embora o médico esteja impedido de quebrar o sigilo profissional, o CEM,[1] no Artigo 89, estabelece que o médico não pode "Liberar cópias do prontuário sob sua guarda **exceto para atender a ordem judicial ou para sua própria defesa**, assim como quando autorizado por escrito pelo paciente" (grifo do autor).

Na prática, a autoridade judicial pode acessar os registros do prontuário na investigação.

INTERNAÇÃO PSIQUIÁTRICA

Em serviços de emergência psiquiátrica, uma decisão frequente a ser tomada é a de internar o paciente para tratamento. É possível estabelecer quatro situações que justificam uma internação psiquiátrica, dependendo da gravidade e iminência do risco ao paciente e/ou a terceiros:

1. **Risco de autoagressão**: engloba o risco direto de suicídio, de automutilação, bem como o de o paciente se expor a acidentes ou sofrer agressões.

2. **Risco de heteroagressão**: a uma pessoa determinada ou generalizada.
3. **Risco de exposição social**: principalmente de natureza sexual, moral e financeira.
4. **Incapacidade grande para autocuidados**.

A Lei Federal 10.216, de 06 de abril de 2002,[2] mais tarde regulamentada pela Portaria Nº 2.391, de 26 de dezembro de 2002,[3] define 4 tipos de internação psiquiátrica:

- **Internação psiquiátrica voluntária**: aquela que se dá com o consentimento do paciente.
- **Internação psiquiátrica involuntária**: aquela que se dá sem o consentimento do usuário e a pedido de terceiro.
- **Internação psiquiátrica compulsória**: aquela determinada pela Justiça.
- **Internação psiquiátrica voluntária que se torna involuntária**.

INTERNAÇÃO PSIQUIÁTRICA VOLUNTÁRIA

Nesta modalidade de internação, a pessoa consente com a necessidade de internação. Ressalta-se que é importante avaliar se o paciente reúne condições de decidir pelo seu tratamento. Caso essa capacidade de decisão esteja comprometida, deve-se registrá-la como internação involuntária.

No caso da pessoa que se interna voluntariamente, ela deve assinar, no momento da admissão, um **termo de consentimento livre e esclarecido**, no qual consta que optou por esse regime de tratamento. Esse termo deve ficar arquivado no estabelecimento de saúde onde o paciente foi internado.

O término da internação voluntária pode se dar por solicitação escrita do paciente ou por determinação do médico assistente. Porém, é possível que o paciente solicite em algum momento a alta, e o médico não o julgue em condições de recebê-la. Nesse caso, pode o médico proceder à continuidade da internação na forma involuntária, seguindo os procedimentos descritos adiante.

INTERNAÇÃO PSIQUIÁTRICA INVOLUNTÁRIA

Nessa modalidade de internação, não há o consentimento do paciente e/ou ela ocorre a pedido de terceiro (com a confirmação da indicação técnica pelo médico assistente). Por terceiro, entenda-se familiar ou acompanhante. A internação psiquiátrica involuntária deverá, obrigatoriamente, no prazo de 72 horas, ser comunicada ao Ministério Público estadual pelo responsável técnico do estabelecimento onde tenha ocorrido, devendo esse mesmo procedimento ser adotado quando da respectiva alta.

No Artigo 31 da Resolução do Conselho Federal de Medicina (CFM) nº 2.057/2013,[4] consta que o paciente com doença mental só poderá ser internado involuntariamente, se, em função de sua doença, apresentar uma das seguintes condições, inclusive para aquelas situações definidas como emergência médica:

- I – Incapacidade grave de autocuidados.
- II – Risco de vida ou de prejuízos graves à saúde.
- III – Risco de autoagressão ou heteroagressão.
- IV – Risco de prejuízo moral ou patrimonial.
- V – Risco de agressão à ordem pública.

Na ausência de alguém que se responsabilize, o médico assina como o responsável pela internação.

O término da internação involuntária pode ocorrer por solicitação escrita do familiar, ou responsável legal, ou quando estabelecido pelo médico responsável pelo tratamento.

Caberá à instituição responsável pela internação involuntária a comunicação da alta hospitalar, na qual deverão constar, obrigatoriamente, as seguintes informações:

- Numeração da internação psiquiátrica involuntária.;
- Data.
- Condições da alta.
- Encaminhamento do paciente.

INTERNAÇÃO COMPULSÓRIA

A internação compulsória é aquela determinada pelo juiz competente. Essa modalidade de internação costuma ser confundida com a internação involuntária, contudo difere desta última por ser determinada judicialmente. Inclusive, é possível que uma internação compulsória seja voluntária. Neste caso, o paciente necessita e consente em ser internado, porém o seu convênio médico se recusa a fornecer e/ou custear uma vaga para internação, ou ainda o sistema público de saúde não disponibiliza a vaga, sendo necessária uma ordem judicial para efetivá-la. Esta situação configura uma **internação compulsória civil**.

Há também a **internação compulsória de natureza criminal**, quando o paciente comete um crime na vigência do transtorno mental. Esses pacientes são normalmente encaminhados aos hospitais de custódia, onde cumprem uma medida de segurança, sendo tratados e avaliados para determinar se houve ou não a cessação de sua periculosidade.

INTERNAÇÃO VOLUNTÁRIA QUE SE TORNA INVOLUNTÁRIA

Ocorre quando o paciente hospitalizado voluntariamente – e, portanto, com o direito de receber alta no momento em que a solicite – opõe-se a continuar hospitalizado. Entretanto, em face da presença dos riscos que autorizariam uma internação psiquiátrica involuntária, será mantido hospitalizado contra a sua vontade. Essa é uma ocorrência comum e está regulamentada pela Portaria GM/MS nº 2.391/02.[3] A comunicação deverá ser feita ao Ministério Público em até 72 horas após se caracterizar a involuntariedade da permanência do paciente no hospital.

Caso um paciente internado de forma compulsória ou involuntária necessite deixar o hospital por intercorrências clínicas graves ou acidentes, tais eventos devem ser comunicados pela direção do estabelecimento de saúde mental aos familiares, ou ao representante legal do paciente, bem como à autoridade sanitária responsável, no prazo máximo de 24 horas da data da ocorrência.

SITUAÇÕES POTENCIALMENTE CAUSADORAS DE DÚVIDAS DE NATUREZA ÉTICA OU LEGAL

PACIENTE E FAMILIARES NÃO ACEITAM A INDICAÇÃO DE INTERNAÇÃO

Uma situação frequente é aquela em que familiares são convencidos pelo paciente de que a internação é desnecessária e, dessa forma, eles passam a solicitar a alta do paciente. Se o médico discordar, deve documentar a decisão em prontuário. Caso os familiares não possam ser demovidos da ideia, deve-se notificar o Ministério Público acerca do ocorrido por meio da comunicação de alta. Algumas instituições preconizam a confecção de boletim de ocorrência policial nesses casos.

Essa medida, todavia, não livra o médico de ser responsabilizado por qualquer ato que o paciente venha a praticar em seguida, da mesma maneira que estará exposto a um processo. Se o paciente estiver em "iminente perigo de vida" e, por qualquer razão, não for possível a comunicação com o Ministério Público, a hospitalização deverá ser realizada, pois o médico estará ao abrigo do Artigo 31 do CEM,[1] que veda "Desrespeitar o direito do paciente ou de seu representante legal de decidir livremente sobre a execução de práticas diagnósticas ou terapêuticas, **salvo em caso de iminente risco de morte**" (grifo do autor).

EVASÃO DE PACIENTE

A evasão pode acontecer visto que os hospitais não são nem devem ser instituições completamente fechadas.

Uma vez ocorrida a evasão, os familiares devem ser comunicados o quanto antes, pois podem ser de grande valia para a localização do paciente, porque, em geral, ele retorna à sua casa ou a outros locais habituais. O tempo de espera para o paciente retornar pode variar de hospital para hospital, mas deve ser, no mínimo, de 24 horas.

A comunicação de fuga de paciente internado involuntariamente ao Ministério Público deverá se realizar apenas ao término do prazo de 24 horas.

PACIENTE DESACOMPANHADO

Nos casos em que o paciente chega desacompanhado ao serviço de emergência psiquiátrica e seja constatada a necessidade de internação, o médico deverá proceder à hospitalização e, a seguir, acionar o Serviço Social da instituição, a fim de localizar algum familiar ou responsável por ele. Contudo, se o paciente recusar a internação e apresentar riscos iminentes e graves para sua integridade física e/ou de terceiros, deverá ser realizado contato com o Ministério Público em busca de sua orientação. Deverá se proceder a um registro detalhado no prontuário médico acerca das providências adotadas.

RESTRIÇÃO FÍSICA E ISOLAMENTO

Frequentemente pacientes que estejam em quadro de agitação psicomotora requerem o uso de restrição física, que é o emprego de meios físicos externos que interferem na liberdade de movimentos corporais do paciente (ver Cap. 6, Contenção física), com a finalidade de impedir que ele pratique ato de hetero ou autoagressão, visando a sua proteção, a de outros pacientes e a da equipe médica.

O isolamento é a colocação de um paciente em uma sala especial com a finalidade de tratar e controlar as condições clínicas próprias de um estado de emergência com o objetivo de não disseminar quadros de agitação entre os demais pacientes, bem como servir de medida de proteção. O recinto de isolamento deve ser localizado próximo ao posto de enfermagem de forma que haja permanente monitoramento visual do paciente.

Os princípios da Organização das Nações Unidas (ONU), adotados pela Resolução CFM nº 1.407/ 94,[5] dispõem, em seu Princípio 11-11, que:[6]

> Não deverá se empregar a restrição física ou o isolamento involuntário de um usuário, exceto de acordo com os procedimentos oficialmente

aprovados, adotados pelo estabelecimento de saúde mental, e apenas quando for o único meio disponível de prevenir dano imediato ou iminente ao usuário e a outros. Mesmo assim, não deverá se prolongar além do período estritamente necessário a esse propósito. Todos os casos de restrição física ou isolamento involuntário, suas razões, sua natureza e extensão, deverão ser registrados no prontuário médico do usuário. O usuário que estiver restringido ou isolado deverá ser mantido em condições humanas e estar sob cuidados e supervisão imediata e regular dos membros qualificados da equipe. Em qualquer caso de restrição física ou isolamento involuntário relevante, o representante pessoal do usuário deverá ser prontamente notificado.

A Figura 3.1 apresenta um algoritmo para decisão sobre internação psiquiátrica.

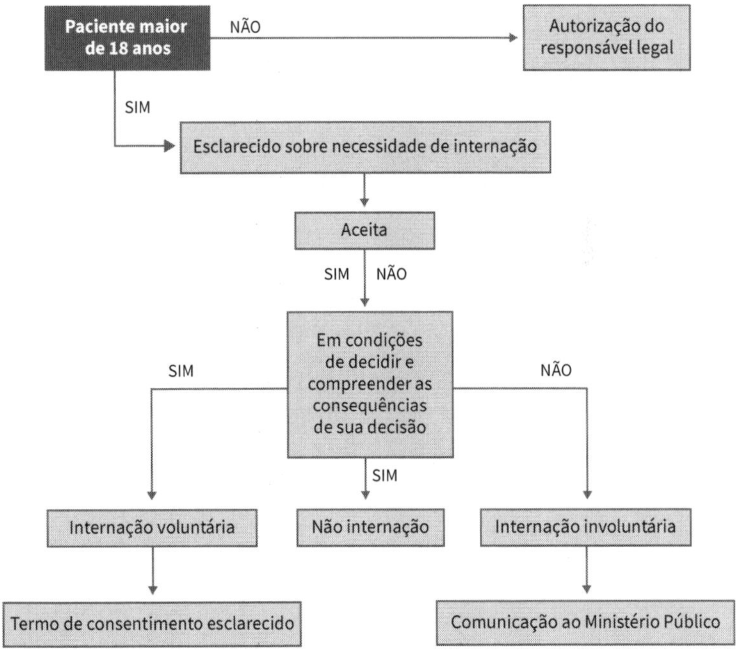

FIGURA 3.1
Algoritmo para decisão sobre internação psiquiátrica.

CONSIDERAÇÕES FINAIS

Foram abordadas neste capítulo situações frequentes no dia a dia do atendimento em serviços de emergência psiquiátrica que suscitam dúvidas éticas e/ou legais, sem a pretensão de esgotar todas elas ou propor condutas específicas para cada caso.

É necessário que o médico se mantenha atualizado sobre as questões ético-legais que orientam o exercício da medicina para proteger o paciente e a si mesmo de decisões equivocadas.

REFERÊNCIAS

1. Conselho Federal de Medicina (BR). Código de Ética Médica: Resolução CFM nº 2.217, de 27 de setembro de 2018, modificada pelas Resoluções CFM nº 2.222/2018 e 2.226/2019 [Internet]. Brasília, DF: CFM; 2019 [capturado em 01 jul 2019]. Disponível em: http://portal.cfm.org.br/images/PDF/cem2019.pdf
2. Brasil. Lei nº 10.216, de 6 de abril de 2001. Dispõe sobre a proteção e os direitos das pessoas portadoras de transtornos mentais e redireciona o modelo assistencial em saúde mental [Internet]. Brasília, DF; 2001 [capturado em 01 jul 2019]. Disponível em: http://www.planalto.gov.br/ccivil_03/leis/leis_2001/l10216.htm
3. Brasil. Portaria n.º 2391/GM/MS, 26 de dezembro de 2002. Regulamenta o controle das internações psiquiátricas involuntárias (IPI) e voluntárias (IPV) de acordo com o disposto na Lei 10.216, de 6 de abril de 2002, e os procedimentos de notificação da Comunicação das IPI e IPV ao Ministério Público pelos estabelecimentos de saúde, integrantes ou não do SUS [Internet]. Brasília, DF: Ministério da Saúde; 2002 [capturado em 01 jul 2019]. Disponível em: http://pfdc.pgr.mpf.mp.br/atuacao-e-conteudos-de-apoio/legislacao/saude-mental/portarias/portaria-gm-ms-2391-2002
4. Conselho Federal de Medicina (BR). Resolução CFM nº 2.057/2013. Consolida as diversas resoluções da área da Psiquiatria e reitera os princípios universais de proteção ao ser humano, à defesa do ato médico privativo de psiquiatras e aos critérios mínimos de segurança para os estabelecimentos hospitalares ou de assistência psiquiátrica de quaisquer naturezas, definindo também o modelo de anamnese e roteiro pericial em psiquiatria [Internet]. Brasília, DF: CFM; 2013 [capturado em 01 jul 2019]. Disponível em: http://www.portalmedico.org.br/resolucoes/CFM/2013/2057_2013.pdf
5. Conselho Federal de Medicina (BR). Resolução CFM nº 1407/1994. Adota os "Princípios para a Proteção de Pessoas Acometidas de Transtorno Mental e para a Melhoria da Assistência a Saúde Mental", aprovados pela Assembléia Geral das Nações Unidas em 17.12.91 [Internet]. Brasília, DF: CFM; 1994 [capturado em 01 jul 2019]. Disponível em: http://www.portalmedico.org.br/resolucoes/cfm/1994/1407_1994.htm
6. United Nations. General Assembly. A/RES/46/119. The protection of persosn with mental illness and the improvement of mental health care [Internet]. New York; 1991 [capturado em 01 jul 2019]. Disponível em: https://www.un.org/documents/ga/res/46/a46r119.htm

DELIRIUM

4

ANA TERESA CALIMAN-FONTES
TÁSSIA NERY FAUSTINO
LORENA DE ALMEIDA AZI
MARIANA VIEIRA FERNÁNDEZ ECHEGARAY
DIMITRI GUSMÃO FLÔRES
LUCAS QUARANTINI

Delirium pode ser definido como estado confusional agudo, sendo uma alteração bastante frequente na prática médica e talvez uma das condições psiquiátricas mais antigas já descritas, reconhecida desde a Antiguidade. Existem várias entidades retratadas na medicina grega e romana que se assemelham ao *delirium*, e o termo, embora com significado diferente, já é utilizado há cerca de 2.000 anos.

No século XVIII, o francês Peter Chaslin usou pela primeira vez um único termo, *confusion mentale primitive*, para descrever diversas doenças somáticas que cursavam com transtorno mental agudo. No século seguinte, o psiquiatra alemão Karl Bonhoeffer introduziu o conceito de não especificidade das reações e causoLu uma pequena revolução na psiquiatria, postulando que o cérebro reage a diferentes estímulos externos (infecção, intoxicação exógena, síndromes de abstinência, etc.) com apresentações sindrômicas semelhantes, mais relacionadas com características constitucionais do indivíduo, como idade e comorbidades.

Em 1980, todo o conhecimento acumulado sobre o *delirium* foi agrupado pelo americano Zbigniew J. Lipowski, que apresentou o conceito moderno de *delirium* e sugeriu que esse termo não fosse somente utilizado para o transtorno por abstinência, mas também para todas as outras condições somáticas que cursavam com estado confusional agudo.[1]

A fisiopatologia do *delirium* envolve, marcadamente, uma resposta cerebral anormal a um distúrbio orgânico agudo.[2] Contudo, ainda é considerado por muitos profissionais da saúde uma síndrome obscura, desconhecida, que faz parte da evolução natural do adoecimento de pacientes idosos,[1,2] não sendo considerada uma urgência ou emergência. Um estudo recente demonstrou que até 60% dos casos de *delirium* não são corretamente diagnosticados em unidades hospitalares.[4]

Acreditava-se que o *delirium* compreendesse um quadro reversível, sem futuras sequelas ou repercussões no prognóstico do paciente.[3] Todavia, evidências crescentes revelam sua associação com desfechos clínicos negativos, como aumento do tempo de internação hospitalar, mortalidade e risco de quedas, além de acarretar, em longo prazo, déficit funcional persistente, declínio cognitivo e necessidade de internação em casas de repouso.[5-8]

Estima-se que, nos Estados Unidos, o *delirium* seja responsável por um acréscimo nos custos de tratamento de cerca de 60 mil dólares ao ano por paciente, o que resulta em um aumento presumido de sobrecarga econômica de 38 a 152 bilhões de dólares anualmente.[9] A prevenção e o tratamento correto do *delirium* não somente trazem impacto para o prognóstico do paciente, mas também representam a base das estratégias de redução de custos para os sistemas de saúde.

O objetivo deste capítulo é apresentar de forma prática e concisa as abordagens diagnósticas e terapêuticas disponíveis na literatura médica recente sobre o *delirium* e que possam ser utilizadas para essa urgência/emergência psiquiátrica.

CONCEITOS

Delirium pode ser definido como uma síndrome neurocognitiva marcada pela alteração da consciência (obnubilação, redução da clareza quanto ao ambiente) e da atenção (redução da capacidade de direcionar, focalizar, manter ou deslocar a atenção), acompanhada de déficit cognitivo (como déficit de memória, desorientação, perturbação da linguagem, da capacidade visuoespacial ou da percepção) que não pode ser explicado por um quadro demencial preexistente. Entre as perturbações perceptivas que podem ocorrer no contexto de *delirium*, destaca-se a ocorrência de interpretações errôneas, ilusões ou alucinações, com frequência visuais. É importante, portanto, no diagnóstico de transtornos psicóticos, sempre descartar a possibilidade de ocorrência dessas alterações exclusivamente em um contexto de *delirium*.[10]

O *delirium* desenvolve-se em curto período de tempo, e a intensidade dos sintomas tende a flutuar durante o dia, com piora ao entardecer e à noite, quando diminuem os estímulos externos de orientação.[10-13] A definição oficial de *delirium* no *Manual diagnóstico e estatístico de transtornos mentais*, 5ª edição (DSM-5) está incluída na categoria de transtornos neurocognitivos,[10] em que o déficit clínico primário é na cognição, representando uma condição adquirida de declínio em relação a um nível de funcionamento anterior. O Quadro 4.1

traz os critérios para esse diagnóstico. Termos equivalentes a *delirium*, ainda utilizados, incluem "estado confusional agudo", "confusão aguda" e "encefalopatia aguda".[14]

As diretrizes diagnósticas atuais concordam quanto à definição geral da síndrome, porém há alguns pontos controversos. Não é consenso, por exemplo, a inclusão nos critérios diagnósticos de outros sintomas frequentes, como alterações do ciclo sono-vigília, perturbações psicomotoras, alterações do humor e ansiedade.[12,13] O *delirium* é dividido, de acordo com o comportamento psicomotor, em 3 subtipos:[10,15]

- ***Delirium* hiperativo**: caracterizado por agitação, inquietação, aumento excessivo ou inadequação da atividade motora ao contexto.
- ***Delirium* hipoativo**: caracterizado por diminuição da atividade psicomotora e do discurso, além de apatia; o paciente parece ausente ou distante do ambiente. É o tipo mais comum de *delirium*, porém o mais negligenciado quanto ao diagnóstico, o que acarreta pior prognóstico.[16]
- ***Delirium* misto**: caracterizado por um nível normal de atividade psicomotora ou quando o paciente oscila entre os espectros hiper e hipoativo.

Considerando o tempo de surgimento da síndrome, denomina-se *delirium* prevalente aquele diagnosticado na admissão;[11] *delirium* incidente, aquele que se desenvolve após a admissão hospitalar;[11] *delirium* agudo, aquele com duração de horas a dias,[10] e *delirium* persistente, aquele cujos sintomas persistem por semanas ou meses.[10] A maioria dos episódios de *delirium* tem uma duração

Quadro 4.1
CRITÉRIOS DIAGNÓSTICOS PARA *DELIRIUM* DE ACORDO COM O DSM-5

A. Perturbação da atenção e da consciência.
B. A perturbação desenvolve-se em um período breve de tempo (normalmente de horas a poucos dias), representa uma mudança da atenção e consciência basais e tende a oscilar quanto à gravidade ao longo de um dia.
C. Perturbação adicional na cognição (déficit de memória, desorientação, linguagem, capacidade visuoespacial ou percepção).
D. As perturbações dos critérios "a" e "c" não são mais bem explicadas por outro transtorno neurocognitivo e não ocorrem no contexto de um nível gravemente diminuído de estimulação, como no coma.
E. Há evidências a partir da história, exame físico ou achados laboratoriais de que a perturbação é uma consequência fisiológica direta de outra condição médica, intoxicação ou abstinência de substância, de exposição a uma toxina ou de que ela se deva a múltiplas etiologias.

Fonte: American Psychiatric Association.[10]

de poucos dias, mas, em cerca de 20% dos casos, os sintomas podem persistir por semanas ou meses.[17]

EPIDEMIOLOGIA

Estima-se uma frequência de *delirium* entre 10 e 30% nos pacientes idosos admitidos em unidades de emergência,[18] e uma incidência de *delirium* entre 29 e 31% nos idosos internados em unidades hospitalares.[19]

A etiologia do *delirium* é multifatorial, e seus fatores de risco podem ser classificados em fatores de vulnerabilidade e fatores precipitantes. Entre os **fatores de vulnerabilidade**, destaca-se a demência, cuja gravidade está associada a um acréscimo significativo de risco. Uma revisão sistemática evidenciou que a prevalência de *delirium* sobreposto à demência em idosos, tanto no cenário hospitalar quanto na comunidade, varia entre 22 e 89%.[20] Outros fatores de vulnerabilidade são baixo nível de escolaridade, idade avançada, presença de muitas comorbidades, deficiência visual, história de abuso de álcool, depressão, desnutrição e uso abusivo de opioides ou benzodiazepínicos.[19]

Entre os **fatores precipitantes**, destacam-se as infecções, especialmente infecção urinária e respiratória. O *delirium* pode ser desencadeado por iatrogenia, como imobilização e contenção física, uso de cateter vesical e polifarmácia. Muitas classes de medicamentos costumam ser associadas ao *delirium*, mas ainda não há fortes evidências para algumas dessas associações.[19,21]

Uma revisão sistemática evidenciou que benzodiazepínicos, opioides (em especial meperidina), di-hidropiridinas e anti-histamínicos podem aumentar o risco da doença.[22] Apesar da presença de diversos relatos de caso e estudos associando uso de anticolinérgicos com maior risco em pacientes hospitalizados e maior gravidade de *delirium*,[21] essas substâncias não apresentaram associação com desenvolvimento da doença em pacientes idosos portadores de déficit cognitivo, de acordo com recente estudo prospectivo.[23] Diante dessas controvérsias, a maior parte dos geriatras e psiquiatras prefere não utilizar tais medicamentos quando há outras opções possíveis.

Outros fatores que podem desencadear o *delirium* são mostrados no Quadro 4.2. Alguns pacientes podem apresentar múltiplos fatores precipitantes, e, algumas vezes, nenhum fator precipitante pode ser encontrado.[19]

AVALIAÇÃO DO PACIENTE

A avaliação do paciente com *delirium* baseia-se inicialmente no reconhecimento da síndrome, seguido da busca pelo evento subjacente que pode tê-la desencadeado.

Quadro 4.2
FATORES PRECIPITANTES DE *DELIRIUM*

Sistêmicos: infecção/sepse, trauma, controle inadequado da dor, desidratação, hipo ou hipertermia.
Sistema nervoso central: meningite/encefalite, acidente vascular cerebral, hemorragia intraparenquimatosa, hemorragia subaracnóidea, hematoma subdural/epidural.
Medicamentos e drogas: mudança de medicação, drogas de uso recreativo, abstinência.
Metabólicos: encefalopatia de Wernicke, insuficiência hepática ou renal, hipo ou hipernatremia, hipo ou hipercalcemia, hipo ou hiperglicemia, disfunção tireoidiana.
Cardiopulmonares: infarto agudo do miocárdio, insuficiência cardíaca congestiva, hipoxemia, hipercarbia, encefalopatia hipertensiva, choque.
Iatrogênicos: imobilização, cirurgia, cateter urinário, contenção física.

Fonte: Han e Wilber.[21]

DIAGNÓSTICO

Embora o *delirium* não apresente características patognomônicas ou exclusivas, alguns aspectos da síndrome, somados ao padrão de evolução do quadro e a aspectos próprios do paciente, como fatores de risco, tornam o diagnóstico mais fácil.

O início agudo do quadro e a flutuação da intensidade dos sinais e sintomas são bastante específicos do *delirium*. O transtorno pode iniciar em horas ou dias, e os sintomas podem variar em minutos ou horas. A variação dos sintomas pode não ser perceptível em uma única avaliação pontual do paciente, sendo fundamental entrevistar outros informantes ou consultar dados de prontuário. O paciente em *delirium* geralmente se apresenta distraído ou desconectado do ambiente durante a avaliação. Esse comportamento é consequência do comprometimento da atenção, a qual pode ser testada de diversas formas, por exemplo, solicitando que o paciente conte de 20 a 1 ou recite os dias da semana de trás para frente. É importante lembrar que a atenção está sempre comprometida no paciente com *delirium*. Portanto, paciente atento é paciente sem *delirium*.

Além disso, a cognição está prejudicada, culminando em dificuldade de abstração, de compreensão e em pensamento ilógico. O nível de consciência é variável, porém, por ser necessário um nível de excitação mínimo para resposta ao estímulo verbal, o *delirium* não deve ser diagnosticado em pacientes em coma. A agitação ou a sonolência podem dificultar a conversação com o paciente, e alguns autores consideram que a ausência de flutuação deve indicar a possibilidade de outro diagnóstico. Distúrbios de sono e vigília são muito frequentes, mas não são necessários para o diagnóstico, podendo variar desde fragmentação do sono a inversão do ciclo.[10,24]

Alterações psicomotoras são muito comuns no *delirium*, sendo fundamentais para a classificação nos subtipos. Os sintomas psicomotores da doença são bastante heterogêneos e repercutem na sua identificação, assim como no seu diagnóstico diferencial. Em geral, o *delirium* pode ser classificado a partir da avaliação da quantidade e velocidade das atividades motoras. Enquanto o *delirium* hiperativo chama a atenção dos profissionais e é reconhecido com facilidade, o *delirium* hipoativo pode não ser identificado ou erroneamente diagnosticado como depressão.

A associação entre *delirium* e demência merece destaque, não apenas por ser um fator de risco para o desenvolvimento de *delirium*, mas também pela elevada frequência de sobreposição entre as 2 condições. A diferenciação entre as 2 síndromes deve considerar principalmente o tempo e a evolução dos sintomas, uma vez que o *delirium* costuma apresentar início agudo e flutuação dos sintomas.[24,25] Com frequência, o *delirium* pode representar o prenúncio de um quadro demencial, evoluindo para déficit cognitivo persistente.[25]

Hoje, há vários instrumentos específicos, como escalas e modelos de entrevista semiestruturada, disponíveis para o diagnóstico de *delirium*. Infelizmente, muitos deles ainda não apresentam versão validada para o português, e outros foram desenhados para utilização específica por alguns profissionais, em especial a equipe de enfermagem, fugindo do objetivo deste livro.

O Confusion Assessment Method (CAM), desenvolvido por Inouye e colaboradores em 1990,[26] é um instrumento para o diagnóstico de *delirium* baseado nos critérios da terceira edição do *Manual diagnóstico e estatístico de transtornos mentais* (DSM-III). Ele já foi validado em 10 idiomas e submetido a diferentes adaptações, como o CAM-ICU, para a utilização em unidades de terapia intensiva, e o CAM-ED, para uso em unidades de emergência. Estima-se que o CAM apresente sensibilidade de 94% e especificidade de 89%. Em resumo, trata-se de um instrumento que avalia 9 aspectos do *delirium*: início abrupto, alteração da atenção, pensamento desorganizado, alteração do nível de consciência, desorientação, prejuízo da memória, distúrbio da percepção, agitação ou retardo psicomotor e alteração do ciclo sono-vigília.

O diagnóstico de *delirium* pelo CAM exige a presença de início agudo e distúrbio da atenção associados a alteração do nível de consciência ou pensamento desorganizado. Para a aplicação do instrumento, é necessário treinamento prévio, e o manual para treinamento em inglês pode ser encontrado na internet.[27] Sobre a viabilidade do treinamento, um estudo realizado no Reino Unido mostrou que um treinamento padronizado em 3 etapas (teórico-práticas) foi suficiente para assegurar uma boa avaliação de *delirium*.[28] No momento, estão disponíveis as versões validadas do CAM[29] e CAM-ICU[30] para o português, sendo que esta última pode ser aplicada em pacientes sedados e/ou sob ventilação mecânica. O Quadro 4.3 apresenta a versão em português do instrumento.

Quadro 4.3
VERSÃO EM PORTUGUÊS DO CONFUSION ASSESSMENT METHOD (CAM)

1. **Início agudo**
   Há evidência de mudança aguda do estado mental de base do paciente?
2. **Distúrbio da atenção**
   2A. O paciente teve dificuldade em focalizar sua atenção? Por exemplo, distraiu-se facilmente ou teve dificuldade em acompanhar o que estava sendo dito?
   - Ausente em todo o momento da entrevista
   - Presente em algum momento da entrevista, porém de forma leve
   - Presente em algum momento da entrevista, de forma marcante
   - Incerto

   2B. Se presente ou anormal, esse comportamento variou durante a entrevista, isto é, tendeu a surgir e desaparecer ou a aumentar e diminuir de gravidade?
   - Sim
   - Não
   - Incerto
   - Não aplicável

   2C. Se presente ou anormal, descreva o comportamento
3. **Pensamento desorganizado**
   O pensamento do paciente era desorganizado ou incoerente, com conversação dispersiva ou irrelevante, fluxo de ideias pouco claro ou ilógico ou mudança imprevisível de assunto?
4. **Alteração do nível de consciência**
   Em geral, como você classificaria o nível de consciência do paciente?
   - Alerta (normal)
   - Vigilante (hiperalerta, hipersensível a estímulos ambientais, assustando-se facilmente)
   - Letárgico (sonolento, facilmente acordável)
   - Estupor (dificuldade para despertar)
   - Coma
   - Incerto
5. **Desorientação**
   O paciente ficou desorientado durante a entrevista, pensando, por exemplo, que estava em outro lugar que não o hospital, que estava no leito errado, ou tendo noção errada da hora do dia?
6. **Distúrbio (prejuízo) da memória**
   O paciente apresentou problemas de memória durante a entrevista, como incapacidade de se lembrar de eventos do hospital ou dificuldade para se lembrar de instruções?
7. **Distúrbios de percepção**
   O paciente apresentou sinais de distúrbios de percepção, como alucinações, ilusões ou interpretações errôneas (pensando que algum objeto fixo se movimentava)?

Continua ▶

Quadro 4.3 *Continuação*
VERSÃO EM PORTUGUÊS DO CONFUSION ASSESSMENT METHOD (CAM)

8. **Agitação psicomotora**
   Parte 1 - Durante a entrevista, o paciente apresentou aumento anormal da atividade motora, como agitação e tamborilar com os dedos, ou mudança súbita e frequente de posição?

   Retardo psicomotor

   Parte 2 - Durante a entrevista, o paciente apresentou diminuição anormal da atividade motora, como letargia, olhar fixo no vazio, permanência na mesma posição por longo tempo ou lentidão exagerada de movimentos?
9. **Alteração do ciclo sono-vigília**
   O paciente apresentou sinais de alteração do ciclo sono-vigília, como sonolência diurna excessiva e insônia noturna?

Fonte: Fabbri e colaboradores.[29]

Em 2011, foi desenvolvido um instrumento de aplicação breve (< 2 min) e que requer menor treinamento, visando a redução do subdiagnóstico dessa síndrome. O teste dos 4 A's (*4 A's test*) foi desenvolvido no Reino Unido e validado por diversos estudos para uso em ambientes hospitalares para detecção de *delirium*, mesmo por não especialistas, consistindo nos seguintes itens:[31-32]

1. ***Alertness* (nível de alerta)**: observar o paciente, julgando se ele está alerta, sonolento ou, inversamente, agitado/hiperativo.
2. ***Abbreviated mental test 4* (teste mental abreviado)**: pergunta-se ao paciente sua idade, data de nascimento, local (nome do hospital ou edifício) e ano.
3. ***Attention* (atenção)**: solicita-se ao paciente que diga os nomes dos meses na ordem inversa, a partir de dezembro.
4. ***Acute change or fluctuating course* (alteração aguda ou curso flutuante)**: rastreia-se alteração no nível de alerta, cognição e outras funções mentais, iniciada dentro de 2 semanas e perceptível nas últimas 24 horas.

INVESTIGAÇÃO ETIOLÓGICA

Muitas condições médicas podem desencadear o *delirium*, especialmente em pacientes suscetíveis, e o reconhecimento delas é fundamental para o manejo adequado.

Com frequência, pode ser difícil obter informações sobre a história clínica do paciente. Nessas situações, a entrevista de familiares e cuidadores é crucial para a elucidação diagnóstica. A realização do interrogatório sintomatológico pode trazer pistas essenciais para o esclarecimento diagnóstico, como febre e convulsões. Destaca-se a importância de se fazer um inventário dos medicamentos utilizados, com doses e tempos de uso, bem como modificação recente na prescrição ou possibilidade de *overdose* acidental ou intencional. O emprego de outras substâncias, como álcool, também deve ser investigado.[21]

O exame físico pode trazer dados fundamentais para a identificação do fator causal do *delirium*. O exame segmentar completo pode ser difícil no paciente muito agitado ou não colaborativo, mas informações relevantes, como dados vitais, lesões de pele ou grau de hidratação, podem ser avaliadas mesmo sem a colaboração do paciente. O Quadro 4.4 resume os achados do exame segmentar que podem auxiliar na investigação.

Exames laboratoriais costumam auxiliar no diagnóstico da doença de base. Alguns exames simples e de baixo custo, como hemograma e dosagem

Quadro 4.4
ACHADOS DO EXAME SEGMENTAR QUE PODEM AUXILIAR NA INVESTIGAÇÃO ETIOLÓGICA DO *DELIRIUM*

Cabeça: sinais de trauma podem indicar lesão parenquimatosa.

Neurológico: déficit neurológico focal ou lateralização podem indicar insulto no sistema nervoso central. Marcha atáxica pode estar presente na encefalopatia de Wernicke ou na *overdose* de medicamentos.

Pupilas: pupilas fixas ou dilatadas podem representar lesão intracraniana ou hipertensão intracraniana. Miose pode indicar toxicidade por opioides, e midríase pode indicar toxicidade por anticolinérgicos.

Fundoscopia: papiledema pode indicar hipertensão intracraniana. Hemorragia sub-hialóidea é sugestiva de hemorragia subaracnóidea.

Movimentação extraocular: oftalmoplegia pode ser encontrada na encefalopatia de Wernicke e na hipertensão intracraniana. Nistagmo pode estar presente em intoxicação por álcool ou drogas.

Pescoço: aumento da tireoide pode estar relacionado com hiper ou hipotireoidismo. Rigidez nucal aumenta a possibilidade de meningite ou hemorragia subaracnóidea.

Pulmões: a ausculta de estertores pode indicar pneumonia ou edema pulmonar.

Coração: novos sopros podem indicar endocardite infecciosa, especialmente no paciente febril.

Abdome: dor à palpação pode indicar uma emergência cirúrgica, como apendicite ou diverticulite.

Pele: pode haver sinais de infecção, úlceras de decúbito, petéquias ou estigmas de insuficiência hepática.

Reto e ânus: pode haver abscesso perirretal ou perianal. O toque retal pode evidenciar sangramentos, sobretudo em pacientes com insuficiência hepática.

Fonte: Han e Wilber.[21]

de ureia, creatinina, glicemia e eletrólitos séricos, podem ser solicitados rotineiramente, pois podem também ser necessários para o manejo adequado. Os sintomas e sinais presentes podem orientar a realização de outros exames complementares mais específicos.

É prudente, por exemplo, realizar gasometria arterial em pacientes com dispneia, bem como punção lombar no paciente febril com rigidez nucal e sem déficits neurológicos focais. A história clínica e os fatores de risco também podem indicar a solicitação de exames mais específicos. A radiografia de tórax e o exame de elementos anormais do sedimento, igualmente, podem contribuir muito com o diagnóstico, uma vez que, como já referido, pneumonia e infecção do trato urinário são importantes causas de *delirium* em pacientes idosos. Não há estudos que evidenciem o benefício da realização rotineira de tomografia de crânio, mas o exame é útil nos casos com déficit neurológico focal, alteração do nível de consciência, uso de terapia anticoagulante, história de queda ou sinais de trauma do crânio.[14,21] Atualmente, há estudos de neuroimagem em andamento com o intuito de esclarecer a fisiopatologia do *delirium*, sendo avaliadas, por exemplo, alterações estruturais que possam predizer sua ocorrência, além de detectar consequências em longo prazo.[33]

MANEJO

Em geral, a principal medida para o manejo adequado do *delirium* é a correção, eliminação ou tratamento do fator precipitante da síndrome, de modo que a resolução do quadro dependerá fundamentalmente da investigação etiológica. Apesar disso, é possível que uma doença de base seja o fator precipitante, e, mesmo após sua estabilização, o paciente continue apresentando *delirium*.

Enquanto não é possível identificar o fator precipitante, ou quando o tratamento adequado não oferece melhora imediata do quadro, algumas medidas farmacológicas e não farmacológicas podem ser aplicadas. O ideal é sempre recorrer inicialmente às medidas não farmacológicas (Quadro 4.5), que têm caráter mais preventivo, mas podem ser eficazes no manejo ou na redução da duração e gravidade do *delirium*. Quando estas forem esgotadas, deve-se recorrer ao tratamento medicamentoso. Contudo, ao adicionar mais uma substância, deve-se ponderar se haverá benefícios, em especial nos pacientes em uso de múltiplos medicamentos, nos quais a probabilidade de efeitos colaterais é maior.

Resultados de um estudo com pacientes internados em unidade de terapia intensiva mostraram que manter visitas estendidas ou visitas em horários flexíveis reduziu significativamente a incidência e a duração do *delirium*.[34-36] Sendo assim, verifica-se que essa medida poderá ser implementada em outros

Quadro 4.5
MEDIDAS PARA A PREVENÇÃO DE *DELIRIUM*

- Fornecimento de óculos e aparelhos auditivos para os pacientes que necessitem
- Reorientação periódica
- Estimulação cognitiva
- Promoção do sono
- Mobilização precoce
- Controle da dor
- Prevenção, identificação precoce e tratamento de complicações pós-operatórias
- Manutenção de boa hidratação e nutrição
- Regulação da diurese e das evacuações
- Administração de oxigênio suplementar, quando necessário
- Revisão das medicações em uso
- Evitação da contenção física

Fonte: Elaborado com base em Scottish Intercollegiate Guidelines Network[14] e Siddiqi e colaboradores.[37]

setores do hospital, incluindo o departamento de emergência. No entanto, vale ressaltar que a flexibilização do horário de visita pode estar associada a maior *burnout* entre os profissionais de saúde.[36]

O maior desafio para a equipe que assiste esses pacientes é o manejo das situações de agitação do *delirium* hiperativo. Nesses casos, a imobilização ou contenção física configuram-se como mecanismos eficazes para garantia da segurança do paciente (ver Cap. 6, Contenção física); contudo, recomenda-se que sejam utilizadas como último recurso, uma vez que estão associadas ao desenvolvimento e ao aumento da gravidade do *delirium*.[34,38] Portanto, é necessária a avaliação diária da necessidade de manutenção da contenção física. Este certamente é um dos pontos mais difíceis do manejo não farmacológico desses pacientes, em especial para a equipe de enfermagem, que realiza um cuidado longitudinal. Algumas unidades já adotam protocolos nos quais a imobilização do paciente nunca deve ser feita. Flaherty e Little[39] empregaram uma abordagem denominada T-A-DA (do inglês *Tolerate, Anticipate, Don't Agitate*), que consiste nas seguintes condutas:

- ***Tolerate***: compreende uma conduta mais tolerante da equipe para com o paciente diante de situações como retirada de acessos venosos ou tentativa de levantar-se, por exemplo. Os autores argumentam que, diante dessas situações, a primeira resposta dos profissionais seja inibir essas ações com o objetivo de evitar dano ao paciente. Nesses casos, os profissionais podem permitir que ele responda de forma natural à situação, sob vigilância contínua, de modo a garantir ao paciente a sensação de controle. Essa conduta pode, ainda, oferecer pistas à equipe sobre o que incomoda o paciente no momento. Evidentemente, é preciso ponderar quais comportamentos são tolerados, e cada situação deve ser individualizada.

- ***Anticipate***: é possível antecipar o comportamento desses pacientes diante de algumas situações, de modo que a equipe possa evitá-las ou preparar-se para elas.
- ***Don't agitate***: há diversos eventos que podem funcionar como "agitadores" desses pacientes, sendo prudente evitá-los.

Ainda não há estudos que avaliem a eficácia e a efetividade dessa estratégia. Por isso, sua aplicação deve se basear principalmente na experiência da equipe.

Recomenda-se que o tratamento farmacológico seja utilizado nos pacientes agitados que representam risco para si ou para outros, após tentativa do uso de medidas não farmacológicas, sempre tentando usar a menor dose possível.[40] Uma revisão sistemática que avaliou 13 estudos sobre diferentes intervenções farmacológicas para o tratamento do *delirium* concluiu que não há indicativos da eficácia de inibidores da acetilcolinesterase ou de procolinérgicos, assim como não há diferença de eficácia entre os antipsicóticos de primeira e segunda geração no tratamento do *delirium*.[40] Outra revisão sistemática avaliou 3 estudos e demonstrou que não há distinção entre a eficácia do haloperidol em baixas doses (< 3 mg/dia) e da risperidona ou olanzapina.[41] Além disso, o haloperidol em baixas doses não apresentou maior incidência de efeitos adversos quando comparado com a olanzapina.[41] A Figura 4.1 apresenta um algoritmo para definição e manejo do quadro de *delirium*.

Os benzodiazepínicos devem ser evitados no tratamento de *delirium*, pois apresentam efeitos colaterais que podem piorar o quadro confusional, além de aumentarem as chances de desenvolvimento dele. No entanto, devem ser utilizados em situações específicas, como abstinência alcoólica e manejo agudo de crise epiléptica.[32,40] É importante frisar, ainda, que há poucos estudos avaliando o tratamento da agitação ou do comportamento combativo presentes no *delirium* hiperativo, e muitos dos inclusos nessas revisões testaram a eficácia de tais substâncias em situações específicas, como *delirium* pós-operatório e em populações especiais, como idosos ou pacientes internados em unidades de terapia intensiva. Portanto, é preciso cuidado na generalização desses resultados.

Apesar dos resultados conflitantes e da limitada evidência disponível na literatura, o haloperidol em baixas doses (0,25-1 mg) parece ser a melhor opção, uma vez que pode ser administrado por via oral, intramuscular ou intravenosa e não apresenta efeito anticolinérgico. É preciso cautela ao uti-

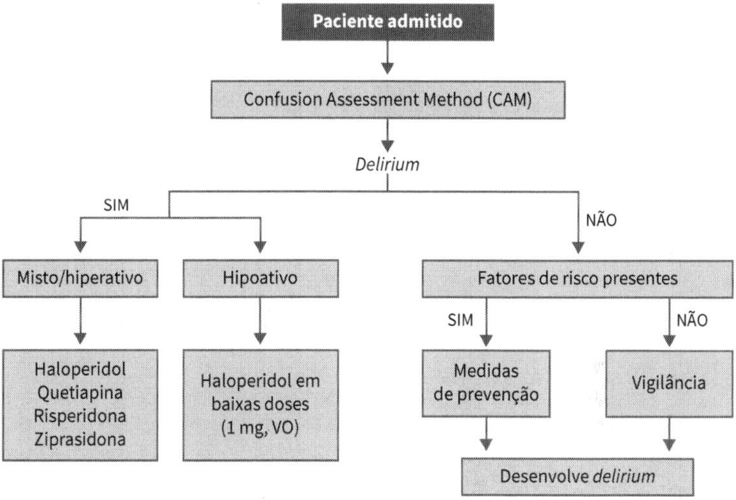

FIGURA 4.1
Algoritmo para definição e manejo de quadro de *delirium*.

lizá-lo, especialmente na forma intravenosa, devido ao risco de *torsades de pointes* e prolongamento do intervalo QT, sendo recomendada a realização de eletrocardiograma antes de seu uso, além de evitar o haloperidol, caso o QTc seja maior que 500 milissegundos. Os antipsicóticos devem ser evitados em pacientes com demência por corpos de Lewy e doença de Parkinson devido ao maior risco de sintomas extrapiramidais provocado por esses medicamentos.[21] Caso tenham seu uso iniciado, é importante revisar diariamente a necessidade de manutenção dos antipsicóticos, cessando-os o mais cedo possível, em geral dentro de 1 a 2 dias. Para pacientes em *delirium* hiperativo sob ventilação mecânica, a dexmedetomidina parece reduzir a incidência da disfunção e o tempo de internação.[22]

REFERÊNCIAS

1. Deksnyte A, Aranauskas R, Budrys V, Kasiulevicius V, Sapoka V. Delirium: its historical evolution and current interpretation. Eur J Intern Med. 2012;23(6):483-6.
2. Maclullich AM, Anand A, Davis DH, Jackson T, Barugh AJ, Hall RJ, et al. New horizons in the pathogenesis, assessment and management of delirium. Age Ageing. 2013;42(6):667-74.
3. Leslie DL, Inouye SK. The importance of delirium: economic and societal costs. J Am Geriatr Soc. 2011;59 Suppl 2:S241-3.

4. de la Cruz M, Fan J, Yennu S, Tanco K, Shin S, Wu J, et al. The frequency of missed delirium in patients referred to palliative care in comprehensive cancer center. Support Care Cancer. 2015;23(8):2427-33.
5. Leslie DL, Zhang Y, Holford TR, Bogardus ST, Leo-Summers LS, Inouye SK. Premature death associated with delirium at 1-year follow-up. Arch Intern Med. 2005;165(14):1657-62.
6. Inouye SK, Rushing JT, Foreman MD, Palmer RM, Pompei P. Does delirium contribute to poor hospital outcomes? A three-site epidemiologic study. J Gen Intern Med. 1998;13(4):234-42.
7. Setters B, Solberg LM. Delirium. Prim Care. 2017;44(3):541-59.
8. Van den Boogaard M, Schoonhoven L, van der Hoeven LG, van Achterberg T, Pickkers P. Incidence and short-term consequences of delirium in critically ill patients: a prospective observational cohort study. Int J Nurs Stud. 2012;49(7):775-83.
9. Leslie DL, Marcantonio ER, Zhang Y, Leo-Summers L, Inouye SK. One-year health care costs associated with delirium in the elderly population. Arch Intern Med. 2008;168(1):27-32.
10. American Psychiatric Association. Manual diagnóstico e estatístico de transtornos mentais: DSM-5. 5. ed. Porto Alegre: Artmed; 2014.
11. Morandi A, Pandharipande P, Trabucchi M, Rozzini R, Mistraletti G, Trompeo AC, et al. Understanding international differences in terminology for delirium and other types of acute brain dysfunction in critically ill patients. Intensive Care Med. 2008;34(10):1907-15.
12. World Health Organization. The ICD-10 classification of mental and behavioural disorders: diagnostic criteria for research. Geneva: WHO; 1993.
13. American Psychiatric Association. Diagnostic and statistical manual of mental disorders: DSM-IV. 4th ed. Washington: APA; 1994.
14. Scottish Intercollegiate Guidelines Network. Risk reduction and management of delirium [Internet]. Edinburgh: SIGN; 2019 [capturado em 06 jul 2019]. Publication nº 157. Disponível em: https://www.sign.ac.uk/assets/sign157.pdf
15. Meagher D. Motor subtypes of delirium: past, present and future. Int Rev Psychiatry. 2009;21(1):59-73.
16. Kiely DK, Jones RN, Bergmann MA, Marcantonio ER. Association between psychomotor activity delirium subtypes and mortality among newly admitted post-acute facility patients. J Gerontol A Biol Sci Med Sci. 2007;62(2):174-9.
17. Cole MG. Persistent delirium in older hospital patients. Curr Opin Psychiatry 2010;23(3):250-4.
18. Jackson TA, MacLullich AM, Gladman JR, Lord JM, Sheehan B. Undiagnosed long-term cognitive impairment in acutely hospitalised older medical patients with delirium: a prospective cohort study. Age Ageing. 2016;45(4):493-99.
19. Vasilevskis EE, Han JH, Hughes CG, Ely EW. Epidemiology and risk factors for delirium across hospital settings. Best Pract Res Clin Anaesthesiol. 2012;26(3):277-87.
20. Fick DM, Agostini JV, Inouye SK. Delirium superimposed on dementia: a systematic review. J Am Geriatr Soc. 2002;50(10):1723-32.
21. Han JH, Wilber ST. Altered mental status in older patients in the emergency department. Clin Geriatr Med. 2013;29(1):101-36.
22. Clegg A, Young JB. Which medications to avoid in people at risk of delirium: a systematic review. Age Ageing. 2011;40(1):23-9.
23. Campbell N, Perkins A, Hui S, Khan B, Boustani M. Association between prescribing of anticholinergic medications and incident delirium: a cohort study. J Am Geriatr Soc. 2011;59 Suppl 2:S277-81.
24. Hall RJ, Meagher DJ, MacLullich AM. Delirium detection and monitoring outside the ICU. Best Pract Res Clin Anaesthesiol. 2012;26(3):367-83.
25. Davis DH, Muniz Terrera G, Keage H, Rahkonen T, Oinas M, Matthews FE, et al. Delirium is a strong risk factor for dementia in the oldest-old: a population-based cohort study. Brain. 2012;135(Pt 9):2809-16.

26. Inouye SK, van Dyck CH, Alessi CA, Balkin S, Siegal AP, Horwitz RI. Clarifying confusion: the confusion assessment method. A new method for detection of delirium. Ann Intern Med. 1990;113(12):941-8.
27. Wei LA, Fearing MA, Sternberg EJ, Inouye SK. The Confusion Assessment Method: a systematic review of current usage. J Am Geriatr Soc. 2008;56(5):823-30.
28. Nassa Junior AP, Besen BAMP, Robinson CC, Falavigna M, Teixeira C, Rosa RG. Flexible versus restrictive visiting policies in ICUs: a systematic review and meta-analysis. Crit Care Med. 2018;46(7):1175-80.
29. Fabbri RM, Moreira MA, Garrido R, Almeida OP. Validity and reliability of the Portuguese version of the Confusion Assessment Method (CAM) for the detection of delirium in the elderly. Arq Neuropsiquiatr. 2001;59(2-A):175-9.
30. Gusmao-Flores D, Salluh JI, Dal-Pizzol F, Ritter C, Tomasi CD, Lima MA, et al. The validity and reliability of the Portuguese versions of three tools used to diagnose delirium in critically ill patients. Clinics (Sao Paulo). 2011;66(11):1917-22.
31. Bellelli G, Morandi A, Davis DH, Mazzola P, Turco R, Gentile S, et al. Validation of the 4AT, a new instrument for rapid delirium screening: a study in 234 hospitalised older people. Age Ageing. 2014;43(4):496-502.
32. De J, Wand AP, Smerdely PI, Hunt GE. Validating the 4A's test in screening for delirium in a culturally diverse geriatric inpatient population. Int J Geriatr Psychiatry. 2017;32(12):1322-9.
33. Rosa RG, Tonietto TF, da Silva DB, Gutierres FA, Ascoli AM, Madeira LC. Effectiveness and safety of an extended ICU visitation model for delirium prevention: a before and after study. Crit Care Med. 2017;45(10):1660-7.
34. Mehta S, Cook D, Devlin JW, Skrobik Y, Meade M, Fergusson D, et al. Prevalence, risk factors, and outcomes of delirium in mechanically ventilated adults. Crit Care Med. 2015;43(3):557-66.
35. Nitchingham A, Kumar V, Shenkin S, Ferguson KJ, Caplan GA. A systematic review of neuroimaging in delirium: predictors, correlates and consequences. Int J Geriatr Psychiatry. 2018;33(11):1458-78.
36. Westphal GA, Moerschberger MS, Vollmann DA, Inácio AC, Machado MC, Sperotto G, et al. Effect of a 24-h extended visiting policy on delirium in critically ill patients. Intensive Care Med. 2018;44(6):968-70.
37. Siddiqi N, Harrison JK, Clegg A, Teale EA, Young J, Taylor J, et al. Interventions for preventing delirium in hospitalised non-ICU patients. Cochrane Database Syst Rev. 2016(3):CD005563.
38. Inouye SK, Charpentier PA. Precipitating factors for delirium in hospitalized elderly persons. Predictive model and interrelationship with baseline vulnerability. JAMA. 1996;275(11):852-7.
39. Flaherty JH, Little MO. Matching the environment to patients with delirium: lessons learned from the delirium room, a restraint-free environment for older hospitalized adults with delirium. J Am Geriatr Soc. 2011;59 Suppl 2:S295-300.
40. National Institute for Health and Clinical Excellence. Delirium: diagnosis, prevention, and management [Internet]. London: NICE; 2010 [capturado em 06 jul 2019]. Disponível em: https://www.nice.org.uk/guidance/cg103.
41. Campbell N, Boustani MA, Ayub A, Fox GC, Munger SL, Ott C, et al. Pharmacological management of delirium in hospitalized adults: a systematic evidence review. J Gen Intern Med. 2009;24(7):848-53.

AGRESSIVIDADE E AGITAÇÃO PSICOMOTORA

LEONARDO BALDAÇARA

5

A agitação pode ser definida como um estado de atividade psicomotora excessiva sem necessariamente ter um propósito, podendo ser acompanhado por inquietação, aumento da atividade cognitiva, irritabilidade e até agressividade.[1,2] Trata-se de uma das complicações mais comuns das doenças mentais, sendo que a conduta e o treinamento adequados permitem melhor prognóstico e previnem complicações. Além disso, a correta abordagem da agitação pode, inclusive, diminuir o tempo de crise do paciente, assim como sua permanência em um pronto-socorro ou hospital.[1,3] Reconhecer rapidamente a situação, manejar o ambiente, promover postura profissional adequada, realizar diagnóstico diferencial prontamente e intervir de forma apropriada são medidas cruciais para reverter esses estados.[1,3]

CONCEITOS

- **Agitação psicomotora** é todo estado de aumento de atividade, com ou sem propósito, e de diversas gravidades.
- **Agressividade** é o aumento da atividade motora com o intuito de causar dano a algo (objeto ou pessoa).
- **Manejo não medicamentoso** é qualquer medida que vise a acalmar o paciente sem o uso de medicações, como abordagem verbal e contenção física.
- **Manejo medicamentoso** é a utilização de medicações psicotrópicas para reduzir seu estado de agitação ou agressividade.

- **Tranquilização rápida** consiste no manejo medicamentoso cujo princípio é acalmar o paciente sem sedá-lo excessivamente, com menores doses possíveis e com poucos ou sem efeitos colaterais.
- **Contenção física** é a medida não medicamentosa utilizada para proteger o paciente por meio de dispositivos colocados sobre seu corpo visando a limitar seus movimentos.

EPIDEMIOLOGIA

A agitação é responsável por 2,6 a 52% de todas as emergências psiquiátricas no mundo[3-10] e 23,6 a 23,9% das emergências psiquiátricas no Brasil.[3,11,12]

As suas principais causas são:[3,13]

- **Condições físicas**: trauma craniano, infecções, encefalopatias, exposição a toxinas, distúrbios metabólicos, hipóxia, doença tireoidiana, convulsão, níveis tóxicos de medicações.
- **Intoxicação ou abstinência de drogas**.
- **Doenças mentais**: transtornos psicóticos, mania, estado misto do humor, depressão agitada, transtorno da personalidade, agitação reativa à situação, autismo.

AVALIAÇÃO DO PACIENTE

A avaliação do paciente em agitação deve ser realizada pela história colhida diretamente com ele, se possível, e com os seus acompanhantes. Visto que nem sempre há como prolongar a avaliação, sugere-se o uso de 4 perguntas básicas:[1,3]

1. O que está acontecendo?
2. Por quanto tempo?
3. Por que hoje?
4. Quais são as hipóteses diagnósticas plausíveis ou os diagnósticos temporários?

Se possível, também é essencial realizar o exame físico e a coleta de exames vitais. Caso não seja viável inicialmente, essa medida precisa ser providenciada o quanto antes.

Existem fatores aos quais todo psiquiatra deve estar atento, pois indicam a possibilidade de doença física como causa da agitação:[3,13,14]

- Sintomas novos em pacientes com idade superior a 45 anos.
- Alterações de sinais vitais.

- Sinais neurológicos.
- Evidência de trauma craniano.
- Intoxicação ou abstinência por substância.
- Doença física prévia.
- Rebaixamento da consciência e desatenção.
- Alucinações visuais.
- Tentativa de suicídio.
- Sudorese, tremor e palidez.
- Cefaleia intensa.
- Rigidez muscular ou fraqueza acentuada.
- Perda de peso involuntária.
- Crise convulsiva.
- Dispneia.
- Amnésia.
- Psicose de início recente.

É importante salientar que nada adiantará, se, no manejo da agitação, não forem abordados os fenômenos-gatilho que, em geral, desencadeiam direta ou indiretamente os episódios de agitação e/ou agressividade:[1,3,13]

- **Doença mental**: esquizofrenia, estado de mania ou estado misto no transtorno bipolar, depressão agitada, ansiedade, transtorno da personalidade, transtorno reativo ou adaptativo, autismo.[1]
- **Não concordância com o diagnóstico ou com a terapêutica**: diagnóstico recente, baixa adesão, dificuldade em compreender o diagnóstico.[1]
- **Doenças físicas**: traumatismo craniano, acidente vascular cerebral, infecções (encefalites), doenças renais, doenças hepáticas, doenças metabólicas, doenças cardíacas, hipóxia, crise convulsiva, doenças endócrinas.[1]
- **Dor**: principalmente quando não valorizada ou não abordada de maneira adequada.[1]
- **Medicações**: doses elevadas, abstinência.[1]
- **Intoxicação ou abstinência**: álcool, cocaína e derivados, inalantes, drogas sintéticas, cetamina.[1]
- **Fatores psicológicos**: sensação de estar sendo humilhado, de estar sendo ignorado, de estar sendo ameaçado ou de estar perdendo o controle pessoal.[1]
- **Estados fisiológicos**: fome, sede, sono, sonolência.[1]

O estado de agitação e agressividade também pode ser quantificado por escalas para fins de determinação de sua gravidade e também para acompanhamento da conduta. Nas Diretrizes Brasileiras de Manejo da Agitação

Psicomotora,[3] há algumas sugestões. São citadas aqui apenas as escalas validadas para a língua portuguesa: BrØset Violence Checklist (BVC),[15] Historical Clinical Risk Management-20 (HCR-20),[16] Richmond Agitation-Sedation Scale (RASS)[17] e Sedation-Agitation Scale.[17] Entretanto, há 3 que são muito específicas para agitação e podem ser utilizadas por profissionais que dominem a língua inglesa: Overt Aggression Scale (OAS),[18] em conjunto com a Overt Agitation Severity Scale (OASS)[19] e a Behavioral Activity Rating Scale (BARS).[20]

MANEJO

O manejo do paciente em agitação psicomotora está resumido no algoritmo apresentado na Figura 5.1. Basicamente, as medidas devem seguir os passos descritos a seguir.[3]

1. **Observar o que está acontecendo e garantir a segurança do paciente, da equipe e das pessoas que estão ao redor**. Grande parte dos casos de agitação pode ser resolvida com medidas simples, como escuta do paciente, respeito a demandas simples (sede, fome, medo) e negociação. Diante de um caso de agitação com possibilidade de evolução para agressividade, todos devem se afastar e aproximar-se de forma gradativa, conforme possível.

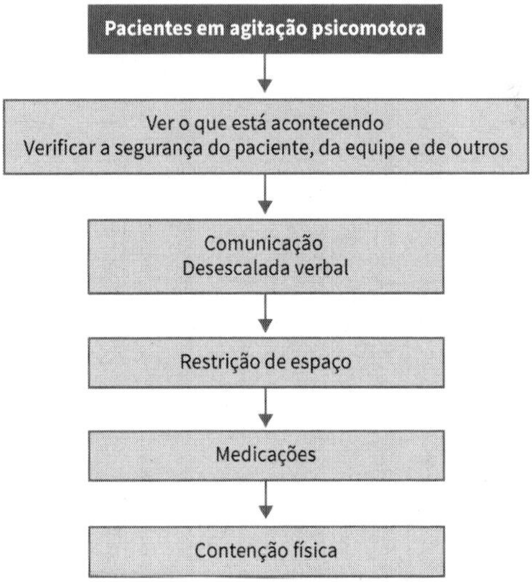

FIGURA 5.1
Algoritmo para manejo do paciente em agitação psicomotora.

É de extrema importância tomar medidas quanto ao ambiente, como não ficar em local fechado com paciente potencialmente agressivo, utilizar na abordagem locais mais amplos, deixar o paciente visível para a equipe, não permanecer em locais onde há objetos que possam bloquear o caminho (devido ao maior risco de quedas) ou ser usados como armas.

Outra medida importante é evitar permanecer sozinho com pacientes agitados e que possam evoluir para agressividade. Na impossibilidade de estar acompanhado, deve-se atendê-lo com a porta aberta, ficando o profissional mais próximo da saída do que o paciente.

2. **Estabelecer uma via de comunicação**. Sempre deve-se tentar, como medida principal, a escuta ativa e a negociação. Hoje, pode ser utilizada a chamada técnica de desescalada verbal, que se trata de um conjunto de princípios para o estabelecimento de uma comunicação efetiva para pacientes agitados e potencialmente agressivos.[3,21]

As principais medidas incluem: 1) respeitar o paciente e seu espaço pessoal; 2) não ser provocativo; 3) estabelecer contato verbal; 4) ser conciso; 5) identificar desejos e sentimentos; 6) ouvir atentamente o que o paciente está dizendo; 7) concordar ou concordar em discordar; 8) ter regras e limites claros; 9) oferecer opções e otimismo; e 10) questionar, ouvir e avaliar o paciente e a equipe.[3,13,21]

3. **Restrição de espaço**. Essa medida pode ser executada retirando-se o paciente de um ambiente movimentado e levando-o para outro mais calmo e privado, a fim de evitar que outras pessoas se assustem, que o paciente modifique seu comportamento em prol de uma suposta plateia e que se possa conversar em um local silencioso.[1,3]

Caso essa medida falhe, opta-se pela medida medicamentosa. Quando todas falharem, está indicada uma conduta que também faz parte das medidas não medicamentosas: a contenção ou restrição física, abordada em mais detalhes no Capítulo 6, Contenção física.

4. **Manejo medicamentoso**. Uma vez que as demais medidas falharam, opta-se pelo uso de medicações, antes ou depois de se tentar a contenção física. Esse procedimento deve seguir os princípios da tranquilização rápida: não medicar em excesso, monitorar o paciente após medicar, não manter contenção física por longos períodos, não respeitar o início das medicações, não hidratar e evitar ao máximo medicações por via intravenosa.[3,22,23] Em outras palavras, o objetivo é deixar o paciente tranquilo, e não sedado excessivamente. Para tal, é necessário que se utilizem medicações com evidência científica comprovada. Na sequência, são discutidas brevemente as principais delas.[1,3,24]

Em primeiro lugar, deve-se priorizar a via oral. Entretanto, isso requer a aceitação do paciente e exige capacidade de deglutição preservada, sendo que, para a maioria das medicações, espera-se um efeito dentro de, no mínimo, 1 hora (outras, até mais).[1,3] Não sendo possível a via oral, opta-se pela via parenteral, das quais a intramuscular é a recomendada. Tal via apresenta efeitos colaterais mais potentes, demanda monitoração mais cuidadosa, mas tem início de efeito em aproximadamente 30 minutos para a maioria das medicações.[1,3]

A via intravenosa deve ser evitada. Apesar de haver evidência científica para algumas medicações por essa via, o risco de efeitos colaterais é grande, sendo que para executá-la é necessário estar em ambiente com suporte de ressuscitação apropriado, além de se conhecer bem o estado físico do paciente. Portanto, tal via deve ser desencorajada.[1,3,24]

ANTIPSICÓTICOS TÍPICOS

Os antipsicóticos típicos têm como efeito principal bloquear os receptores D2 da dopamina e causam, em curto prazo, apatia, redução da iniciativa, diminuição das respostas emocionais e sedação, podendo esse efeito se acumular com o uso contínuo. Cada medicação pode apresentar ação em outros receptores, como M1 (muscarínicos), α_1-adrenérgicos e H1 (histaminérgicos).[1] São classificados de acordo com sua estrutura molecular e também conforme sua potência comparada à clorpromazina.[1] Quanto maior a potência, maior o risco de efeito colateral extrapiramidal. São efeitos indesejados:

- **Extrapiramidais**: acatisia, distonia aguda, parkinsonismo, tremores, discinesia tardia, síndrome neuroléptica maligna.[1]
- **Cardiovasculares**: hipotensão (em especial postural), hipertensão, arritmias cardíacas, taquicardia, morte súbita.[1]
- **Hepáticos**: hepatotoxicidade, icterícia.
- **Outros**: sedação, insônia, agitação, boca seca, cãibras, cefaleia, constipação, diminuição do limiar convulsivo (aumento do risco de convulsão), desatenção, diarreia, diminuição da libido, impotência, galactorreia, ginecomastia, hipo e hiperglicemia, retenção urinária, tonturas, vômitos, secreção inapropriada de hormônio antidiurético, retinopatia pigmentar, fotossensibilidade, *rash* cutâneo.[1,24]

Na emergência, os seguintes neurolépticos podem ser utilizados:

- **Haloperidol**: antipsicótico de alta potência do grupo das butirofenonas (2 mg de haloperidol equivalem a 100 mg de clorpromazina). Apresenta menor risco de causar sedação ou hipotensão, podendo ser administrado por vias oral e intramuscular.[1] Não é recomendado por via intravascular, pois intensifica seus efeitos colaterais e aumenta o risco de morte súbita.[1] Tem meia-vida de cerca de 24 horas e atinge seu platô com o uso contínuo no período de 3 a 5 dias. Por via oral, seu pico de concentração plasmática ocorre 1 a 4 horas após a ingestão e 30 minutos após a administração intramuscular.[1,24] Por via oral, tem início de efeito lento, não sendo recomendado para casos agudos de agitação,[1] mas é relativamente seguro em idosos e gestantes, sendo portanto uma opção na abordagem de agitação leve a moderada no *delirium* ou em casos de pacientes com comorbidades clínicas. Por via intramuscular, é uma das medicações mais seguras e eficazes, inclusive para pacientes intoxicados (devendo ser administrado com cautela).[1,24]

- **Droperidol**: pertence ao grupo das butirofenonas. Está disponível para uso parenteral. Possui início de ação de 3 a 10 minutos após injeção intramuscular e pico de 30 minutos, com efeito de 2 a 4 horas.[1,24] A dose habitual é de 2,5 a 5 mg por via intramuscular.[1] Apresenta bloqueio dopaminérgico e α_1-adrenérgico e colinérgico. É mais sedativo do que o haloperidol.[1,24]
- **Clorpromazina**: é um antipsicótico de média potência da classe das fenotiazinas.[1] Apresenta antagonismo dos receptores de dopamina, além de efeitos muscarínicos, histamínicos, noradrenérgicos e serotoninérgicos.[1] Devido ao forte efeito antagonista α_1-adrenérgico, causa hipotensão ortostática, taquicardia reflexa, sedação e sonolência.[1] Seu efeito nos receptores colinérgicos também é potente.[1] Portanto, pode ter reações adversas e efeitos colaterais cardiovasculares, incluindo arritmias e morte súbita, convulsões, piora do glaucoma, íleo paralítico e *delirium*. As informações na literatura sobre sua segurança e eficácia na agitação psicomotora são escassas, de modo que a clorpromazina não é uma medicação recomendada de primeira linha, principalmente para casos cujo histórico é obscuro e em pacientes intoxicados. Tem formulações de comprimidos, solução oral e parenteral. Seu pico ocorre de 1 a 4 horas por via oral e 30 minutos por via intramuscular.[1] Não há evidência científica que sustente a segurança e eficácia da clorpromazina na agitação psicomotora. Além disso, trata-se de uma medicação perigosa para pacientes com doenças físicas. Uma vez que muitos desses pacientes têm seu histórico desconhecido, tal medicação deve ser evitada.[24]
- **Levomepromazina**: antipsicótico de baixa potência da classe das fenotiazinas. Possui as mesmas características da clorpromazina. Está disponível por via oral em comprimidos ou solução, mas não há evidência científica para seu uso. Sua eficácia foi comprovada por via parenteral, mas não está disponível no Brasil.[24]

Outros antipsicóticos não têm evidências científicas que sustentem seus usos na tranquilização rápida.

ANTIPSICÓTICOS ATÍPICOS

O que caracteriza os antipsicóticos considerados atípicos é a capacidade de promover a ação antipsicótica em doses que não produzam, de modo significativo, sintomas extrapiramidais, devido a efeito nos receptores 5HT2A.[1] Apresentam perfis diversos e também atuam em diversas modalidades de receptores dopaminérgicos, muscarínicos, adrenérgicos, histamínicos e serotoninérgicos. Também proporcionam melhora dos sintomas cognitivos e negativos.[1]

Os efeitos colaterais são os mesmos dos antipsicóticos típicos. Embora a taxa seja menor, podem causar efeitos extrapiramidais. Também estão associados a efeitos cardíacos, em especial prolongamento do intervalo QT.[1] Seus efeitos colaterais metabólicos são pronunciados e devem ser monitorados nos casos de uso contínuo.[1]

- **Aripiprazol**: antipsicótico da classe diclorofenilpiperazina. Está disponível na forma de comprimidos de 10, 15, 20 e 30 mg. Tem pico plasmático de 3 a 5 horas, e a sua estabilidade é alcançada em 14 dias e metabólito ativo (desidroaripiprazol) com meia-vida de 75 a 94 horas.[1,24] Possui eficácia para uso por via parenteral, mas não está disponível no Brasil.[1,24]
- **Asenapina**: novo antipsicótico antagonista de vários receptores dopaminérgicos (D2, D3 e D4), serotoninérgicos (5HT2A, 5HT2B, 5HT2C, 5HT6 e 5HT7) e α-adrenérgicos (α_1A e α_2). Tem afinidade apreciavelmente mais alta para os receptores 5HT2 do que para os receptores D2. A relação da constante de inibição (Ki) para os receptores 5HT2A/D2 fica ao redor de 20. Está disponível na forma de comprimidos sublinguais de 5 e 10 mg. Tem efeito inicial que varia de 30 a 90 minutos.[1,24]
- **Olanzapina**: antipsicótico da classe dos tienobenzodiazepínicos. Atualmente, tem apresentações apenas em comprimidos de 2,5, 5 e 10 mg. Seu pico é atingido em 5 a 8 horas. É seguro em pacientes idosos. É um dos antipsicóticos com a maior taxa de ganho de peso.[1] Tem eficácia por via oral e intramuscular. O maior problema de seu uso oral é o início de ação demorado na apresentação oral comum. Para tranquilização rápida, é mais válida a apresentação orodispersível.[1,24]
- **Risperidona**: antipsicótico da classe dos benzisoxazólicos. Tem apresentação em comprimidos, solução oral e de depósito. Por via oral, apresenta pico de 0,8 a 1,4 horas, meia-vida de até 24 horas e equilíbrio plasmático de 1 a 7 dias. Doses acima de 10 mg não aumentam a eficácia e acentuam os efeitos extrapiramidais.[1] Tem início de ação dentro de 1 hora, o que pode

ser reduzido com o uso de solução oral. Entre os antipsicóticos, é a opção com melhor relação custo-benefício na tranquilização rápida por via oral.[1,24]

- **Quetiapina**: antipsicótico da classe dibenzotiazepina. Está disponível na forma de comprimidos de 25, 50, 100 e 200 mg. Tem pico plasmático de 1,2 a 1,8 horas e meia-vida de 7 horas. Por esse motivo, é recomendado que seja administrado 2 vezes ao dia. Entre os antipsicóticos, é o de menor chance de causar hiperprolactinemia e de maior segurança cardíaca.[1] A quetiapina não tem sua eficácia comprovada para tranquilização rápida, visto que os estudos abordam seus efeitos em semanas.[1,24]
- **Ziprasidona**: antipsicótico do grupo dos benzisoxazólicos. Tem apresentações em cápsulas para uso oral e ampola para uso intramuscular. A administração oral tem pico de 6 a 8 horas e meia-vida de 6 a 7 horas, ou seja, deve ser administrada 2 vezes ao dia. Por via intramuscular, a dose é de 10 a 20 mg, sendo que devem ser prescritos 10 mg a cada 2 horas ou 20 mg a cada 4 horas até o máximo de 40 mg por dia.[1,24] Seu uso na tranquilização rápida se restringe à apresentação intramuscular.

BENZODIAZEPÍNICOS

Seu mecanismo de ação se deve à facilitação da transmissão GABAérgica, tendo, assim, efeitos sedativo, hipnótico, ansiolítico, anticonvulsivante e miorrelaxante. Causam, em geral, maior sedação do que os antipsicóticos típicos, com a vantagem de não provocarem sintomas extrapiramidais.[1] Os efeitos colaterais mais comuns incluem ataxia, amnésia, depressão respiratória, sedação excessiva, desinibição paradoxal, sendo esta última mais comum em pacientes com retardo mental, lesão cerebral estrutural e demência. Podem causar dependência.[1,24]

Por causa da possível depressão respiratória, devem ser evitados em pacientes com doença pulmonar obstrutiva crônica ou outra condição clínica em que a reserva pulmonar esteja diminuída.[1] Em idosos, devem ser administrados com cautela devido à metabolização mais lenta.[1] Devem ser evitados em pacientes intoxicados por álcool, opioides ou barbitúricos, ou utilizados com cautela, pois podem potencializar a sedação causada por essas substâncias.[1]

- **Diazepam**: é considerado o modelo de benzodiazepínico. Tem apresentações em comprimidos de 5 e 10 mg e ampolas para injeção intravenosa de 10 mg/2 mL. Por via oral, seu pico de concentração plasmática é de 30 a 90 minutos. Devido à produção de metabólitos ativos, sua meia-vida varia de 20 a 90 horas.[1]
- **Clonazepam**: disponível nas apresentações em comprimidos de 0,5 e 2 mg e solução oral de 2,5 mg/mL. Tem alta potência. Atinge o pico em 1 a 3 horas e tem meia-vida de 20 a 40 horas.[1,24]

- **Lorazepam**: disponível nas apresentações de comprimidos de 1 e 2 mg. No Brasil, não está disponível sua apresentação para uso parenteral. Tem pico de 2 horas e meia-vida de 8 a 16 horas. É metabolizado pelo fígado exclusivamente por glicuronidação e não produz metabólitos ativos. Como seu metabolismo não diminui com a idade, é o benzodiazepínico de preferência em idosos. Também é o benzodiazepínico de escolha em casos de pacientes com comprometimento hepático, doenças clínicas graves e uso de múltiplas medicações.[1]
- **Midazolam**: benzodiazepínico com efeito hipnótico acentuado. Por via oral, induz o sono em 15 a 20 minutos. Sua meia-vida por via oral ou intramuscular é de 90 a 150 minutos. Nos casos de agitação severa, pode ser utilizado em monoterapia ou associado a antipsicóticos.[1,24]

ANTICOLINÉRGICOS E ANTI-HISTAMÍNICOS

Medicações anticolinérgicas não são recomendadas nos casos de agitação, pois podem desencadeá-la e causar confusão mental.[1] Entretanto, pacientes com sensibilidade aos efeitos extrapiramidais dos antipsicóticos podem demandar sua associação, sendo o mais recomendado o **biperideno** por via oral.[1] O biperideno por via intramuscular deve ser reservado para casos de distonia aguda ou outros efeitos extrapiramidais agudos e acentuados após a administração de um neuroléptico.[11,24]

A **prometazina** é uma fenotiazina sem propriedade antipsicótica, com efeito anti-histamínico e anticolinérgico.[1] Está disponível nas apresentações de comprimidos de 25 mg, solução oral (5 mg/mL e 2,5 mg/mL) e para uso parenteral intramuscular em ampolas de 50 mg/2 mL.[1] Tem como efeitos colaterais boca seca, dor epigástrica, retenção urinária, sedação, tonturas, visão borrada, confusão mental, excitação, hipotensão postural, taquicardia, tremores e vômitos. Seu emprego na agitação, apesar de polêmico e não ser aceito por alguns especialistas, foi comprovado como eficaz quando associado ao haloperidol, visto que amplia os efeitos sedativos e reduz os efeitos colaterais extrapiramidais.[1]

ANTICONVULSIVANTES

Não há evidência científica de que os anticonvulsivantes possam ser usados para pacientes em agitação psicomotora, salvo casos em que tal agitação está relacionada a crises convulsivas.[1]

As Tabelas 5.1 e 5.2 apresentam opções de medicações, disponíveis no Brasil, recomendadas por via oral e intramuscular, respectivamente, para tranquilização rápida.

Tabela 5.1
OPÇÕES DE MEDICAÇÕES RECOMENDADAS POR VIA ORAL PARA A TRANQUILIZAÇÃO RÁPIDA DISPONÍVEIS NO BRASIL

MEDICAÇÃO	APRESENTAÇÕES	INÍCIO DA AÇÃO	DOSE	REPETIÇÃO EM 24 H	DOSE MÁXIMA EM 24 H
Asenapina	SL	30-90 min	10 mg	12 h	20 mg
Clonazepam	CP, SL	1-3 h	2 mg	1 h	8 mg
Diazepam	CP	30-90 min	10 mg	1 h	60 mg
Lorazepam	CP	2 h	2-4 mg	2 h	4 mg
Olanzapina	CP, OD	4-6 h/1-2 h	10 mg	4 h/2 h	30 mg
Risperidona	CP, SL	1 h	2-3 mg	1 h	8 mg
Risperidona + clonazepam	CP, SL+CP, SL	1 h	2 mg/2 mg	1 h	6 mg/6 mg
Risperidona + lorazepam	CP, SL+CP	1 h	2 mg/2 mg	1 h	6 mg/6 mg

CP, comprimido; SL, comprimido sublingual; OD, comprimido orodispersível.

Fonte: Elaborada com base em Baldaçara e colaboradores,[1] Garriga e colaboradores,[13] Baldaçara e colaboradores[24] e Citrome e Volavka.[25]

Por fim, torna-se necessário discutir algumas particularidades no manejo da agitação psicomotora.

SITUAÇÕES ESPECIAIS

- **Crianças**: para crianças, são preferíveis as medidas não medicamentosas. Se for necessário medicar, deve-se fazê-lo de preferência por via oral. Todas as doses devem ser ajustadas por peso ou idade. As crianças são mais sensíveis aos efeitos colaterais, principalmente efeito paradoxal e anticolinérgico (confusão).[1]
- **Pacientes com epilepsia**: os antipsicóticos podem reduzir o limiar convulsivo. Se forem utilizados, exigem ajuste do anticonvulsivante. Se possível, deve-se optar pelos benzodiazepínicos.[1]
- **Idosos**: as doses para idosos devem ser ajustadas para um terço a metade da dose dos adultos. São preferíveis as medicações por via oral. No caso de via

Tabela 5.2
OPÇÕES DE MEDICAÇÕES RECOMENDADAS POR VIA INTRAMUSCULAR PARA A TRANQUILIZAÇÃO RÁPIDA DISPONÍVEIS NO BRASIL

MEDICAÇÃO	INÍCIO DA AÇÃO	DOSE	REPETIÇÃO EM 24 H	DOSE MÁXIMA EM 24 H
Droperidol*	3-10 min	2,5-10 mg	30 min	20 mg
Haloperidol	30 min	2,5-10 mg	30 min	30 mg
Haloperidol + midazolam	20 min	2,5-5 mg + 7,5-15 mg	30 min	30 mg de haloperidol
Haloperidol + prometazina	30 min	2,5-10 mg + 25-50 mg	30 min	30 mg/100 mg
Midazolam	15-20 min	5-15 mg	30 min	**
Olanzapina	4-6 h/1-2 h	10 mg	4 h/2 h	30 mg
Ziprasidona	1 h	10-20 mg	10 mg (2 h)/20 mg (4 h)	40 mg

*Todos os antipsicóticos requerem cuidado com seu uso. O droperidol, porém, exige maior cuidado com efeitos colaterais como hipotensão e arritmias.
**Uma vez que a meia-vida do midazolam é de 90 a 150 minutos, a dose máxima dependerá da quantidade e do intervalo da dose administrada. Trata-se de uma medicação com grande potencial para causar depressão respiratória, e sua repetição deverá ser feita com muita cautela e monitoração de sinais vitais. Conforme mencionado antes, deve-se evitar a via intravenosa. Uma exceção ocorre em pacientes com crises convulsivas e casos graves de síndrome de abstinência ao álcool e intoxicação por cocaína. Nessas situações, é possível utilizar o diazepam, porém com a necessidade de monitoração e observação mais rigorosa.

Fonte: Elaborada com base em Baldaçara e colaboradores,[1] Garriga e colaboradores,[13] Baldaçara e colaboradores[24] e Citrome e Volavka.[25]

parenteral, deve-se tentar haloperidol em monoterapia. Os anticolinérgicos podem causar confusão, e os benzodiazepínicos, efeito paradoxal, sedação excessiva e quedas.[1]

- **Indivíduos intoxicados**: para intoxicações por drogas depressoras, deve-se optar por haloperidol em monoterapia. Para intoxicações por drogas excitatórias, considerar benzodiazepínicos. É necessário cuidado com sedação excessiva e risco de arritmias.[1]
- **Gestantes**: para gestantes, a preferência é pelo haloperidol em monoterapia.[1]
- **Pessoas com retardo mental**: os benzodiazepínicos podem causar efeito paradoxal, e os antipsicóticos, acatisia. Devem ser utilizadas doses baixas após certificar-se de que a agitação não pode ser manejada sem medicação.[1]

- **Indivíduos com síndrome de abstinência de álcool**: os antipsicóticos podem reduzir o limiar convulsivo. Se forem administrados, requerem ajuste do anticonvulsivante. Se possível, deve-se optar pelos benzodiazepínicos.[1]

CONSIDERAÇÕES FINAIS

A abordagem efetiva requer treinamento e deve seguir os cuidados de proteção do paciente, proteção da equipe, ambiente e comunicação verbal efetiva. Se todas as medidas tiverem falhado, está indicado o uso de medicações seguindo os princípios da tranquilização rápida.[1] A contenção física é uma medida que só deve ser usada por período limitado para a proteção do paciente.[1]

REFERÊNCIAS

1. Baldaçara L, Cordeiro DC, Calfat ELB, Cordeiro Q, Tung TC. Emergências psiquiátricas. 2. ed. Rio de Janeiro: Elsevier; 2018. v.1.
2. Baldaçara L, Sanches M, Cordeiro DC, Jackoswski AP. Rapid tranquilization for agitated patients in emergency psychiatric rooms: a randomized trial of olanzapine, ziprasidone, haloperidol plus promethazine, haloperidol plus midazolam and haloperidol alone. Rev Bras Psiquiatr. 2011;33(1):30-39.
3. Baldaçara L, Ismael F, Leite V, Pereira LA, Dos Santos RM, Gomes Júnior VP, et al. Brazilian guidelines for the management of psychomotor agitation. Part 1. Non-pharmacological approach. Braz J Psychiatry. 2019;41(2):153-67.
4. Pascual JC, Madre M, Puigdemont D, Oller S, Corripio I, Díaz A, et al. [A naturalistic study: 100 consecutive episodes of acute agitation in a psychiatric emergency department]. Actas Esp Psiquiatr. 2006;34(4):239-44.
5. Boudreaux ED, Allen MH, Claassen C, Currier GW, Bertman L, Glick R, et al. The Psychiatric Emergency Research Collaboration-01: methods and results. Gen Hosp Psychiatry. 2009;31(6):515-22.
6. Pajonk FG, Schmitt P, Biedler A, Richter JC, Meyer W, Luiz T, et al. Psychiatric emergencies in prehospital emergency medical systems: a prospective comparison of two urban settings. Gen Hosp Psychiatry. 2008;30(4):360-6.
7. San L, Marksteiner J, Zwanzger P, Figuero MA, Romero FT, Kyropoulos G, et al. State of acute agitation at psychiatric emergencies in Europe: The STAGE Study. Clin Pract Epidemiol Ment Health. 2016;12:75-86.
8. Brakoulias V, Mandali R, Seymour J, Sammut P, Starcevic V. Characteristics of admissions to a recently opened Psychiatric Emergency Care Centre. Australas Psychiatry. 2010;18(4):326-9.
9. Chaput Y, Beaulieu L, Paradis M, Labonte E. Aggressive behaviors in the psychiatric emergency service. Open Access Emerg Med. 2011;3:13-20.
10. Grudnikoff E, Taneli T, Correll CU. Characteristics and disposition of youth referred from schools for emergency psychiatric evaluation. Eur Child Adolesc Psychiatry. 2015;24(7):731-43.
11. Santos ME, do Amor JA, Del-Ben CM, Zuardi AW. [Psychiatric emergency service in a university general hospital: a prospective study]. Rev Saude Publica. 2000;34(5):468-74.
12. Padilha VM, Schettini CS, Santos Junior A, Azevedo RC. Profile of patients attended as psychiatric emergencies at a university general hospital. Sao Paulo Med J. 2013;131(6):398-404.
13. Garriga M, Pacchiarotti I, Kasper S, Zeller SL, Allen MH, Vázquez G, et al. Assessment and management of agitation in psychiatry: expert consensus. World J Biol Psychiatry. 2016;17(2):86-128.

14. Nordstrom K, Zun LS, Wilson MP, Md VS, Ng AT, Bregman B, et al. Medical evaluation and triage of the agitated patient: consensus statement of the american association for emergency psychiatry project Beta medical evaluation workgroup. West J Emerg Med. 2012;13(1):3-10.
15. Marques I, Bessa A, Santos L, Carvalho S. BrØset Violence Checklist. Coimbra; 2004.
16. Telles LE, Day VP, Folino JO, Taborda JG. Reliability of the Brazilian version of HCR-20 Assessing Risk for Violence. Rev Bras Psiquiatr. 2009;31(3):253-6.
17. Nassar Junior AP, Pires Neto RC, Figueiredo WB, Marcelo P. Validity, reliability and applicability of Portuguese versions of sedation-agitation scales among critically ill patients. Sao Paulo Med J. 2008;126(4):215-9.
18. Yudofsky SC, Silver JM, Jackson W, Endicott J, Williams D. The Overt Aggression Scale for the objective rating of verbal and physical aggression. Am J Psychiatry. 1986;143(1):35-9.
19. Yudofsky SC, Kopecky HJ, Kunik M, Silver JM, Endicott J. The Overt Agitation Severity Scale for the objective rating of agitation. J Neuropsychiatry Clin Neurosci. 1997;9(4):541-8.
20. Swift RH, Harrigan EP, Cappelleri JC, Kramer D, Chandler LP. Validation of the Behavioural Activity Rating Scale (BARS): a novel measure of activity in agitated patients. J Psychiatr Res. 2002;36(2):87-95.
21. Richmond JS, Berlin JS, Fishkind AB, Holloman GH Jr, Zeller SL, Wilson MP, et al. Verbal De-escalation of the agitated patient: consensus statement of the American Association for Emergency Psychiatry Project BETA De-escalation workgroup. West J Emerg Med. 2012;13(1):17-25.
22. Kawakami D, Prates JG, Tung TC. Propostas para o futuro: estrutura física e equipe ideal nas emergências psiquiátricas. Rev Debates Psiquiatria. 2016;6(4):28-34.
23. WA Health. Guidelines: the management of disturbed/violent behaviour in inpatient psychiatric settings [Internet]. Western Australia: Department of Health; 2006 [capturado em 03 jul 2019]. Disponível em: http://www.health.wa.gov.au/docreg/Education/Population/Health_Problems/Mental_Illness/HP8973_The_management_of_disturbed_violent_behaviour.pdf
24. Baldaçara L, Diaz AP, Leite V, Pereira LA, Dos Santos RM, Gomes Júnior VP, et al. Brazilian guidelines for the management of psychomotor agitation. Part 2. Pharmacological approach. Braz J Psychiatry. 2019. No prelo.
25. Citrome L, Volavka J. The psychopharmacology of violence: making sensible decisions. CNS Spectr. 2014;19(5):411-8.

CONTENÇÃO FÍSICA

LEONARDO BALDAÇARA

6

CONCEITOS

Contenção física é definida como qualquer meio físico ou mecânico, material ou equipamento no corpo do paciente que ele não possa remover facilmente.[1-4] Esses dispositivos limitam o movimento de um indivíduo, com a função principal de protegê-lo e também proteger as pessoas ao seu redor.[1,2] Trata-se de uma medida terapêutica que só deve ser empregada quando todas as outras medidas (ver Cap. 5, Agressividade e agitação psicomotora) para o paciente agitado tiverem falhado.

EPIDEMIOLOGIA

A contenção física é utilizada em 3,8 a 26% de todos os transtornos mentais observados no hospital.[5-19] Os diagnósticos mais relacionados à necessidade de contenção incluem transtornos psicóticos, uso ou abuso de substâncias, transtornos do humor, transtornos da personalidade e comorbidade entre psicose e abuso de substâncias.[18-24]

Quanto mais intensa a agitação, maior a chance de necessidade de restrições físicas.[18,25] Outros fatores relacionados ao risco de contenção são idade mais jovem,[7,20,22,23,26] angústia pelo confinamento,[23,27] sentimento de vitimização e humilhação,[23,27] falta de clareza nas regras da unidade de internação,[23,27] história de violência,[24] pacientes violentos,[23,28] indivíduos de minorias étnicas,[23,26] imigrantes,[7,23] tentativa de fuga,[23,28] uso de sala de isolamento especialmente fechada,[23,29] violência dirigida à equipe de enfermagem[23,30] autoflagelação e comportamento suicida,[23,31] além de hostilidade na admissão.[23,32]

TÉCNICA

As principais recomendações para restringir os pacientes estão listadas a seguir:[3,4,33-35]

1. A intervenção/restrição física só deve ser considerada se todas as técnicas de desescalada verbal tiverem falhado (ver Cap. 5, Agressividade e agitação psicomotora).
2. Os serviços devem identificar e promover as melhores práticas na prevenção, na redução e, quando possível, na eliminação da intervenção física/contenção.
3. Se a intervenção física for inevitável, ela não deve ser usada por períodos prolongados e deve ser suspensa o quanto antes.
4. A dignidade dos pacientes deve ser respeitada durante a intervenção física, e as razões para utilizar a intervenção devem ser explicadas tanto quanto possível.
5. Todo o pessoal envolvido na intervenção física/contenção deve ser treinado em uma técnica padronizada.
6. O médico ou outro funcionário deve informar o paciente, sua família e/ou acompanhantes acerca da necessidade de restrições físicas.
7. Restrições são usadas somente com prescrição médica e por um período limitado, em princípio, não superior a 2 horas.
8. O procedimento é feito pela equipe de atendimento (5 membros, porém mais 2 podem ser necessários em alguns casos), com cada profissional assumindo a responsabilidade por um único membro. Quem supervisiona o procedimento de restrição é responsável por proteger a cabeça e as vias aéreas do paciente e por verificar seus sinais vitais durante a sua realização.
9. Os seguintes mecanismos de restrição podem ser utilizados:
   - **Quatro pontos**: esse mecanismo envolve a contenção dos antebraços e tornozelos, isto é, no final de todos os 4 membros, com o paciente deitado na cama (evitando-se a contenção de macas), com a cabeça erguida e os membros superiores ao lado do tronco, tomando o cuidado de não interromper o fluxo sanguíneo para as extremidades.[33]
   - **Cinco pontos**: consiste na contenção das extremidades dos membros, mais o peito. Para a restrição de peito, um lençol ou uma faixa podem ser empregados. As restrições devem ser colocadas perpendicularmente

ao tronco, não devendo ser posicionadas sob as axilas, o que poderia prejudicar o plexo braquial. Nas mulheres, deve-se ter cuidado com os seios, usando uma faixa que seja larga o suficiente para cobri-los ou colocando-a logo abaixo deles.[33]

- **Nove pontos**: no caso de agitação intensa, quando todas as outras técnicas falharam, as restrições devem ser colocadas nas extremidades de todos os 4 membros, bem como nos braços, nas coxas e no peito.[33]
- **Outras opções**: as **restrições abdominais** funcionam para pacientes gravemente agitados nos quais as restrições torácicas não podem ser empregadas ou para evitar movimentos (p. ex., após cirurgia).[33] No entanto, deve-se ter cuidado para não comprimir a região operada. A **contenção dos joelhos** é uma alternativa para conter as coxas.[33] A **contenção das mãos** (para que os pacientes não possam remover o cateter ou para evitar lesões autoprovocadas) pode ser feita com luvas disponíveis no mercado ou colocando-se algodão na sua parte interna e, em seguida, atando-as de modo que todos os dedos fiquem cobertos.[33]

10. A monitoração dos sinais vitais, do fluxo sanguíneo e do estado do membro contido (dor, calor, inchaço ou ferimento) deve começar logo após a colocação das restrições – a cada 15 minutos, durante 60 minutos, e depois, a cada 30 minutos, durante 4 horas ou até o paciente despertar.[3,33,35] Todo o procedimento deve ser registrado no prontuário do paciente, incluindo sua justificativa e acompanhamento.[33]

A Figura 6.1 apresenta um algoritmo sobre a rotina de contenção física e a Figura 6.2, detalhes sobre a técnica.

Quanto aos tipos de materiais, as restrições mais simples e menos dispendiosas são faixas de tecido, de preferência macias e confortáveis.[33] Não se recomendam ataduras ou qualquer dispositivo utilizado por autoridades policiais, como algemas.[33] Restrições feitas de couro, tecido ou lona também podem ser empregadas, desde que sejam confortáveis e não prejudiquem o paciente.[33]

IMPORTANTE

Todo paciente que for submetido à contenção física deverá ser medicado com tranquilização rápida para abreviar o uso da restrição. A contenção física jamais deverá ser utilizada como forma de coação.

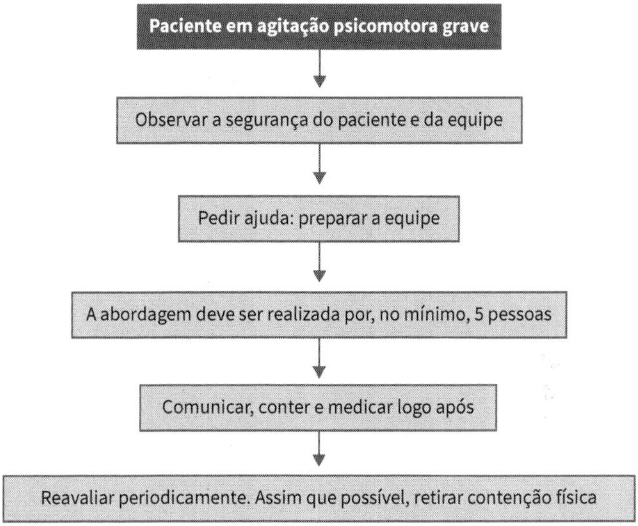
Paciente em agitação psicomotora grave
Observar a segurança do paciente e da equipe
Pedir ajuda: preparar a equipe
A abordagem deve ser realizada por, no mínimo, 5 pessoas
Comunicar, conter e medicar logo após
Reavaliar periodicamente. Assim que possível, retirar contenção física

FIGURA 6.1
Algoritmo para a rotina de contenção física de paciente em agitação psicomotora grave.

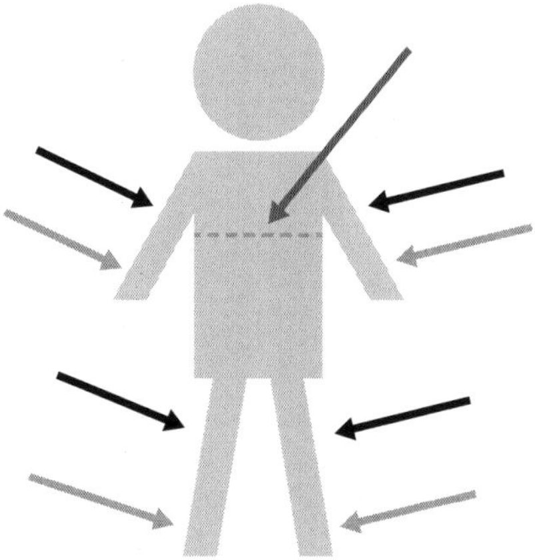

FIGURA 6.2
Posições para inserção das faixas de contenção, com o paciente em decúbito dorsal na cama. **Setas cinzas-claras:** técnica com 4 pontos – contenção das extremidades. **Setas pretas:** junto com as setas cinza-claro – técnica de contenção com 8 pontos. **Setas cinzas-escuras:** contenção sobre o tórax, segundo a posição da linha pontilhada cinza-claro.

REFERÊNCIAS

1. Retsas AP. Survey findings describing the use of physical restraints in nursing homes in Victoria, Australia. Int J Nurs Stud. 1998;35(3):184-91.
2. Mott S, Poole J, Kenrick M. Physical and chemical restraints in acute care: their potential impact on the rehabilitation of older people. Int J Nurs Pract. 2005;11(3):95-101.
3. Garriga M, Pacchiarotti I, Kasper S, Zeller SL, Allen MH, Vázquez G, et al. Assessment and management of agitation in psychiatry: expert consensus. World J Biol Psychiatry. 2016;17(2):86-128.
4. Knox DK, Holloman GH, Jr. Use and avoidance of seclusion and restraint: consensus statement of the american association for emergency psychiatry project Beta seclusion and restraint workgroup. West J Emerg Med. 2012;13(1):35-40.
5. Odawara T, Narita H, Yamada Y, Fujita J, Yamada T, Hirayasu Y. Use of restraint in a general hospital psychiatric unit in Japan. Psychiatry Clin Neurosci. 2005;59(5):605-9.
6. Hubner-Liebermann B, Spiessl H, Iwai K, Cording C. Treatment of schizophrenia: implications derived from an intercultural hospital comparison between Germany and Japan. Int J Soc Psychiatry. 2005;51(1):83-96.
7. Knutzen M, Sandvik L, Hauff E, Opjordsmoen S, Friis S. Association between patients' gender, age and immigrant background and use of restraint--a 2-year retrospective study at a department of emergency psychiatry. Nord J Psychiatry. 2007;61(3):201-6.
8. Martin V, Bernhardsgrutter R, Goebel R, Steinert T. The use of mechanical restraint and seclusion in patients with schizophrenia: a comparison of the practice in Germany and Switzerland. Clin Pract Epidemiol Ment Health. 2007;3:1.
9. Roberts D, Crompton D, Milligan E, Groves A. Reflection on the use of seclusion: in an acute mental health facility. J Psychosoc Nurs Ment Health Serv. 2009;47(10):25-31.
10. Irving K. Inappropriate restraint practices in Australian teaching hospitals. Aust J Adv Nurs. 2004;21(4):23-7.
11. Minnick AF, Mion LC, Johnson ME, Catrambone C, Leipzig R. Prevalence and variation of physical restraint use in acute care settings in the US. J Nurs Scholarsh. 2007;39(1):30-7.
12. Hendryx M, Trusevich Y, Coyle F, Short R, Roll J. The distribution and frequency of seclusion and/or restraint among psychiatric inpatients. J Behav Health Serv Res. 2010;37(2):272-81.
13. Araújo E, Martins E, Adams C, Coutinho E, Huf G. Inquérito sobre o uso de contenção física em um hospital psiquiátrico de grande porte no Rio de Janeiro. J Bras Psiquiatr. 2010;59(2):94-8.
14. Kaltiala-Heino R, Korkeila J, Tuohimaki C, Tuori T, Lehtinen V. Coercion and restrictions in psychiatric inpatient treatment. Eur Psychiatry. 2000;15(3):213-9.
15. Klimitz H, Uhlemann H, Fahndrich E. [Are restraints used too frequently? Indications, incidence and conditions for restraint in a general psychiatric department. A prospective study]. Psychiatr Prax. 1998;25(5):235-9.
16. Alexander J, Tharyan P, Adams C, John T, Mol C, Philip J. Rapid tranquillisation of violent or agitated patients in a psychiatric emergency setting. Pragmatic randomised trial of intramuscular lorazepam v. haloperidol plus promethazine. Br J Psychiatry. 2004;185:63-9.
17. Allen MH, Currier GW. Use of restraints and pharmacotherapy in academic psychiatric emergency services. Gen Hosp Psychiatry. 2004;26(1):42-9.
18. Migon MN, Coutinho ES, Huf G, Adams CE, Cunha GM, Allen MH. Factors associated with the use of physical restraints for agitated patients in psychiatric emergency rooms. Gen Hosp Psychiatry. 2008;30(3):263-8.
19. Simpson SA, Joesch JM, West, II, Pasic J. Risk for physical restraint or seclusion in the psychiatric emergency service (PES). Gen Hosp Psychiatry. 2014;36(1):113-8.
20. Beck NC, Durrett C, Stinson J, Coleman J, Stuve P, Menditto A. Trajectories of seclusion and restraint use at a state psychiatric hospital. Psychiatr Serv. 2008;59(9):1027-32.
21. Guedj MJ, Raynaud P, Braitman A, Vanderschooten D. [The practice of restraint in a psychiatric emergency unit]. Encephale. 2004;30(1):32-9.

22. Guzman-Parra J, Aguilera Serrano C, García-Sánchez JA, Pino-Benítez I, Alba-Vallejo M, Moreno-Küstner B, et al. Effectiveness of a multimodal intervention program for restraint prevention in an acute Spanish psychiatric ward. J Am Psychiatr Nurses Assoc. 2016;22(3):233-41.
23. Beghi M, Peroni F, Gabola P, Rossetti A, Cornaggia C. Prevalence and risk factors for the use of restraint in psychiatry: a systematic review. Riv Psichiatr. 2013;48(1):10-22.
24. Benjaminsen S, Gotzsche-Larsen K, Norrie B, Harder L, Luxhoi A. Patient violence in a psychiatric hospital in Denmark. Rate of violence and relation to diagnosis. Nord J Psychiatry. 1996;50:233-42.
25. Guzman-Parra J, Guzik J, Garcia-Sanchez JA, Pino-Benitez I, Aguilera-Serrano C, Mayoral--Cleries F. Characteristics of psychiatric hospitalizations with multiple mechanical restraint episodes versus hospitalization with a single mechanical restraint episode. Psychiatry Res. 2016;244:210-3.
26. Bowers L. Association between staff factors and levels of conflict and containment on acute psychiatric wards in England. Psychiatr Serv. 2009;60(2):231-9.
27. Alexander J. Patients' feelings about ward nursing regimes and involvement in rule construction. J Psychiatr Ment Health Nurs. 2006;13(5):543-53.
28. Smith AD, Humphreys M. Physical restraint of patients in a psychiatric hospital. Med Sci Law. 1997;37(2):145-9.
29. Bowers L, Van Der Merwe M, Nijman H, Hamilton B, Noorthorn E, Stewart D, et al. The practice of seclusion and time-out on English acute psychiatric wards: the City-128 Study. Arch Psychiatr Nurs. 2010;24(4):275-86.
30. Gudjonsson GH, Rabe-Hesketh S, Szmukler G. Management of psychiatric in-patient violence: patient ethnicity and use of medication, restraint and seclusion. Br J Psychiatry. 2004;184:258-62.
31. Husum TL, Bjorngaard JH, Finset A, Ruud T. A cross-sectional prospective study of seclusion, restraint and involuntary medication in acute psychiatric wards: patient, staff and ward characteristics. BMC Health Serv Res. 2010;10:89.
32. Steinert T, Bergbauer G, Schmid P, Gebhardt RP. Seclusion and restraint in patients with schizophrenia: clinical and biographical correlates. J Nerv Ment Dis. 2007;195(6):492-96.
33. Baldaçara L, Ismael F, Leite V, Pereira LA, Dos Santos RM, Gomes Júnior VP, et al. Brazilian guidelines for the management of psychomotor agitation. Part 1. Non-pharmacological approach. Braz J Psychiatry. 2019;41(2):153-67.
34 . Baldaçara L, Cordeiro DC, Calfat ELB, Cordeiro Q, Tung TC. Emergências Psiquiátricas. 2. ed. Rio de Janeiro: Elsevier; 2018. v. 1.
35. WA Health. Guidelines: the management of disturbed/violent behaviour in inpatient psychiatric settings [Internet]. Western Australia: Department of Health; 2006 [capturado em 04 jul. 2019]. Disponível em: http://www.health.wa.gov.au/docreg/Education/Population/Health_Problems/Mental_Illness/HP8973_The_management_of_disturbed_violent_behaviour.pdf

INTOXICAÇÃO POR PSICOTRÓPICOS

JULIANA CASQUEIRO
CAROLINE DALLALANA
ÂNGELA MIRANDA-SCIPPA

7

CONCEITOS

A intoxicação é um processo patológico causado por substâncias exógenas ou endógenas que leva a alterações fisiológicas, as quais se manifestam por meio de sinais e sintomas variados. Existem múltiplas formas de intoxicação exógena, como exposição profissional ou acidental, abuso de substâncias, tentativa de suicídio (TS) e aquelas induzidas por terceiros na tentativa de homicídio.[1]

A intoxicação medicamentosa é um dos principais motivos de procura pelos serviços de emergência, e mais de 75% dos casos envolvem envenenamento intencional para fins suicidas.[2] A intoxicação é considerada um agravo de notificação compulsória que deve ser feita em até 1 semana após a ocorrência, à exceção dos casos de TS, cuja notificação deve ocorrer em até 24 horas.[3]

EPIDEMIOLOGIA

Os medicamentos constituem a maior causa de intoxicação em humanos no Brasil, como foi divulgado pelo Sistema Nacional de Informações Tóxico-Farmacológicas (SINTOX) em 2014.[4] A TS é um dos principais motivos da intoxicação por medicamentos, sendo que, em nosso país, nos últimos anos, dos 470.913 registros de intoxicação exógena, 220.045 deles (46,7%) foram devido a essa causa.[5]

Segundo o Ministério da Saúde,[5] a intoxicação exógena é o meio utilizado em mais da metade das TSs notificadas no país, sendo que as mulheres representam quase 70% do total. Os agentes tóxicos mais empregados são os medicamentos, correspondendo a 74,6% entre as mulheres e 52,2% entre os homens. Em relação ao suicídio propriamente dito, a intoxicação é a segunda causa, com 18%, e o enforcamento ocupa o primeiro lugar, com 60% do total.[5]

Nos Estados Unidos (EUA), em 2011, 228.366 pessoas chegaram ao serviço de emergência por intoxicação medicamentosa após TS, sendo que os medicamentos mais usados foram analgésicos (38%), ansiolíticos (29,3%) e antidepressivos (ADs) (19,6%).[6] Resultado semelhante foi encontrado em revisões de casos de autointoxicação na Espanha e na Austrália.[7,8] Ademais, segundo informações do National Poison Data System (NPDS) da American Association of Poison Control Centers, em 2017 houve maior notificação de exposição a sedativos, hipnóticos e antipsicóticos.[9]

Diante desses dados, é necessário conhecer as situações específicas relacionadas à *overdose* por psicotrópicos, para o melhor manejo dos pacientes.

AVALIAÇÃO DO PACIENTE

A abordagem inicial do paciente envolve a realização de anamnese, exames físico e psíquico, suporte clínico preliminar e exames complementares. Na suspeita de intoxicação, uma anamnese cuidadosa deve ser feita, e questões específicas devem ser abordadas. É necessário investigar patologias de base do paciente, medicamentos de uso contínuo, ambiente onde o paciente foi encontrado e se há suspeita do agente causador da intoxicação (Quadro 7.1).[10]

Em relação ao uso de medicamentos, é essencial questionar quais foram as substâncias, a quantidade ingerida, o tempo desde a ingestão, se houve utilização concomitante de outros produtos (álcool, cocaína, anfetaminas) e se alguma medida foi tomada após a intoxicação, como provocar êmese, ingerir leite ou outras opções caseiras.[10]

Quadro 7.1
ABORDAGEM CLÍNICA DIANTE DA SUSPEITA DE INTOXICAÇÃO

- Identificar o paciente e suas condições atuais
- Investigar se há uso contínuo de medicamentos
- Identificar o(s) agente(s) tóxico(s)
- Apurar a quantidade ingerida
- Determinar o horário do evento
- Verificar via e local da exposição
- Descobrir motivo/circunstância da exposição

Fonte: Erickson e colaboradores.[10]

No exame físico do paciente com suspeita de intoxicação, devem-se avaliar principalmente nível de consciência, sinais vitais, pupilas e alterações neuromusculares. Exames laboratoriais podem ajudar a identificar complicações e auxiliar no manejo do paciente. De forma geral, é prudente realizar hemograma, teste de glicemia, gasometria arterial, dosagem de eletrólitos (sódio, magnésio, potássio, cloro), avaliação da função renal, teste de enzimas hepáticas, dosagem de creatinofosfocinase (CPK) e eletrocardiograma (ECG).[1,10]

As medidas de suporte constituem o aspecto mais importante no tratamento dos pacientes intoxicados, pois, frequentemente, são suficientes para efetuar a recuperação completa do paciente, sem a necessidade de procedimentos específicos ou invasivos. O tratamento de suporte para o paciente envenenado costuma ser semelhante ao utilizado para outros pacientes graves e deve ter como objetivo principal a estabilidade dos sinais vitais, porém, em alguns casos, há necessidade de medidas individualizadas, como a aplicação de antídotos específicos (Fig. 7.1).[10]

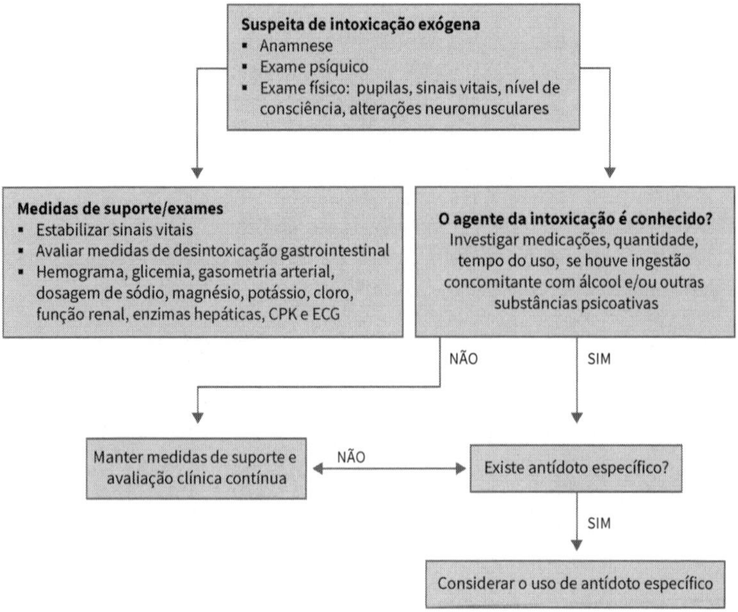

FIGURA 7.1
Algoritmo para o manejo inical de paciente intoxicado.

INTOXICAÇÃO POR FÁRMACOS DIVERSOS

LÍTIO

O lítio é a terapia mais eficaz nos transtornos do humor, com eficácia reconhecida contra depressão e mania, além de ter ação antissuicida em longo prazo em pacientes com transtorno bipolar.[11]

Antes da descoberta do lítio como medicamento, os pacientes com transtornos do humor, na maioria das vezes, tinham suas vidas devastadas, necessitavam de muito tempo de hospitalização, perdiam mais a funcionalidade e apresentavam taxas mais altas de suicídio. Apesar de todas as evidências em relação aos benefícios do lítio nos transtornos do humor, muitos psiquiatras e clínicos gerais o prescrevem menos do que deveriam, devido à apreensão quanto aos riscos de intoxicação.[12-14]

Pouco se sabe sobre incidência, evolução clínica e fatores associados à intoxicação induzida pelo lítio, contudo estudos sugerem a existência de uma população que está sob maior risco. Um estudo de coorte, realizado na Suécia entre os anos de 1997 e 2013, acompanhou pacientes por 17 anos e identificou 1.340 indivíduos que faziam uso desse medicamento, dos quais 91 (7,2%) apresentaram intoxicação por ele.[15] Condições que envolvem desidratação, como infecções virais com febre, gastrenterites com diarreia e vômitos, sudorese exacerbada e baixa ingesta hídrica, são fatores de risco com alta ocorrência de intoxicação lítica. Além disso, o diabetes insípido (importante efeito colateral do uso crônico de lítio) também é descrito como importante fator de risco (Quadro 7.2).[11]

Há associação entre doença renal crônica (DRC) e intoxicação por lítio, e o inverso pode acontecer: a intoxicação por lítio pode aumentar o risco de DRC.

Quadro 7.2
FATORES DE RISCO PARA INTOXICAÇÃO POR LÍTIO

- Medicamentos que alteram a função renal (IECAs, diuréticos, AINEs, outros)
- Infecções virais com febre ou gastrenterites com diarreia e vômitos
- Desidratação por baixa ingesta hídrica ou sudorese excessiva
- Portadores de insuficiência renal
- Sexo feminino
- População idosa

AINEs, anti-inflamatórios não esteroides; IECAs, inibidores da enzima conversora da angiotensina.

Fonte: McKnight e colaboradores[11] e Ott e colaboradores.[15]

Por isso, fármacos que alteram a função renal, como os anti-inflamatórios não esteroides (AINEs), os diuréticos tiazídicos e os de alça, assim como os inibidores da enzima conversora da angiotensina (IECA), aumentam o risco de intoxicação. Todos esses fármacos intensificam a reabsorção do lítio no túbulo proximal (Quadro 7.2).[15]

A maioria dos estudos evidencia que as mulheres têm o dobro de chances de sofrer um episódio de intoxicação por lítio. Quanto à faixa etária, os idosos apresentam maior vulnerabilidade, em razão de uma menor taxa de filtração glomerular e menor volume de distribuição. Esse risco elevado provavelmente está associado à redução da massa corporal magra e da água corporal total nessa população (Quadro 7.2).[15]

As intoxicações por lítio podem ser **agudas** (nos casos de ingestão acidental ou nas TSs) ou **crônicas**, ocorrendo em pacientes que fazem uso permanente e apresentam elevações graduais na litemia, seja por insuficiência renal, desidratação, aumento de doses ou utilização de medicações concomitantes, como diuréticos e anti-inflamatórios.[16]

Quanto à intensidade, a intoxicação por lítio pode ser dividida em **leve**, **moderada** e **grave**. Na intoxicação leve, o paciente apresenta tremor, sede excessiva, náuseas, diarreia, dor epigástrica, fraqueza muscular, letargia e vertigem. A moderada inclui sintomas como confusão mental, nistagmo, disartria, ataxia, mioclonias e alterações no ECG. Nos casos graves, ocorre estupor, convulsões e hiper-reflexia, que podem levar o paciente a óbito. É importante ressaltar que, muitas vezes, a litemia não se correlaciona com a gravidade dos sinais clínicos de toxicidade.[15]

A intoxicação por lítio pode trazer sequelas permanentes ao indivíduo, ou causar o seu óbito, como já referido, motivo pelo qual o diagnóstico precoce e tratamento adequados devem ser preconizados. Como não existe antídoto específico, o tratamento mais eficaz depende da minimização do tempo de exposição aos níveis tóxicos dele. Ademais, o tratamento deverá se basear nas manifestações clínicas e não apenas nos níveis séricos desse fármaco.[17]

O tratamento consiste na suspensão imediata do lítio, na estabilização de vias aéreas, respiração e circulação, seguido da administração de fluidos via intravenosa e reposição da perda hídrica. A hidratação intravenosa deve ser fornecida com solução salina isotônica e, em caso de diabetes insípido nefrogênico, os níveis de sódio precisam ser monitorados para evitar hipernatremia e, como consequência, sintomas neurológicos deteriorantes.[17]

Recomenda-se também irrigação intestinal completa com polietilenoglicol nos casos de uso de lítio de liberação prolongada. As doses variam de 500 mL a 2 L/hora, e devem ser administradas até que não haja mais resíduos fecais. As contraindicações para o emprego da irrigação intestinal incluem obstrução mecânica, íleo paralítico, perfuração e sangramento gastrintestinal, além de sintomas neurológicos relevantes. É importante ressaltar que o uso de carvão ativado não é recomendado.[17]

A hemodiálise é o tratamento de escolha para os casos graves de toxicidade. Ela deve ser realizada em caso de litemia ≥ 4 mEq/L, independente do estado clínico do paciente, ou em casos de litemia ≥ 2,5 mEq/L, se houver sintomas neurológicos, como convulsões e/ou rebaixamento de consciência, ou naqueles portadores de insuficiência renal prévia ou insuficiência cardíaca, já que tais patologias restringem a administração vigorosa de líquidos.[17]

BENZODIAZEPÍNICOS

Os benzodiazepínicos (BZDs) são agentes sedativo-hipnóticos usados desde a década de 1960. O primeiro deles, o clordiazepóxido, foi descoberto em 1954 por Austrian Leo Sternbach. Em 1963, foi comercializado o diazepam, ainda amplamente utilizado na atualidade.[18] Devido às suas diversas funções na psiquiatria, os BZDs são bastante prescritos, e quase 50 diferentes agentes estão disponíveis hoje em todo o mundo. Eles são indicados nos casos de convulsões, abstinência de álcool ou outras drogas, insônia, contração muscular, ansiedade, distúrbios do sono e agitação. Em geral são combinados com outros medicamentos para sedação e raramente prescritos em monoterapia.[18,19]

As prescrições de BZDs nos EUA aumentaram de forma considerável ao longo das últimas 2 décadas. As *overdoses* fatais tornaram-se mais frequentes também, correspondendo a 31% de todos os casos, em 2013, naquele país. O uso deles em doses altas pode causar depressão respiratória letal, com uma taxa de 3 a 7,9 mortes para cada milhão de prescrições.[20] Esse dado denota que a intoxicação por eles, isoladamente, tem baixa mortalidade e que o aumento das taxas de morbidade provavelmente resulta de intoxicação mista, em especial da combinação com opioides e/ou álcool.

Embora as doses necessárias para produzir comprometimento respiratório sejam difíceis de quantificar, pois dependem de muitos fatores, como tolerância, peso, idade e genética de cada indivíduo, vale ressaltar que as crianças, os idosos e os portadores de insuficiência cardiorrespiratória são mais vulneráveis à intoxicação.[19,21]

Em outro estudo, constatou-se que a *overdose* de alprazolam resultou em permanência hospitalar significativamente maior, com taxas elevadas de internação na unidade de terapia intensiva (UTI) e maior necessidade de ventilação mecânica e uso de agentes de reversão (flumazenil).[21] Em um estudo realizado entre 2010 e 2014, nos EUA, o alprazolam e o diazepam, respectivamente, apareceram na sexta e sétima posições na lista dos 10 principais medicamentos relacionados à intoxicação que resultaram em morte. Apesar disso, em mais de 95% das *overdoses* que envolveram essas substâncias, havia outras drogas associadas à intoxicação.[22]

No Brasil, em um levantamento conduzido em 34 centros de notificações entre os anos de 2004 e 2014, nos casos de intoxicações intencionais, destacaram-se os BZDs, os antidepressivos tricíclicos (ADTs) e os analgésicos. Dessas classes, 3 medicamentos foram responsáveis por um terço de todos os casos de TS: clonazepam, fluoxetina e paracetamol, cerca de 38% do total das intoxicações.[4]

A utilização de dose excessiva está frequentemente associada a sedação, sonolência, diplopia, disartria, ataxia e confusão mental. Além desses efeitos, podem ocorrer depressão respiratória e hipotensão arterial, de intensidade leve a grave. Excitação paradoxal pode surgir em alguns indivíduos, sobretudo em crianças e idosos.[23]

É de extrema relevância realizar o diagnóstico diferencial no momento da avaliação inicial. Todas as condições clínicas e intoxicações que deprimem o sistema nervoso central (SNC) e são caracterizadas pelo rebaixamento do sensório devem ser consideradas. A intoxicação por etanol, barbitúricos, hidrato de cloral e monóxido de carbono produz sintomas semelhantes entre eles, assim como algumas condições clínicas: hipoglicemia, acidente vascular cerebral, meningite, encefalite e traumatismo craniencefálico, por exemplo.[10,23,24]

O suporte inicial é preconizado com a monitoração respiratória e a manutenção dos sinais vitais e é suficiente para controlar os efeitos da *overdose* de BZDs, na maioria das vezes. O uso de flumazenil é preconizado em algumas situações, todavia a lavagem com carvão ativado também deve ser considerada.[10]

O flumazenil é um antídoto específico para a intoxicação por BZD e é indicado nos quadros graves, principalmente. Seu mecanismo de ação se dá pela ligação à superfície extracelular dos receptores do ácido gama-aminobutírico (GABA), o que promove deslocamento competitivo das moléculas de BZD. É contraindicado quando a dose ingerida não foi definida, se houve concomitância de ingesta com outras substâncias desconhecidas, na presença de convulsões, ou se o intervalo QRS prolongado for identificado no ECG.[20]

Após o uso do flumazenil, convulsões e arritmias ventriculares podem se desenvolver, especialmente se a retirada do BZD for abrupta em indivíduos tolerantes e dependentes. A sua principal indicação abrange indivíduos que usaram uma dose quantificada e isolada do BZD. Seu emprego é frequente em ingestões acidentais em crianças ou na reversão de *overdose* iatrogênica. Relatos de casos demonstraram, também, reversão de reações paradoxais associadas aos BZDs com o uso de flumazenil.[20]

As evidências a respeito da dosagem ideal do flumazenil são limitadas. Recomenda-se uma dose inicial de 0,2 mg, administrada ao longo de 15 segundos. Porém, outra abordagem sugerida e mais cautelosa seria administrá-lo em doses de 0,01 mg/kg, cada uma em 1 minuto, podendo alcançar 1 mg, no máximo, ou até que a intoxicação seja resolvida. A monitoração cardiorrespiratória é preconizada, e a repetição da dosagem ou da infusão pode ser necessária.[20]

ANTIPSICÓTICOS

Os antipsicóticos ou neurolépticos passaram a ser utilizados na psiquiatria em meados da década de 1950 e, na atualidade, são prescritos para o tratamento de vários transtornos mentais, como esquizofrenia, transtornos do humor e transtorno obsessivo-compulsivo, por exemplo. Podem ser também indicados como tranquilizantes, eventualmente.[25]

Os antipsicóticos são divididos em 2 grandes grupos: os de primeira geração, ou **típicos**, como o haloperidol, a trifluoperazina, a pimozida e a tioridazina, e os de segunda geração, ou **atípicos**, a exemplo da quetiapina, da olanzapina, da clozapina, entre outros. Esses últimos se tornaram a terapêutica de primeira linha em razão da sua maior tolerabilidade e efetividade quando comparados aos outros agentes.[25,26]

Os antipsicóticos típicos e os atípicos compartilham algumas características: são altamente lipossolúveis e rapidamente absorvidos pelo trato gastrintestinal, alcançando com celeridade o SNC. Também têm grande afinidade por proteínas plasmáticas, o que leva a um alto volume de distribuição. A meia-vida desses agentes se situa entre 6 e 24 horas, variando de acordo com cada medicamento.[25,27]

Eles atuam bloqueando os receptores de dopamina em diversas áreas do cérebro, como o córtex, os gânglios da base e o hipotálamo, por exemplo. Postula-se que a ação desses medicamentos na esquizofrenia se deva justamente ao bloqueio dos receptores D2 na via mesolímbica, o que promove a melhora das alucinações e dos delírios. Além disso, esses agentes também bloqueiam outros receptores no SNC e periférico, que são responsáveis por alguns dos principais efeitos colaterais indesejáveis, a exemplo do sistema túbero-infundibular, que pode promover hiperprolactinemia.[25,28]

O bloqueio dos receptores de dopamina na via dopaminérgica nigroestriatal é responsável por distúrbios de movimento que se assemelham aos encontrados na doença de Parkinson, como rigidez muscular, tremor, alteração de marcha e hipomimia, que compõem a síndrome extrapiramidal (SEP). Esse bloqueio também é responsável, em parte, pela síndrome neuroléptica maligna (SNM), uma condição potencialmente fatal que é associada, sobremaneira, ao uso de antipsicóticos de primeira geração, caracterizada por febre alta, confusão mental e parkinsonismo.[25,26]

O bloqueio de receptores anticolinérgicos muscarínicos ocasiona boca seca, obstipação, retenção urinária e taquicardia, assim como o antagonismo dos receptores α_1 leva à hipotensão ortostática, e o antagonismo dos receptores de histamina 1 (H1) causa sedação. Além disso, os típicos, especialmente a tioridazina, podem alterar a condução cardíaca, mediante retardo do influxo de potássio, o que pode provocar atraso na repolarização cardíaca. Essa alteração é detectada no ECG pelo prolongamento do intervalo QT e, em casos extremos, provoca arritmia do tipo *torsaides de pointes*.[25-30]

Os atípicos também têm ação como antagonistas dos receptores de serotonina 5HT2A, que ocorre em paralelo ao bloqueio de D2. Esse perfil farmacológico é o que garante uma menor ocorrência de SEP e melhor ação nos sintomas de humor. Além dos mecanismos comuns recém-mencionados, cada agente atípico tem um perfil farmacodinâmico único, no entanto a maioria apresenta antagonismo de múltiplos receptores, como receptores serotoninérgicos, α_1, histamina 1 e muscarínico 1, o que contribui tanto para suas ações terapêuticas quanto para seus efeitos colaterais.[25,27]

Apesar da possibilidade de causar múltiplos efeitos colaterais, não existem sinais patognomônicos ou alterações laboratoriais específicas decorrentes da intoxicação por antipsicóticos. Pacientes com *overdose* de agentes típicos podem apresentar pupilas mióticas, midriáticas ou normais e podem ocorrer, ou não, sintomas anticolinérgicos, como boca seca, visão turva, rubor facial, agitação/*delirium*, redução do peristaltismo e retenção urinária.

A *overdose* com os atípicos, comumente, causa maior sedação e depressão do SNC, porém pode haver efeitos anticolinérgicos também. A superdosagem de quetiapina parece mais propensa a causar depressão respiratória e hipotensão em comparação a outros antipsicóticos. Há relatos de flutuações rápidas entre sedação e agitação na superdosagem com a olanzapina, de modo que a incidência de convulsões está mais associada à clozapina quando comparada a outros fármacos.[27,29]

Durante o manejo do paciente com suspeita de intoxicação por antipsicóticos, medidas gerais de desintoxicação do trato gastrintestinal devem ser tomadas, como lavagem gástrica e uso de carvão ativado. Devido à alta lipossolubilidade desses agentes, não há benefício em realizar hemodiálise. Também se deve manter monitoração de sinais vitais e um adequado suporte cardiorrespiratório, procedendo à intubação orotraqueal em casos de rebaixamento de nível de consciência e infusão de solução salina na presença de hipotensão, por exemplo. É prudente solicitar dosagem de sódio, potássio e magnésio, além de ECG, devido à possibilidade de alteração da condução cardíaca.[27,29]

Caso o paciente apresente hipertermia, rigidez muscular, disautonomia e oscilação do nível de consciência, deve-se suspeitar de SNM (Quadro 7.3), condição rara e de elevada gravidade, associada principalmente aos antipsicóticos. Apesar de a SNM não ser dose-dependente, doses altas constituem

Quadro 7.3
CRITÉRIOS DE DELPHI PARA DIAGNÓSTICO DE SÍNDROME NEUROLÉPTICA MALIGNA

- Exposição recente a antagonista dopaminérgico
- Retirada de agonistas dopaminérgicos
- Hipertermia > 38 °C em pelo menos 2 momentos
- Rigidez muscular
- Alteração do estado mental
- CPK aumentada 4 vezes o limite superior da normalidade
- Labilidade do sistema autônomo (flutuação de 20 mmHg na PAS ou 25 mmHg na PAD nas últimas 24 horas, diaforese e incontinência urinária)
- Estado hipermetabólico (taquicardia > 25% ou taquipneia > 50% do basal)
- Exclusão de outras causas

CPK, creatinofosfocinase; PAD, pressão arterial diastólica; PAS, pressão arterial sistólica.
Fonte: Gurrera e colaboradores.[31]

um fator de risco, e a identificação precoce com o manejo adequado previnem complicações, como insuficiência renal, trombose venosa profunda e pneumonia aspirativa. Diante da suspeita de SNM, é importante solicitar dosagem de eletrólitos, CPK e avaliação da função renal, além de manter um suporte clínico adequado, com manejo da hipertermia e das funções cardíaca, respiratória e renal. O uso de BZD pode ser útil para o tratamento da agitação psicomotora e da rigidez muscular.[27,29,31]

A amantadina, um fármaco para aumentar a transmissão dopaminérgica, pode ser utilizada nas doses de 200 a 400 mg/dia, enquanto a bromocriptina, um agonista dopaminérgico, pode ser iniciada com 2,5 mg/dia até 45 mg/dia. A prescrição do dantrolene é mais adequada em situações de rigidez muscular intensa e elevações extremas de temperatura. Em casos refratários, deve-se considerar a eletroconvulsoterapia para manejo da SNM.[25]

Os distúrbios hidreletrolíticos devem ser corrigidos de maneira adequada, atentando-se para a correção da hiponatremia, que deve ser feita de forma lenta para evitar desmielinização osmótica. Em caso de convulsões, que costumam ser autolimitadas, deve-se introduzir BZD, se não houver indicação de anticonvulsivantes nesse primeiro momento. Caso haja prolongamento do intervalo QRS no ECG, é indicada a infusão de bicarbonato de sódio na dose de 1 a 2 mEq/kg em bólus; se houver aumento do intervalo QT, o tratamento inclui, além do suporte clínico, a correção de distúrbios eletrolíticos, principalmente da hiponatremia e da hipomagnesemia. Na ocorrência de *torsades de pointes*, o manejo pode ser feito com a infusão de sulfato de magnésio (1-2 g por via intravenosa), isoproterenol ou desfibrilação, a depender do estado de cada paciente.[27]

ANTIDEPRESSIVOS

Os ADs são medicações utilizadas em diversas doenças mentais, sobretudo nos transtornos depressivos e de ansiedade. Nos EUA, em 2011, cerca de 19% das TSs com medicamentos ocorreram com esses fármacos.[6] Um estudo que analisou registros no Reino Unido descobriu que, entre eles, a taxa de letalidade foi maior para o grupo dos tricíclicos, seguidos pela venlafaxina e pela mirtazapina, sendo menor para os inibidores seletivos da recaptação da serotonina (ISRSs).[32]

TRICÍCLICOS

Os ADTs foram os primeiros a serem empregados na psiquiatria, porém, apesar de ainda amplamente prescritos, tornaram-se opção de segunda ou terceira linha, devido ao seu perfil de efeitos colaterais e ao potencial letal em doses elevadas.[32,33]

São rapidamente absorvidos pelo trato gastrintestinal, lipossolúveis e têm alto volume de distribuição. Seu metabolismo é predominantemente hepático. A meia-vida de eliminação média é de cerca de 24 horas (variação de 6-36 h) nas dosagens terapêuticas, mas pode aumentar até 72 horas na intoxicação, sobremaneira por causa da motilidade intestinal reduzida. Eles têm como mecanismo de ação o bloqueio da recaptação de serotonina e noradrenalina, contudo todos os medicamentos dessa classe também são antagonistas dos receptores de histamina H1, α_1-adrenérgicos e colinérgicos muscarínicos. Além disso, bloqueiam os canais de sódio sensíveis à voltagem. Portanto, apresentam efeitos colaterais indesejáveis, como sedação, ganho de peso, xerostomia, obstipação, retenção urinária, arritmias e convulsões.[25,26,34]

Na intoxicação por ADTs, podem existir sintomas relacionados ao SNC e ao sistema cardiovascular. É comum haver sonolência, porém também podem provocar agitação, confusão mental, delírios e alucinações. Em função da ação anticolinérgica, podem ocasionar hipertermia, rubor facial, midríase, íleo paralítico e retenção urinária. Principalmente em idosos, podem provocar *delirium* anticolinérgico.[34,35]

A maior preocupação na *overdose* induzida por esses agentes está relacionada ao potencial cardiotóxico, que pode promover distúrbios da condução cardíaca. O prolongamento do QRS, assim como o aumento do intervalo QT, estão relacionados à ocorrência de arritmias potencialmente fatais. O achado mais comum no ECG é a taquicardia sinusal, no entanto existem alguns sinais que se associam ao maior risco de desenvolvimento de complicações, a exemplo do prolongamento do QRS (> 100 ms), prolongamento do QTc (> 430 ms) e relação R/S > 0,7 em aVR.[35]

INIBIDORES SELETIVOS DA RECAPTAÇÃO DE SEROTONINA

Os ISRSs são os ADs mais prescritos na atualidade, representados por fluoxetina, fluvoxamina, citalopram, escitalopram, paroxetina e sertralina. A incidência de ingestão de ISRSs em casos de intoxicação tem aumentado constantemente e deve-se, talvez, ao crescimento do número de prescrições desses fármacos.[36] De fato, apenas nos EUA, em 2017, um ISRS foi identificado em 57.254 exposições tóxicas de substâncias relatadas aos centros de envenenamento.[9]

Existem muitos estudos que comparam a ingestão de ISRSs com a de outros ADs, apontando que raramente há fatalidade causada por eles. Alguns estudos demonstram que 31 a 32% das ingestões de ADTs requerem intubação, em comparação com 4 a 6% daquelas por ISRSs.[33] Como consequência, a necessidade de internação em UTI é menor nesses casos. Além disso, tais agentes têm menor probabilidade de causar cardiotoxicidade quando comparados aos outros ADs, porém há maior associação do citalopram/escitalopram com efeitos adversos cardíacos em relação aos outros ISRSs, principalmente no que se refere ao aumento do intervalo QT.[37,38]

Os ISRSs são rapidamente absorvidos e atingem uma concentração sérica máxima dentro de 6 horas. A maioria deles demonstra alto grau de ligação às proteínas séricas e tem meia-vida longa, com atividade biológica sustentada devido aos metabólitos ativos, com exceção da fluvoxamina e da paroxetina, que não possuem metabólitos. O mecanismo de ação desses fármacos inclui a inibição da recaptação da serotonina nos neurônios, com menor capacidade de antagonizar os receptores muscarínicos, histaminérgicos e adrenérgicos, levando, então, a menor ocorrência de efeitos colaterais quando comparados a outros fármacos da mesma classe.[25,26]

Um dos efeitos colaterais comumente associados ao uso de ISRS é a síndrome da secreção inapropriada de hormônio antidiurético (SIADH), que causa hiponatremia e pode resultar em desfechos graves. No entanto, essa condição pode ocorrer com qualquer dosagem, e não apenas na *overdose*.[39]

A ingesta excessiva, ou a associação com outras substâncias com o mesmo mecanismo de ação, pode provocar a síndrome serotoninérgica (SS), condição associada ao aumento da transmissão serotoninérgica no SNC, atribuída sobretudo à estimulação dos receptores pós-sinápticos 5HT1A e 5HT2A.[40] A SS é classicamente descrita pela seguinte tríade: alterações do estado mental, hiperatividade autonômica e anormalidades neuromusculares. Suas manifestações e evolução variam de leves até a morte. Os sintomas relatados são diaforese, taquicardia, hipertermia, hipertensão, vômitos, diarreia, tremor, rigidez muscular, mioclonia e hiper-reflexia, sendo estes dois últimos os mais comuns. O diagnóstico dessa condição é essencialmente clínico (Quadro 7.4).[40,41]

Quadro 7.4
CRITÉRIOS DE HUNTER PARA SÍNDROME SEROTONINÉRGICA

Uso de agente serotoninérgico **mais um** dos critérios a seguir:
- Clônus espontâneo
- Clônus induzido **mais** agitação ou diaforese
- Clônus ocular **mais** agitação ou diaforese
- Hiper-reflexia **mais** tremor
- Hipertonia **mais** temperatura acima de 38 °C **mais** clônus ocular ou clônus induzido

Fonte: Dunkley e colaboradores.[41]

INIBIDORES DA MONOAMINOXIDASE

Os inibidores da monoaminoxidase (IMAOs) são ADs clássicos e têm em seu mecanismo de ação a inibição (reversível, ou não) da enzima que metaboliza a serotonina, a dopamina e a noradrenalina. Os IMAOs fenelzina, tranilcipromina e isocarboxazida são inibidores irreversíveis da enzima; dessa forma, a atividade enzimática bloqueada por eles só retorna após a síntese de novas enzimas, o que demora cerca de 2 a 3 semanas. Dentre eles, apenas a tranilcipromina é indicada para tratamento de transtornos depressivos.[25]

A prescrição desses medicamentos envolve importantes restrições dietéticas e considerações sobre interações medicamentosas. Essa preocupação se deve ao risco de ocorrência de SS, principalmente quando o IMAO está associado a outro fármaco serotoninérgico, além de poder desencadear crise hipertensiva. O risco de crise hipertensiva é maior em determinadas situações, como na ingestão de alimentos ricos em tiramina, pois esse aminoácido leva ao aumento de noradrenalina, em decorrência da inibição do metabolismo das monoaminas pelo IMAO, causando, assim, a elevação na pressão arterial (PA).[25,26]

INIBIDORES DA RECAPTAÇÃO DE SEROTONINA E NORADRENALINA

Os inibidores da recaptação de serotonina e noradrenalina (IRSNs) também podem causar quadros de intoxicação potencialmente letais e, apesar de serem mais seguros em *overdose* do que os ADTs e os IMAOs, podem apresentar maior toxicidade do que os ISRSs. Eles compartilham vários efeitos colaterais dos ISRSs. Contudo, podem causar aumento da PA e da frequência cardíaca, efeitos provavelmente mediados pelo estímulo noradrenérgico e que costumam ser dose-dependentes. Essa é uma das explicações associadas ao fato de que, na *overdose* por esses agentes, os pacientes podem exibir arritmias e crise hipertensiva e, portanto, é necessária a monitoração de sinais vitais e ECG, com manejo específico para a situação apresentada.[32]

MANEJO DAS INTOXICAÇÕES POR ANTIDEPRESSIVOS

O manejo inicial do paciente com suspeita de intoxicação por ADs inclui medidas de descontaminação do trato gastrintestinal (lavagem gástrica e carvão ativado), suporte cardiovascular, respiratório e realização precoce de ECG.

Em relação à intoxicação por ADTs, o uso de bicarbonato de sódio está indicado em pacientes com hipotensão e/ou arritmia, ou se houver prolongamento do QRS. Se surgir convulsão, deve-se tratá-la com BZD. Apesar da possível apresentação de síndrome anticolinérgica, a fisostigmina está contraindicada devido a relatos de parada cardiorrespiratória em assistolia. Mesmo que haja suspeita de intoxicação concomitante com BZD, o flumazenil também é contraindicado, pelo fato de reduzir o limiar convulsivo. Indivíduos com suspeita de intoxicação por ADT que estiverem assintomáticos devem ser monitorados, no mínimo, por 6 horas.[35]

O manejo do paciente com intoxicação por ISRS envolve, principalmente, medidas de suporte clínico. A realização de exames laboratoriais gerais, que inclui dosagem de eletrólitos, é prudente, assim como de ECG, nos casos de intoxicação por citalopram/escitalopram, essencialmente. Caso haja aumento do intervalo QT, deve-se instituir terapêutica com sulfato de magnésio, de forma a evitar a ocorrência de *torsades de pointes*. O paciente deve permanecer em observação e monitoração cardiorrespiratória até a normalização do traçado eletrocardiográfico.[38]

Caso o paciente preencha critérios para SS, medidas agressivas de suporte e estabilização devem ser tomadas, além da solicitação de exames de função renal, CPK, perfil hepático e coagulograma. É mandatória a suspensão de agentes serotoninérgicos, e deve-se fornecer oxigênio suficiente para manter a saturação de oxigênio ≥ 94%, além de cristaloides via intravenosa para tratar a hipovolemia e, até certo ponto, a hipertermia.

O BZD é importante para o manejo da agitação, pois é preferível a contenção química à física, devido ao risco de contrações musculares, piora da hipertermia e da lesão muscular durante a contenção física. O controle da febre elevada é essencial e depende da melhora da atividade muscular, pois a ocorrência dela na SS não está relacionada à alteração hipotalâmica, mas, sim, à atividade muscular excessiva. O uso de BZD pode ajudar nesse manejo, todavia, quando o paciente apresenta temperatura acima de 41,1 °C, deve-se realizar bloqueio neuromuscular, de preferência com o brometo de vecurônio, que antagoniza a acetilcolina, ligando-se competitivamente aos receptores colinérgicos da placa motora, bloqueando a transmissão neuromuscular, causando a paralisia dos músculos esqueléticos. Essas medidas devem ser acompanhadas de intubação orotraqueal e sedação.[40]

A ciproeptadina, fármaco antagonista do receptor de histamina 1 com propriedades antagônicas inespecíficas de 5HT1A e 5HT2A, também pode ser útil na SS, sobremaneira nos pacientes que não respondem às medidas de suporte e ao uso de BZD. A dose inicial dela deve ser de 12 mg e, se não houver melhora, podem-se administrar 2 mg a cada 2 horas até a obtenção da melhora clínica.[40]

O manejo da *overdose* por IMAO inclui medidas de descontaminação do trato gastrintestinal, medidas de suporte e atenção especial às possibilidades de SS e crise hipertensiva, com monitoração cardiorrespiratória e avaliação de sinais vitais. Devem-se evitar fármacos com atividade serotoninérgica e, também, agentes com ação simpaticomimética, que podem provocar a elevação da PA. A crise hipertensiva deve ser manejada especificamente de acordo com o órgão-alvo atingido, porém postula-se a redução gradual da PA na maioria dos casos.[25,26]

CONSIDERAÇÕES FINAIS

As intoxicações medicamentosas representam emergências médicas e podem ter desfechos fatais. Seu manejo correto, desde a suspeita até a utilização de antídotos específicos, está relacionado ao melhor prognóstico dos pacientes. Dessa forma, é essencial obter uma história clínica detalhada, realizar exames físico e psíquico e, também, conhecer as peculiaridades das *overdoses* de cada fármaco especificamente. Os psicotrópicos costumam estar associados a casos de intoxicação, sendo que identificar as complicações relacionadas a eles, como a SNM e a SS, é mandatório para o atendimento dos pacientes, assim como o domínio do manejo de cada situação.

REFERÊNCIAS

1. Nunes C, Alencar G, Bezerra C, Barreto M, Saraiva E. Panoramas das intoxicações por medicamentos no Brasil. Rev E-Ciência. 2017;5(2).
2. Okumura Y, Tachimori H, Matsumoto T, Nishi D. Exposure to psychotropic medications prior to overdose: a case-control study. Psychopharmacology (Berl). 2015; 232(16):3101-9.
3. Brasil. Ministério da Saúde. Portaria nº 1.271 de 6 de junho de 2014. Define a Lista Nacional de Notificação Compulsória de doenças, agravos e eventos de saúde pública nos serviços de saúde públicos e privados em todo o território nacional, nos termos do anexo, e dá outras providências [Internet]. Brasília, DF; 2014 [capturado em 05 jul. 2019]. Disponível em: http://bvsms.saude.gov.br/bvs/saudelegis/gm/2014/prt1271_06_06_2014.html
4. Sinitox. Dados de intoxicação [Internet]. Rio de Janeiro: Fundação Oswaldo Cruz; c2009 [capturado em 20 mar. 2019]. Disponível em: https://sinitox.icict.fiocruz.br/dados-nacionais.
5. Portalms.saude.gov.br [Internet]. Brasília, DF: Ministério da Saúde; c2019 [capturado em 18 mar 2019]. Disponível em: http://portalms.saude.gov.br/
6. Substance Abuse and Mental Health Services Administration. Drug Abuse Warning Network, 2011: national estimates of drug-related emergency department visits [Internet]. Rockville,

MD: SAMHSA, 2013 [capturado em 05 jul. 2019]. Disponível em: https://www.samhsa.gov/data/sites/default/files/DAWN2k11ED/DAWN2k11ED/DAWN2k11ED.pdf

7. Burillo-Putze G, Munne P, Dueñas A, Pinillos MA, Naveiro JM, Cobo J, et al. National multicentre study of acute intoxication in emergency departments of Spain. Eur J Emerg Med. 2003;10(2):101-4.
8. Cairns R, Karanges EA, Wong A, Brown JA, Robinson J, Pearson SA, et al. Trends in self-poisoning and psychotropic drug use in people aged 5–19 years: a population-based retrospective cohort study in Australia. BMJ Open. 2019;9:e026001.
9. Gummin DD, Mowry JB, Spyker DA, Brooks DE, Osterthaler KM, Banner W. 2017 Annual Report of the American Association of Poison Control Centers' National Poison Data System (NPDS): 35th Annual Report. Clin Toxicol (Phila). 2018;56(12):1213-415.
10. Erickson TB, Thompson TM, Lu JJ. The approach to the patient with an unknown overdose. Emerg Med Clin North Am. 2007;25:249.
11. McKnight RF, Adida M, Budge K, Stockton S, Goodwin GM, Geddes JR. Lithium toxicity profile: a systematic review and meta-analysis. Lancet. 2012;379(9817):721-8.
12. Dallalana CG. Caribé A, Miranda-Scippa A. Suicídio. In: Quevedo J, Silva AG, Nardi AE, organizadores. Depressão: teoria e clínica. 2. ed. Porto Alegre: Artmed; 2019. p. 234-55.
13. Lewitzka U, Jabs B, Fülle M, Holthoff V, Juckel G, Uhl I, et al. Does lithium reduce acute suicidal ideation and behavior? A protocol for a randomized, placebo-controlled multicenter trial of lithium plus Treatment As Usual (TAU) in patients with suicidal major depressive episode. BMC Psychiatry. 2015;15(1).
14. Araújo LC, Nery-Fernandes F, Quarantini LC, Miranda-Scippa A. Neurotoxicidade persistente secundária ao uso do lítio: relato de caso. Rev Bras Psiquiatria. 2006;28(2):163.
15. Ott M, Stegmayr B, Salander Renberg E, Werneke U. Lithium intoxication: Incidence, clinical course and renal function – a population-based retrospective cohort study. J Psychopharmacology. 2016;30(10):1008-19.
16. Malhi GS, Tanious M. Optimal frequency of lithium administration in the treatment of bipolar disorder: clinical and dosing considerations. CNS Drugs. 2011;25(4):289-98.
17. Haussmann R, Bauer M, von Bonin S, Grof P, Lewitzka U. Treatment of lithium intoxication: facing the need for evidence. Int J Bipolar Disord. 2015;3(1):23.
18. Lader M. Benzodiazepines revisited-will we ever learn? Addiction. 2011;106(12):2086-109.
19. Dodds T. Prescribed benzodiazepines and suicide risk: a review of the literature. Prim Care Companion CNS Disord. 2017;19(2).
20. An H, Godwin J. Flumazenil in benzodiazepine overdose. CMAJ. 2016;188(17-18):E537.
21. Isbister GK, O'Regan L, Sibbritt D, Whyte IM. Alprazolam is relatively more toxic than other benzodiazepines in overdose. Br J Clin Pharmacol. 2004;58(1):88-95.
22. Warner M, Trinidad JP, Bastian BA, Minino AM, Hedegaard H. Drugs most frequently involved in drug overdose deaths: United States, 2010-2014. Natl Vital Stat Rep. 2016;65(10):1-15.
23. Shih HI, Lin MC, Lin CC, Hsu HC, Lee HL, Chi CH, et al. Benzodiazepine therapy in psychiatric outpatients is associated with deliberate self-poisoning events at emergency departments: a population-based nested case-control study. Psychopharmacology (Berl). 2013;229(4): 665-71.
24. Lekka NP, Paschalis C, Beratis S. Suicide attempts in high-dose benzodiazepine users. Compr Psychiatry. 2002;43(6):438-42.
25. Schatzberg AF, Debattista C. Manual de Psicofarmacologia clínica. 8. ed. Porto Alegre: Artmed; 2017.
26. Stahl SM. Psicofarmacologia: bases neurocientíficas e aplicações práticas. 4. ed. Rio de Janeiro: Guanabara Koogan; 2014.
27. Divac N, Prostran M, Jakovcevski I, Cerovac N. Second-generation antipsychotics and extrapyramidal adverse effects. Biomed Res Int. 2014;2014:656370.

28. Lally J, Mac Cabe J. Antipsychotic medication in schizophrenia: a review. Br Med Bull. 2015;114(1):169-79.
29. Berling I, Buckley NA, Isbister GK. The antipsychotic story: changes in prescriptions and overdose without better safety. Br J Clin Pharmacol. 2016;82:249-54.
30. Strinic D, Belosic Halle Z, Luetic K, Nedic A, Petrovic I, Sucic M, et al. BPC 157 counteracts QTc prolongation induced by haloperidolol, fluphenazine, clozapine, olanzapine, quetiapine, sulpiride, and metoclopramide in rats. Life Sci. 2017;186:66-79.
31. Gurrera RJ, Caroff SN, Cohen A, Carroll BT, DeRoos F, Francis A, et al. An international consensus study of neuroleptic malignant syndrome diagnostic criteria using the Delphi method. J Clin Psychiatry. 2011;72(9):1222-8.
32. Hawton K, Bergen H, Simkin S, Cooper J, Waters K, Gunnell D, et al. Toxicity of antidepressants: rates of suicide relative to prescribing and non-fatal overdose. Br J Psychiatry. 2010;96(05): 354-8.
33. Howland RH. Psychiatric medications and sudden cardiac death: putting the risk in perspective. J Psychosoc Nurs Ment Health Serv. 2015;53(2):23-5 .
34. Clark S, Catt J, Caffery T. Rapid diagnosis and treatment of severe tricyclic antidepressant toxicity. BMJ Case Rep. 2015;2015.
35. Body R, Bartram T, Azam F, Mackway-Jones K. Guidelines in Emergency Medicine Network (GEMNet): guideline for the management of tricyclic antidepressant overdose. Emerg Med J. 2011;28(4):347-68.
36. Townsend E, Hawton K, Harriss L, Bale E, Bond A. Substances used in deliberate self-poisoning 1985-1997: trends and associations with age, gender, repetition and suicide intent. Soc Psychiatry Psychiatr Epidemiol. 2001;36(5):228-34.
37. White N, Litovitz T, Clancy C. Suicidal antidepressant overdoses: a comparative analysis by antidepressant type. J Med Toxicol. 2008;4(4):238-50.
38. Unterecker S, Warrings B, Deckert J, Pfuhlmann B. Correlation of QTc Interval prolongation and serum level of citalopram after intoxication – a case report. Pharmacopsychiatry. 2011;45(1): 30-34.
39. Viramontes T, Truong H, Linnebur S. Antidepressant-Induced Hyponatremia in Older Adults. Consult Pharm. 2016;31(3):139-50.
40. Jurek L, Nourredine M, Megarbane B, d'Amato T, Dorey J, Rolland B. Le syndrome sérotoninergique : une revue actualisée de la littérature. Rev Med Interne. 2019;40(2):98-104.
41. Dunkley EJ, Isbister GK, Sibbritt D, Dawson AH, Whyte IM. The Hunter Serotonin Toxicity Criteria: simple and accurate diagnostic decision rules for serotonin toxicity. QJM. 2003;96(9): 635-42.

EFEITOS ADVERSOS GRAVES DOS PSICOFÁRMACOS

DEBORA MARQUES DE MIRANDA
ANTÓNIO ALVIM SOARES
ALEXANDRE GUIMARÃES DE ALMEIDA BARROS
MARCO A. ROMANO-SILVA

8

As duas formas mais comuns de emergência psiquiátrica são a agitação psicomotora e o comportamento autodestrutivo ou, em situações extremas, a tentativa de suicídio. Esses dois últimos respondem por até 15% das emergências. Uma forma frequente de tentativa de suicídio é o uso intencional e excessivo de medicamentos. O risco de suicídio e a agitação psicomotora são tratados em capítulos específicos deste livro, porém, no presente capítulo, são discutidas as medidas de urgência e emergência tomadas em caso de uso excessivo de medicamentos e também as medidas adotadas em situações nas quais há efeitos colaterais graves durante o uso de medicamentos empregados na clínica psiquiátrica. Em primeiro lugar, são descritas as reações frequentes diante de alguns medicamentos e, na sequência, as particularidades das intoxicações de medicações comuns ou com características específicas.

REAÇÕES FREQUENTES EM INTOXICAÇÕES MEDICAMENTOSAS

REAÇÕES CUTÂNEAS INDUZIDAS POR FÁRMACOS

Reações adversas com manifestação cutânea afetam 2 a 3% dos pacientes hospitalizados, e as apresentações são muito variáveis quanto à forma e gravidade. Entre as formas de apresentação estão o eritema multiforme, a síndrome de Stevens-Johnson e a necrólise epidérmica tóxica.

O eritema multiforme é uma doença mucocutânea na qual pode haver ou não comprometimento de mucosa, podendo se manifestar de forma autolimitada, com envolvimento mínimo, até de forma progressiva e grave, cursando com extensa necrose mucocutânea. Caracteriza-se por lesões-alvo com distribuição acral limitada, envolvimento discreto de mucosa e pouca febre.

Tanto a síndrome de Stevens-Johnson quanto a necrólise epidérmica tóxica são entidades raras, na maior parte das vezes, associadas com uso de medicamentos e que cursam com alta taxa de mortalidade.

A síndrome de Stevens-Johnson é caracterizada de início por febre, mal-estar e mialgia, os quais precedem o aparecimento de erupções maculares e manchas, eritematosas ou purpúricas, que podem progredir para descamação da epiderme, de até 10% da superfície corporal, incluindo, na maior parte das vezes, 2 ou mais superfícies mucosas.[1] Os fármacos são os agentes causadores na maioria das vezes.[1,2] Os medicamentos considerados de alto risco são sulfonamidas, alopurinol, certos antiepilépticos, nevirapina e anti-inflamatórios não esteroides do tipo oxicam. Entre os fármacos de uso psiquiátrico, merecem destaque carbamazepina, valproato, fenitoína, fenobarbital e lamotrigina. A incidência relatada tem sido entre 1 e 7 casos por milhão de pessoas ao ano.[3] O diagnóstico da síndrome de Stevens-Johnson é essencialmente clínico, e a confirmação é feita pela biópsia de pele.[2,4]

A necrólise epidérmica tóxica, por sua vez, caracteriza-se por febre elevada, sinais de toxicidade sistêmica e esfoliação mucocutânea intensa. A lesão é muito dolorosa e extremamente variável de paciente para paciente, mas acomete conjuntivas, orofaringe e uretra.

Tanto na síndrome de Stevens-Johnson quanto na necrólise epidérmica tóxica, a complicação mais grave, porque costuma ser fatal, é a infecção devido à ruptura da barreira de proteção. O tratamento baseia-se na contenção do processo, sendo dois os princípios básicos: a remoção do agente agressor e a administração de cuidados de suporte, de preferência em uma unidade de queimados. Não há tratamento universalmente aceito.[3,5] Apesar da falta de dados definitivos e de estudos controlados, uma revisão recente[5] sugere que corticosteroides e imunoglobulinas intravenosas (IV) têm tendência a apresentar resultados positivos na síndrome de Stevens-Johnson.

ALTERAÇÕES HEMATOLÓGICAS

Inúmeras alterações hematológicas podem ser encontradas na prática psiquiátrica, como leucopenia, neutropenia, agranulocitose, trombocitopenia, anemia, além de leucocitose, trombocitose, eosinofilia e alterações na agregação plaquetária.

Ainda que diversos fármacos possam causar discrasias sanguíneas (Quadro 8.1), os efeitos colaterais hematológicos graves constituem eventos adversos relativamente raros, com cerca de 1 a 2 casos ao ano por 100 mil pacientes.[6] Os mecanismos incluem efeitos tóxicos diretos sobre a medula óssea, formação de anticorpos contra precursores hematopoiéticos ou mesmo a destruição periférica das células.

Quadro 8.1
PRINCIPAIS EFEITOS HEMATOLÓGICOS DOS FÁRMACOS PSIQUIÁTRICOS

CLASSE	MEDICAMENTO	EFEITO
APGs	Clorpromazina	Agranulocitose, anemia (aplásica, hemolítica), eosinofilia, neutropenia, trombocitopenia
	Flufenazina	Agranulocitose, eosinofilia, pancitopenia, leucocitose, neutropenia, trombocitopenia
	Haloperidol	Agranulocitose, leucocitose, neutropenia, linfomonocitose, alterações nos índices hematimétricos
	Tioridazina	Agranulocitose, neutropenia, trombocitopenia
ASGs	Clozapina	Agranulocitose, anemia, eosinofilia, leucocitose, neutropenia, linfopenia, trombocitopenia, trombocitose
	Olanzapina	Agranulocitose, neutropenia, leucocitose, trombocitopenia
	Quetiapina	Agranulocitose, púrpura trombocitopênica trombótica
	Risperidona	Agranulocitose, anemia, leucocitose, neutropenia, trombocitopenia
	Ziprasidona	Agranulocitose, neutropenia
ADTs	Amitriptilina	Agranulocitose, eosinofilia, neutropenia, trombocitopenia
	Nortriptilina	Agranulocitose, eosinofilia, púrpura, trombocitopenia
	Imipramina	Depressão da medula óssea, incluindo agranulocitose, eosinofilia, púrpura, trombocitopenia
	Clomipramina	Agranulocitose, neutropenia, pancitopenia, trombocitopenia

Continua ▶

Quadro 8.1 *Continuação*
PRINCIPAIS EFEITOS HEMATOLÓGICOS DOS FÁRMACOS PSIQUIÁTRICOS

CLASSE	MEDICAMENTO	EFEITO
IMAOs	Tranilcipromina	Agranulocitose, anemia, neutropenia, trombocitopenia
ISRSs	Citalopram	Anemia, alterações na agregação plaquetária, leucocitose, neutropenia
	Fluoxetina	CIVD, alterações na agregação plaquetária
	Fluvoxamina	Alterações na agregação plaquetária
	Paroxetina	Casos raros de púrpura, alterações na agregação plaquetária
	Sertralina	Anemia, alterações na agregação plaquetária, trombocitopenia
BZDs	Clonazepam	Anemia, eosinofilia, neutropenia, trombocitopenia
	Diazepam	Agranulocitose, anemia, pancitopenia, alterações na agregação plaquetária
	Lorazepam	Neutropenia
FAEs	Carbamazepina	Agranulocitose, anemia, eosinofilia, leucocitose, leucopenia, aplasia da série eritrocítica, trombocitopenia
	Lamotrigina	Anemia, pancitopenia, trombocitopenia, aplasia da série eritrocítica
	Valproato	Anemia, neutropenia, trombocitopenia, aplasia da série eritrocítica
Outros	Lítio	Leucocitose, leucemia, trombocitose
	Mirtazapina	Agranulocitose, anemia, neutropenia, pancitopenia, trombocitopenia
	Trazodona	Anemia, leucocitose, neutropenia
	Venlafaxina	Anemia, leucocitose, neutropenia

ADTs, antidepressivos tricíclicos; APGs, antipsicóticos de primeira geração; ASGs, antipsicóticos de segunda geração; BZDs, benzodiazepínicos; CIVD, coagulação intravascular disseminada; FAEs, fármacos antiepilépticos; IMAOs, inibidores da monoaminoxidase; ISRSs, inibidores seletivos da recaptação de serotonina.

Entre os medicamentos utilizados em psiquiatria, os antipsicóticos, incluindo a clozapina (com risco de agranulocitose em torno de 0,8%, predominantemente no primeiro ano de tratamento) e as fenotiazinas (clorpromazina, com risco de agranulocitose de 0,13%), assim como substâncias antiepilépticas (carbamazepina, com risco de neutropenia de cerca de 0,5%), são os agentes mais relacionados a neutropenia e agranulocitose.[7]

A agranulocitose é a discrasia sanguínea induzida por fármacos mais importante, com mortalidade estimada em 5 a 10%. Dessa forma, a presença de febre ou qualquer outro sinal de infecção em um paciente fazendo uso de medicações psiquiátricas exige atenção especial.[6,7] O tratamento vigoroso com agentes antimicrobianos de largo espectro e fatores estimuladores de medula óssea pode ser necessário.

HIPONATREMIA

A hiponatremia é definida como a concentração sérica de sódio abaixo de 135 mEq/L (valor de referência: 135-145 mEq/L). Na maioria dos pacientes, a queda no sódio sérico está associada à redução da osmolalidade plasmática (< 275 mOsmol/kg).

Entre as causas de hiponatremia relevantes em psiquiatria, estão a polidipsia primária e o uso terapêutico de medicamentos psicotrópicos, sendo este o mais relevante. Algumas características da hiponatremia induzida por medicamentos incluem o fato de, em geral, ser normovolêmica (síndrome da secreção inapropriada do hormônio antidiurético [SSIADH]); o risco maior no início do tratamento (primeiras semanas); a ocorrência independentemente da dose, e a normalização do sódio acontecendo em algumas semanas após a suspensão do medicamento. Fatores de risco são idade avançada, sexo feminino, insuficiência renal, presença de comorbidades e polifarmácia. Os principais fármacos psicotrópicos associados à hiponatremia são antipsicóticos (de primeira e segunda geração), antidepressivos tricíclicos, tetracíclicos e atípicos, inibidores seletivos da recaptação de serotonina (ISRSs), estabilizadores do humor e anticonvulsivantes (lítio, carbamazepina, ácido valproico, gabapentina e lamotrigina), benzodiazepínicos (lorazepam, alprazolam, clonazepam, etc.) e opioides.

O quadro clínico e laboratorial reflete a SSIADH. As características incluem hiponatremia hipotônica euvolêmica, ureia e creatinina normais, concentração sérica de ácido úrico baixa e urina concentrada (sódio urinário > 20 mEq/L). A história clínica deve explorar as medicações em uso pelo paciente, o estado volêmico, metabólico, a presença de transtornos psiquiátricos, de hipotireoidismo, insuficiência suprarrenal, infecções, etc. As manifestações clínicas da hiponatremia ocorrem principalmente quando a queda na concentração do sódio sérico é aguda. O gradiente osmótico formado favorece o deslocamento de água para dentro das células, causando edema cerebral.

A apresentação clínica inclui fraqueza, adinamia, fadiga, náusea e vômitos, mal-estar, sonolência, cefaleia, obnubilação e confusão mental, coma e convulsões. A gravidade do quadro está relacionada à intensidade da hiponatremia. Caso a adaptação cerebral, por meio da redução da osmolaridade do meio intracelular, seja eficaz, é possível o desenvolvimento de hiponatremia crônica assintomática, embora sintomas inespecíficos possam ocorrer (fadiga, náusea, vertigem, distúrbios de marcha, letargia).

Os exames laboratoriais incluem sódio sérico e urinário, glicemia (para descartar pseudo-hiponatremia) e ureia (cálculo da tonicidade). O achado de hiponatremia com urina diluída aponta para polidipsia primária como etiologia do quadro.

A reversão da hiponatremia inclui suporte clínico, tratamento da causa, suspensão da medicação causadora e correção do sódio sérico. A correção da natremia é feita de forma lenta, para evitar o desenvolvimento da síndrome de desmielinização osmótica (mielinólise pontina central), condição esta extremamente grave. A variação máxima do sódio sérico deve ser de 0,5 a 1 mEq/L/hora ou 12 mEq em 24 horas. Devem-se usar soluções hipertônicas na correção apenas quando houver sinais e sintomas neurológicos proeminentes; caso contrário, apenas o tratamento da causa corrigirá a natremia. No tratamento da SSIADH, pode ser necessária a associação de diurético de alça para evitar a excreção do sódio infundido e retenção de água, o que piora o quadro.

Fórmula para cálculo da variação estimada do sódio sérico após infusão de 1 litro de solução parenteral:

$$\text{Variação estimada do sódio} = \frac{(\text{Sódio na infusão} - \text{Sódio do paciente})}{\text{Água corporal total} + 1}$$

Água corporal total = Peso (kg) × 0,6 (homem jovem) × 0,5 (homem idoso e mulher jovem) × 0,45 (mulher idosa).

ARRITMIAS CARDÍACAS

BRADIARRITMIAS

As bradiarritmias são arritmias cardíacas com frequência cardíaca (FC) absoluta baixa (FC < 50 batimentos por minuto [bpm]) ou inadequadamente baixa (nas condições em que se esperam frequências aumentadas). A patogênese relaciona-se a alterações eletrofisiológicas causadas pelos psicotrópicos (p. ex., bloqueio de canais iônicos), que resultam em lentificação da condução elétrica pelo sistema de condução cardíaco. As bradiarritmias estão associadas, sobretudo, ao uso de antidepressivos tricíclicos (bloqueio dos canais rápidos de sódio).

O quadro clínico é composto por tonturas, síncope, confusão mental, dor torácica e dispneia. Dependendo do tipo de bradiarritmia e das condições de base do paciente, pode ocorrer morte súbita. Ressalta-se que a bradiarritmia pode estar presente, mas os sintomas clínicos podem ser decorrentes de outro aspecto da intoxicação.

No exame, são importantes a mensuração da pressão arterial (PA), dos pulsos, a ausculta cardíaca e pulmonar, o exame neurológico, além da história de uso de medicações, de morbidades e de sinais periféricos de baixo fluxo. Deve-se realizar eletrocardiograma (ECG) de 12 derivações. Se houver sinais ou sintomas de instabilidade, o paciente deve ser monitorado (FC, PA, ECG contínuo, oximetria), com início imediato da abordagem terapêutica. A análise do ECG e a classificação da arritmia envolvem a avaliação da presença de onda P, do intervalo PR, da relação entre ondas P e QRS e da presença de bloqueios de ramo ou suas divisões.

- **Bradicardia sinusal:** presença de onda P sinusal (positiva em D1 e aVL, D2, D3 e aVF), intervalo PR < 200 ms, sempre acompanhados de QRS e frequência < 50 bpm.
- **Bloqueio atrioventricular (BAV) de primeiro grau:** ondas P seguidas de QRS, porém com intervalo PR alargado (> 200 ms).
- **BAV de segundo grau:** presença de bloqueio na condução de impulsos gerados no átrio a partir do nó atrioventricular; algumas ondas P não são seguidas de QRS.
  - **BAV de segundo grau Mobitz I (Wenckebach):** aumento progressivo do intervalo PR até que ocorre uma falha de condução (onda P sem QRS na sequência). Digno de nota, o intervalo P-P é constante.
  - **BAV de segundo grau Mobitz II:** as ondas P podem ou não ser conduzidas (presença ou não de complexo QRS para cada onda P), e o intervalo PR, se presente, é constante.
  - No Mobitz II, a alteração da condução encontra-se no sistema de His-Purkinje que, por ser um tecido de condução "tudo ou nada", justifica a constância do intervalo PR. No Mobitz I, como dito, o problema da condução está no atraso dela no nó atrioventricular, o que explica os intervalos PR crescentes. Vale ressaltar que, pelo fato de a alteração do BAV de segundo grau Mobitz II se localizar no sistema de condução de His-Purkinje, a chance da evolução para uma dissociação atrioventricular, com ritmo de escape ventricular, é maior, e a indicação de marca-passo deve ser considerada.

- **BAV de terceiro grau ou total:** dissociação entre a despolarização atrial e ventricular; não há correlação entre ondas P (despolarização atrial) e QRS (despolarização ventricular); os intervalos PR são irregularmente variáveis. Os intervalos P-P e R-R mostram frequências atriais e ventriculares diferentes, e o ritmo de escape juncional (QRS estreito) ou ventricular (QRS alargado), em geral, caracteriza-se por frequência menor do que a da ativação atrial.

As formas graves de bradiarritmias são representadas pelo BAV de segundo grau Mobitz II e BAV total. A alteração da condução cardíaca pelos antidepressivos tricíclicos (amitriptilina, imipramina, nortriptilina) é dose-dependente, ocorrendo tanto em doses terapêuticas como nas intoxicações. Na maioria dos pacientes, os atrasos na condução cardíaca pelos antidepressivos tricíclicos não são graves (bradicardia sinusal, BAV de primeiro grau, etc.) e não repercutem no quadro clínico. Entretanto, bloqueios mais graves podem acontecer, sobretudo em pacientes com alterações prévias no sistema de condução (bloqueio de ramo [QRS > 12 ms], lesão do sistema de condução, etc.). Além disso, ritmos de escape (ECG: ritmo idioventricular) podem ser suprimidos, causando assistolia e parada cardiorrespiratória.

Nos pacientes estáveis, não há necessidade de elevação da FC imediatamente, devendo-se monitorar o paciente e avaliá-lo para possível troca da medicação causadora do quadro. Nas bradiarritmias instáveis (choque, hipotensão, má perfusão periférica, alteração do nível de consciência, angina, dispneia), deve-se monitorar o paciente de preferência em unidade de terapia intensiva (UTI), estabelecer acesso venoso e disponibilizar oxigênio.

Inicia-se a terapêutica na seguinte ordem: atropina 0,5 mg, IV, a cada 3 a 5 minutos (máx. de 3 mg), marca-passo transcutâneo ou dopamina (2-10 µg/min) ou epinefrina (2-10 µg/min). Caso o quadro não reverta, deve ser implantado o marca-passo transvenoso. Mais um ponto importante é a suspensão da medicação causadora e sua substituição por outro fármaco. Após cerca de 4 meia-vidas, a arritmia tende a reverter. Se isso não acontecer, deve-se realizar consulta com um especialista para avaliação de implante de marca-passo definitivo. Esta situação ocorre principalmente em casos de BAV avançado (Mobitz II ou BAV total). De qualquer maneira, a avaliação do paciente por especialista é essencial para descartar causas predisponentes ao quadro.

TAQUIARRITMIAS

As taquiarritmias são alterações do ritmo cardíaco caracterizadas por FC alta (> 100 bpm). Ocorrem pelo aumento do automatismo de determinado grupo de células cardíacas que assumem o controle da despolarização cardíaca ou por mecanismo de reentrada. Estão associadas ao uso de antidepressivos tricíclicos, antipsicóticos e lítio.

Os pacientes podem ter tonturas, mal-estar, síncope, dispneia, dor torácica, palpitação e hipotensão. A história clínica deve avaliar a presença de comorbidades, uso de medicações, drogas ilícitas, enquanto o exame físico deve envolver medição da PA, do pulso, avaliação neurológica e ausculta cardíaca e pulmonar. O paciente instável (apresentando choque, hipotensão, alteração do nível de consciência, angina, dispneia) deve ser estabilizado imediatamente, e a história e o exame físico, realizados ao mesmo tempo ou logo que possível. No paciente sem critérios de instabilidade, obtém-se um ECG de 12 derivações para classificação da arritmia e terapêutica. Outros exames dependerão do estado clínico do paciente.

As taquicardias de complexo largo, definidas como QRS > 12 ms, potencialmente fatais, com probabilidade de degenerar para fibrilação ventricular, são a taquicardia ventricular (TV) monomórfica e a TV polimórfica. A TV polimórfica irregular pode estar associada a *torsades de pointes* (TdP) se houver aumento do intervalo QT. As taquiarritmias englobam vários padrões de ritmo, sendo primordial estabelecer se a arritmia é estável ou instável. No quadro instável, inicia-se imediatamente o tratamento com cardioversão sincronizada ou desfibrilação em caso de parada cardiorrespiratória. No paciente estável, se o QRS é estreito (< 12 ms), utilizam-se manobras vagais, adenosina, β-bloqueador ou bloqueador de canal de cálcio (se fração de ejeção ventricular esquerda normal) para tentar reduzir a frequência. Se o QRS é largo (> 12 ms), pode ser usado antiarrítmico (amiodarona).

ELETROCARDIOGRAMA EM PADRÃO DE BRUGADA

A síndrome de Brugada consiste em características clínicas (história familiar de morte súbita, síncope, fibrilação ventricular, TV polimórfica) e eletrocardiográficas específicas (padrão no ECG de bloqueio de ramo direito com elevações do segmento ST de V1 a V3). Em pacientes sem as características clínicas, a presença das alterações eletrocardiográficas é chamada de ECG em padrão de Brugada, e os pacientes podem ter morte súbita. Aqueles em uso de antidepressivos tricíclicos, fluoxetina e neurolépticos podem apresentar alterações semelhantes ao Brugada no ECG.

PROLONGAMENTO DO INTERVALO QT/*TORSADES DE POINTES*

O intervalo QT vai do início do complexo QRS ao fim da onda T e representa fenômenos elétricos ventriculares (QTc, intervalo QT corrigido pela frequência cardíaca – Fórmula de Bazett: QTc = intervalo QT/raiz quadrada da FC) – Valor normal: < 430-450 ms). Um intervalo QT prolongado (> 450-470 ms) predispõe ao desenvolvimento de taquicardias ventriculares polimórficas ou TdP. Ressalta-se que isso é mais frequente se existirem anormalidades eletrolíticas, cardíacas congênitas, no sexo feminino, em idade > 65 anos e caso haja bradiarritmias.

Vários fármacos estão associados ao prolongamento do intervalo QT, entre eles antidepressivos (tricíclicos, fluoxetina, citalopram) e antipsicóticos (tioridazina, ziprasidona, clozapina). A patogênese envolve o bloqueio de canais de potássio retificadores internos, importantes na repolarização das células cardíacas, o que altera a eletrofisiologia dos miócitos. Para pacientes com QTc > 500 ms, deve-se considerar substituição da medicação e consulta com cardiologista. Caso TdP ou outra TV ocorra e seja sustentada (duração > 30 s), deve-se suspender o uso da medicação e fazer o suporte clínico adequado de acordo com o suporte avançado de vida em cardiologia (ACLS).

SÍNDROMES TARDIAS – DISCINESIA TARDIA

As síndromes tardias (STs) constituem um grupo de distúrbios caracterizados por movimentos anormais, persistentes e de instalação insidiosa, causados por agentes bloqueadores de receptores dopaminérgicos, em especial antipsicóticos e antieméticos (como a metoclopramida). Enquanto o termo "ST" engloba inúmeras manifestações clínicas, que incluem coreia, atetose, distonia, acatisia, comportamentos estereotipados e, raras vezes, tremor, o termo "discinesia tardia" (DT) refere-se especificamente aos movimentos orobucolinguais, associados a movimentos dos dedos.[8]

Por definição, os sintomas estão presentes por um período mínimo de 4 semanas e se desenvolvem durante a exposição a um neuroléptico ou em até 4 semanas após sua retirada, prazo que é estendido para 8 semanas no caso de medicações de depósito. É necessária, ainda, história de uso de medicamentos neurolépticos por pelo menos 3 meses (ou 1 mês, em indivíduos com mais de 60 anos).[9]

A fisiopatologia ainda não foi completamente elucidada. As teorias mais aceitas sugerem que a exposição crônica a neurolépticos resulta em uma combinação de hipersensibilidade dos receptores de dopamina pós-sinápticos, anormalidades em neurônios GABAérgicos estriatais e degeneração de interneurônios colinérgicos estriatais. Além disso, o bloqueio crônico com neurolépticos pode resultar em aumento da expressão dos receptores D2 e aumento da sensibilidade dos receptores dopaminérgicos (Quadro 8.2).

Além de outras condições médicas, a DT deve ser distinguida das estereotipias e dos maneirismos psicóticos associados a esquizofrenia, autismo e retardo mental grave (Quadro 8.3).

Sendo, por definição, a DT um quadro iatrogênico, o melhor tratamento é a prevenção. Uma vez diagnosticada, a suspensão ou redução da dose do fármaco

Quadro 8.2
FATORES DE RISCO PARA O DESENVOLVIMENTO DAS SÍNDROMES TARDIAS

- Idade avançada*
- Sexo feminino
- População afrodescendente
- Uso de antipsicóticos de primeira geração
- Doses altas e tratamento prolongado com neuroléptico
- Transtornos do humor
- Déficit cognitivo
- Presença de sintomas negativos
- Abuso de álcool e outras substâncias
- Uso de lítio e agentes antiparkinsonianos
- Diabetes
- Infecção pelo vírus da imunodeficiência humana (HIV)
- Surgimento precoce de sintomas extrapiramidais

*Para distonia tardia, quanto mais jovem o indivíduo, maior o risco.

Quadro 8.3
DIAGNÓSTICO DIFERENCIAL DAS SÍNDROMES TARDIAS

1. Discinesia tardia:
- Doença de Huntington
- Degeneração hepatolenticular
- Edentulismo
- Sequela de AVC
- Quadros coreiformes
- Discinesia induzida por fármacos:
  - Levodopa
  - ADTs
  - ISRSs
  - ISRSNs
  - Lítio
  - Fenitoína

2. Distonia tardia:
- Distonia primária
- Distonias degenerativas (i.e., doença de Wilson)
- Distonia secundária

3. Tremor:
- Tremor essencial
- Tremor cerebelar
- Tremor idiopático
- Parkinsonismo

ADTs, antidepressivos tricíclicos; AVC, acidente vascular cerebral; ISRSs, inibidores seletivos da recaptação de serotonina; ISRSNs, inibidores seletivos da recaptação de serotonina e noradrenalina.

causador deve ser considerada seriamente. A Figura 8.1 propõe um algoritmo para o tratamento da DT. Sabe-se que a exposição crônica a neurolépticos se associa a aumento do *turnover* de dopamina no cérebro, levando à produção de radicais livres citotóxicos. Apesar disso, o uso de vitamina E (1.600 mg/dia) e de outros antioxidantes, como a melatonina, a vitamina B_6 ou o ácido eicosapentaenoico, não teve eficácia comprovada no tratamento das STs.

CRISE HIPERTENSIVA

A crise hipertensiva é uma condição clínica potencialmente fatal, definida como uma elevação na PA, em geral com níveis de PA sistólica maiores que

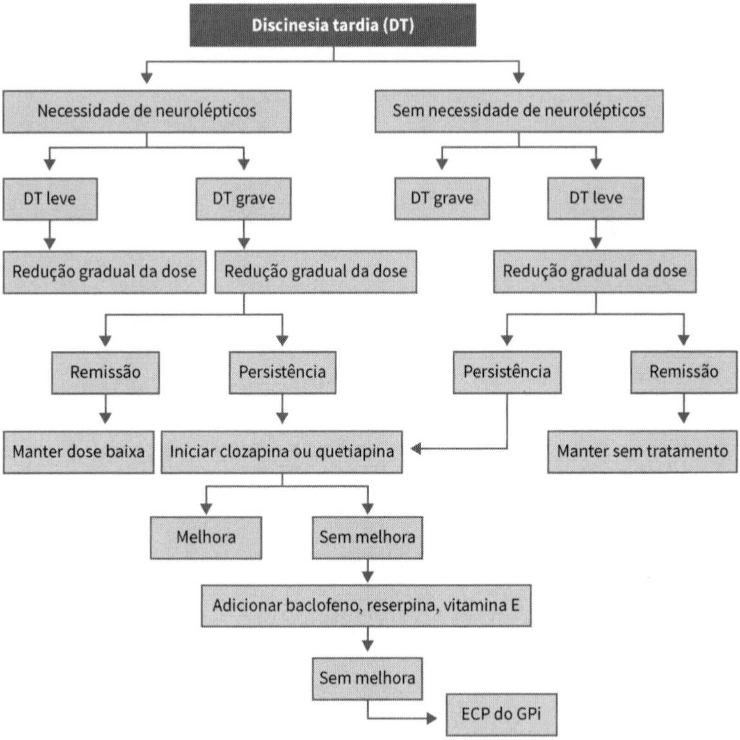

FIGURA 8.1
Algoritmo para tratamento da discinesia tardia.
ECP, estimulação cerebral profunda; GPi, globo pálido interno.

160 a 180 mmHg e diastólica maiores que 110 a 120 mmHg, associada a lesão de órgãos-alvo. Ressalta-se que determinados grupos podem desenvolver lesões agudas em órgãos-alvo com níveis pressóricos mais baixos (gestantes, indivíduos com glomerulopatias agudas), enquanto outros toleram níveis mais altos (hipertensos crônicos). Assim, o valor absoluto isolado da PA assume papel secundário no raciocínio clínico. A crise hipertensiva é classificada em emergência ou urgência hipertensiva com base na presença ou ausência de lesão aguda em órgãos-alvo (cérebro, coração, rins e retina).

A emergência hipertensiva consiste na elevação da PA associada a lesão aguda, em evolução, de órgãos-alvo, com risco iminente de perda irreversível do órgão e/ou morte. Em geral, é necessária a internação em UTI para monitoração e administração de agentes anti-hipertensivos parenterais. Apresenta-se clinicamente como encefalopatia hipertensiva, dissecção aguda de aorta, edema agudo de pulmão, hemorragias intracranianas (subaracnóidea, intraparenquimatosa), síndromes coronarianas agudas, pré-eclâmpsia/eclâmpsia e insuficiência renal aguda.

O uso de inibidores da monoaminoxidase (IMAOs) em conjunto com dieta rica em tiramina (vinhos, queijos, chocolate, cerveja, etc.) ou fármacos simpaticomiméticos pode desencadear crise adrenérgica grave com emergência hipertensiva. Crises adrenérgicas graves também podem ocorrer com cocaína, anfetaminas, metoclopramida, bem como durante a retirada da clonidina (agonista α_2-adrenérgico).

As urgências hipertensivas consistem em elevação da PA em pacientes com grande risco de evoluir para – mas ainda sem – lesão aguda de órgãos-alvo. São pacientes que evoluirão para lesão aguda e progressiva dos órgãos-alvo se a PA não for controlada.

A história e o exame físico devem ser sucintos, visando à distinção entre os dois tipos de crise hipertensiva, porque a emergência hipertensiva é abordada imediatamente. Pesquisam-se história de hipertensão, gestação e doença hipertensiva específica da gravidez, existência de lesão prévia em órgão-alvo (insuficiência cardíaca, doença coronariana, insuficiência renal crônica, etc.) e uso de medicações ou substâncias (atenção especial nesse item no paciente psiquiátrico).

A PA deve ser aferida nos 2 braços, de preferência pelo método oscilométrico. Observa-se a presença de sinais e sintomas indicando o comprometimento de órgãos-alvo. Exemplos incluem dor torácica (isquemia miocárdica, dissecção de aorta), dor lombar, pulsos assimétricos, medidas de PA expressivamente diferentes nos 2 braços, massas pulsáteis, sopros cardíacos e abdominais (dissecção aguda de aorta), dispneia, taquipneia, crepitações pulmonares, terceira bulha (insuficiência cardíaca, edema agudo de pulmão), alterações no nível de consciência, sintomas neurológicos focais, cefaleia, convulsões, distúrbios visuais, fundoscopia alterada, náusea e vômitos (leucoencefalopatia posterior reversível, hemorragia intracraniana, eclâmpsia), etc.

Os exames complementares serão ditados pela condição clínica, lembrando sempre que, nos pacientes com quadro emergencial claro, deve-se dar prioridade à intervenção terapêutica imediata e ao suporte em UTI.

Nos diagnósticos diferenciais, a pseudocrise hipertensiva tem especial relevância em psiquiatria. Caracteriza-se pela elevação da PA associada a descarga adrenérgica (transtornos de ansiedade, medo, cefaleia, dor, etc.), mas sem comprometimento agudo ou crônico de órgãos-alvo. A terapêutica envolve o tratamento da condição principal (ansiolíticos, analgésicos), não sendo prescrita medicação anti-hipertensiva. O tratamento do quadro hipertensivo depende da avaliação e do diagnóstico inicial. Pacientes com apresentação menos intensa, com queixas como cefaleia, ansiedade, tontura e/ou dores inespecíficas, devem ser cuidadosamente avaliados para exclusão de lesão aguda em órgãos-alvo ou risco aumentado de desenvolvê-las. Aqueles com esse risco devem ser manejados com anti-hipertensivos orais e redução da PA em 24 a 48 horas.

A terapêutica na emergência hipertensiva envolve a redução da PA e o controle dos distúrbios clínicos presentes. Os pacientes são internados e, se possível, submetidos a monitoração invasiva de PA. Reduz-se a PA em 20 a 25% da PA média inicialmente, nas primeiras 24 horas, sendo 10 a 15% durante a primeira hora. Os medicamentos utilizados devem ser direcionados dependendo das condições associadas. Entre os anti-hipertensivos parenterais, citam-se nitroprussiato de sódio (grande potencial dilatador arterial), nitroglicerina (em doses baixas a moderadas, principal dilatador venoso), hidralazina, esmolol (β-bloqueador), labetalol (α e β-bloqueador) e metoprolol (β-bloqueador). Vale lembrar que esses pacientes estão sujeitos a isquemias agudas, inclusive cerebral, em caso de reduções intensas da PA nas primeiras horas de tratamento, devido à adaptação da autorregulação vascular para níveis pressóricos mais altos. Os fármacos psicotrópicos associados ao quadro devem ser suspensos como parte da terapêutica inicial.

SÍNDROME NEUROLÉPTICA MALIGNA

A síndrome neuroléptica maligna (SNM) é uma emergência médica, potencialmente fatal, com incidência de 0,02 a 2,44%, associada ao uso de agentes neurolépticos. Trata-se de uma síndrome clínica caracterizada por rigidez muscular, hipertermia, disautonomia e alterações no estado mental, não sendo específica de qualquer diagnóstico neuropsiquiátrico.

Embora os mecanismos fisiopatológicos precisos da SNM não sejam conhecidos, o bloqueio dos receptores dopaminérgicos D2, com depleção aguda de dopamina, provavelmente desempenha um papel crucial. A atividade noradrenérgica central também parece se relacionar à doença, já que sintomas de hiperatividade simpática estão presentes na fase ativa da SNM (Tab. 8.1).

A SNM é associada com mais frequência a fármacos antipsicóticos de primeira geração (APGs) de alta potência. No entanto, APGs de baixa potência e os de segunda geração (ASGs), em especial o aripiprazol, assim como as substâncias antieméticas (i.e., metoclopramida, prometazina), os antidepressivos e o lítio, também podem levar a quadros de SNM. Os sintomas costumam se desenvolver durante as 2 primeiras semanas após o início ou o aumento da terapia com antipsicóticos. Ainda que não seja uma condição dose-dependente, doses mais elevadas constituem um fator de risco, bem como aumento recente ou rápido das doses, troca de agentes, sexo masculino e administração parenteral.[10]

Em geral, os pacientes recuperam-se em 7 a 11 dias. Constituem fatores de risco para um curso prolongado o uso de antipsicóticos de depósito e a presença de doença cerebral estrutural concomitante.[11] A maioria dos pacientes recupera-se sem sequelas neurológicas, exceto nos casos em que há hipóxia grave ou hipertermia por período prolongado. Como diagnóstico diferencial, devem ser excluídas meningite, encefalite, infecções sistêmicas, insolação e disautonomias induzidas por drogas (Tab. 8.1 e Quadro 8.4).

Tabela 8.1
CRITÉRIOS DIAGNÓSTICOS PARA SÍNDROME NEUROLÉPTICA MALIGNA DO INTERNATIONAL CONSENSUS STUDY

CRITÉRIO DIAGNÓSTICO	PONTUAÇÃO*
Exposição a antagonista de dopamina ou retirada de agonista dopaminérgico nas últimas 72 h	20
Hipertermia (> 38 °C em pelo menos 2 medidas, por via oral)	18
Rigidez	17
Alteração do estado mental (rebaixamento do nível ou flutuações de consciência)	13
Elevação de CPK (ao menos 4 vezes o valor de referência)	10
Labilidade do sistema nervoso simpático, definida como pelo menos 2 dos seguintes: • Elevação da PA (sistólica ou diastólica ≥ 25% acima dos valores basais) • Flutuação da PA (variação ≥ 20 mmHg na pressão diastólica ou ≥ 25 mmHg na sistólica, no prazo de 24 h) • Diaforese • Incontinência urinária	10
Hipermetabolismo (aumento da FC ≥ 25% acima dos valores basais) e aumento da FR (≥ 50% acima dos valores basais)	5
Exclusão de causas infecciosas, tóxicas, metabólicas ou neurológicas	7
Total	**100**

*Cada item recebe uma pontuação por sua importância relativa ao diagnóstico.
CPK, creatinofosfocinase; FC, frequência cardíaca; FR, frequência respiratória; PA, pressão arterial.

Fonte: Gurrera e colaboradores.[11]

Quadro 8.4
DIAGNÓSTICOS DIFERENCIAIS DA SÍNDROME NEUROLÉPTICA MALIGNA

Causas infecciosas	
• Tétano • Meningites ou encefalites • Síndrome encefalomielítica pós-infecciosa	• Abscesso cerebral • Sepse • Neurossífilis
Causas neuropsiquiátricas	
• Vasculite do sistema nervoso central • Síndrome de Shy-Drager • Catatonia maligna idiopática • *Delirium* • Efeitos benignos extrapiramidais • *Status epilepticus* não convulsivo	• Lesões estruturais, particularmente envolvendo o mesencéfalo • Porfiria aguda • Hidrocefalia aguda • Encefalopatia hepática
Causas tóxicas ou farmacológicas	
• Síndrome anticolinérgica • Envenenamento por salicilato • Hipertermia maligna • Síndrome serotoninérgica	• Substâncias de abuso (anfetaminas, alucinógenos) • Retirada de agonistas de dopamina, baclofeno, sedativo-hipnóticos e álcool
Causas endócrinas	
• Tireotoxicose	• Feocromocitoma
Causas ambientais	
• Choque térmico	• Envenenamento por estricnina

Fonte: Strawn e colaboradores.[12]

O tratamento envolve a descontinuação do fármaco causador da síndrome. Medidas de suporte são indicadas conforme a necessidade de reposição de líquidos e eletrólitos, redução da febre e suporte das funções cardíaca, respiratória e renal. Se a creatinofosfocinase (CPK) estiver muito elevada, a administração vigorosa de fluidos IV e a alcalinização da urina são necessárias para prevenir a insuficiência renal causada pela rabdomiólise.

Benzodiazepínicos, administrados por via oral ou parenteral, podem amenizar os sintomas e acelerar a recuperação, particularmente em quadros mais leves de SNM. São indicados também para o tratamento da agitação psicomotora nesses pacientes. O uso da amantadina é iniciado com doses de 200 a 400 mg/dia, divididos em 2 tomadas. Para a bromocriptina, emprega-se a dose inicial de 2,5 mg, por via oral, 2 ou 3 vezes ao dia, chegando-se a um máximo de 45 mg/dia, se necessário. Nos casos de elevações extremas da temperatura corporal, rigidez e hipermetabolismo, o dantrolene parece ser a opção mais indicada, em doses que variam de 1 a 2,5 mg/kg, administradas inicialmente, e seguidas por doses de 1 mg/kg a cada 6 horas. Cabe ressaltar que o emprego de tais medicamentos na SNM ainda carece de mais evidências acerca de sua eficácia.

Para casos resistentes, a eletroconvulsoterapia pode ser utilizada com segurança, em um regime que inclui de 6 a 10 sessões. O tratamento farmacológico deve ser mantido por pelo menos 14 dias ou até que todos os sintomas residuais tenham diminuído (sobremaneira os sintomas extrapiramidais). Havendo necessidade de reintrodução do antipsicótico, a preferência é dada a agentes de menor potência, devendo a dose inicial ser a mais baixa possível, permitindo ao clínico aumentá-la de modo gradual por titulação, a fim de estabelecer o menor nível terapêutico possível que controle clinicamente o quadro psiquiátrico de base.[13]

A principal complicação é a rabdomiólise, presente em 30% dos pacientes, mas outras condições comuns são insuficiência respiratória aguda (16%) e lesão renal aguda (17,7%). A taxa de mortalidade decorrente da SNM é estimada em 5,6%.[14]

SINTOMAS EXTRAPIRAMIDAIS

ACATISIA

A acatisia é a forma mais comum de sintoma extrapiramidal (SEP) e, em geral, apresenta-se como inquietação motora com uma vontade irresistível de mover-se e uma incapacidade de ficar parado. Com frequência, pode ser confundida com ansiedade ou aumento da agitação psicótica, resultando, por vezes, em aumento da dose do antipsicótico e consequente piora do quadro clínico. Relatos de prevalência variam amplamente, entre 20 e 75%.

O *Manual diagnóstico e estatístico de transtornos mentais*, 5ª edição (DSM-5) dedica um capítulo ao tópico "Transtornos do movimento induzidos por medicamentos e outros efeitos adversos de medicamentos".[9] Nessa nova edição do *Manual*, a acatisia caracteriza-se por queixas subjetivas de inquietude, comumente acompanhadas de movimentos excessivos observados (p. ex., movimentos inquietos ou balançar de pernas, oscilar de um pé para outro quando está de pé, caminhar a esmo, incapacidade de ficar sentado ou permanecer quieto de pé). Tais sintomas ocorrem dentro de poucas semanas após o início ou o aumento da dose de um medicamento (p. ex., um neuroléptico) ou depois da redução da dose de um medicamento usado para tratar SEPs.[9]

A redução da dose do antipsicótico, se possível, deve ser tentada em primeiro lugar. Caso a redução se mostre ineficaz, a adição de benzodiazepínicos é uma alternativa possível. Lorazepam deverá ser iniciado com 0,5 mg, por via oral,

2 vezes ao dia, dose que poderá ser aumentada até o máximo de 6 a 10 mg/dia, se os sintomas persistirem.

Caso o benzodiazepínico se mostre ineficaz, o tratamento com β-bloqueadores poderá ser uma opção. Recomenda-se o uso de propranolol na dose inicial de 10 mg, por via oral, 2 vezes ao dia. É possível chegar ao máximo de 60 mg, divididos em 3 tomadas diárias. Os β-bloqueadores são contraindicados em pacientes com doenças respiratórias, como asma brônquica e doença pulmonar obstrutiva crônica. A PA deve ser monitorada, pelo risco de hipotensão.

Os anticolinérgicos, como o biperideno (2-6 mg/dia), também podem ser úteis. Os pacientes em uso desse medicamento devem ser monitorados para efeitos anticolinérgicos, incluindo boca seca, constipação, retenção urinária e queixas cognitivas.[10]

PARKINSONISMO INDUZIDO POR ANTIPSICÓTICO

O parkinsonismo induzido por antipsicótico é caracterizado pela presença de sinais ou sintomas parkinsonianos (i.e., tremor de repouso, rigidez muscular e bradicinesia) que se desenvolvem em associação com o uso de medicamentos neurolépticos.

Pelo menos um dos seguintes sinais e sintomas deverá estar presente:

- Tremor parkinsoniano (i.e., um tremor amplo, rítmico e de repouso, com uma frequência entre 3 e 6 ciclos por segundo, afetando membros, cabeça, boca ou língua).
- Rigidez muscular parkinsoniana (i.e., rigidez em roda dentada ou rigidez contínua).
- Acinesia (i.e., redução nas expressões faciais espontâneas, nos gestos, na fala ou nos movimentos corporais).

Os sinais ou sintomas surgem em algumas semanas depois do início ou aumento rápido da dose do neuroléptico ou após a redução ou suspensão de um medicamento que está sendo usado para tratar ou prevenir SEPs agudos e não devem ser mais bem explicados por outro transtorno mental ou condição médica geral (doença de Parkinson, doença de Wilson) ou causados por uma medicação não neuroléptica.[9]

Pelo menos 50% dos pacientes ambulatoriais tratados em longo prazo com neurolépticos desenvolvem sinais ou sintomas parkinsonianos em algum momento durante o tratamento.

O tratamento consiste na redução da dose da medicação. Caso seja necessário, indica-se o uso de antiparkinsonianos. Como primeira escolha, recomendam-se medicações anticolinérgicas, como o biperideno, 2 a 6 mg/dia, por via oral. Os anticolinérgicos devem ser administrados com cautela em pacientes com glaucoma ou quadros demenciais. Se o paciente não tolerar a medicação anticolinérgica, a amantadina pode ser tentada, em doses de 100 a 400 mg ao dia. Seus principais efeitos colaterais incluem hipotensão, agitação e piora do quadro psicótico. Em alguns casos, faz-se necessária a troca da medicação, preferencialmente ASG ou APG de baixa potência.[14]

O uso profilático de agentes antiparkinsonianos não costuma ser recomendado para a profilaxia do parkinsonismo induzido por neurolépticos.

DISTONIA AGUDA INDUZIDA POR ANTIPSICÓTICO

Distonias agudas são contrações musculares involuntárias, breves ou prolongadas, que resultam em movimentos ou posturas anormais – torcicolo, protrusão da língua, crises oculogíricas, opistótono – e em posturas distônicas de tronco e membros. Um tipo extremamente raro de distonia, o laringospasmo, pode ser fatal. Fatores de risco para distonia incluem idade inferior a 30 anos, sexo masculino, uso de cocaína e história de quadro distônico prévio.

Segundo o DSM-5, um quadro de distonia aguda induzida por medicamento é caracterizado por contrações anormais e prolongadas da musculatura ocular (crise oculogírica), da cabeça, do pescoço (torcicolo ou retrocolo), de membros ou tronco, ocorrendo poucos dias após o início ou o aumento da dose de um medicamento (p. ex., um neuroléptico) ou depois da redução da dose de um medicamento utilizado para a redução de SEPs.[9]

O tratamento deverá ser instituído rapidamente com anticolinérgico por via intramuscular ou IV lenta (biperideno, 2 mg, repetidos a cada 30 minutos, até o máximo de 4 doses/dia). Às vezes, distonias mais leves podem ser tratadas com biperideno, 2 mg, 1 ou 2 vezes ao dia, por via oral. Após o tratamento da crise aguda, recomenda-se a mudança para um antipsicótico com menor propensão ao desenvolvimento de SEPs.

SÍNDROME SEROTONINÉRGICA

A síndrome serotoninérgica (SS) é definida como um excesso da atividade serotoninérgica no sistema nervoso central e periférico e consiste em uma tríade clínica de alterações do estado mental, hiperatividade autonômica e anormalidades neuromusculares. A incidência da SS parece refletir o aumento do número de agentes serotoninérgicos que vêm sendo empregados na prática clínica e tem sido estimada em cerca de 0,5 a 1 caso a cada mil pacientes/mês de tratamento. Todavia, uma estimativa epidemiológica da SS é difícil, visto que mais de 85% dos médicos desconhecem a SS como um diagnóstico clínico.[15,16] A SS pode estar presente em até 14 a 16% dos pacientes com quadro de *overdose* de ISRSs.[17]

A presença de tremor, clônus e acatisia sem outros SEPs deve levar o clínico a considerar o diagnóstico de SS, o que deve ser inferido a partir da história clínica do paciente e do exame físico (Fig. 8.2). Não há testes laboratoriais que confirmem o diagnóstico de SS, mas podem ser encontradas leucocitose, elevação de CPK, creatinina e transaminases, bem como acidose metabólica. Entre os principais diagnósticos diferenciais, incluem-se síndrome anticolinérgica, hipertermia maligna e SNM. Outros diagnósticos a serem considerados são tétano, *overdose* de medicamentos simpaticomiméticos, meningite, encefalite, tempestade tireoidiana, *delirium tremens* e sepse.

O tratamento consiste em retirada dos fármacos precipitantes, suporte clínico, controle da agitação e ansiedade, além da administração de antagonistas 5-HT2A. A infusão controlada de eletrólitos e líquidos (IV) é recomendada para manutenção da diurese acima de 50 a 100 mL/h, evitando-se mioglobinúria. O controle da agitação com benzodiazepínicos é parte importante do tratamento, além de aumentar a sobrevida em modelos animais.[13] Prevenir a hipertermia e a subsequente falência de múltiplos órgãos é um objetivo-chave no tratamento de tais quadros. Condições mais graves podem exigir resfriamento, ventilação mecânica, além do uso de anticonvulsivantes e anti-hipertensivos.[18]

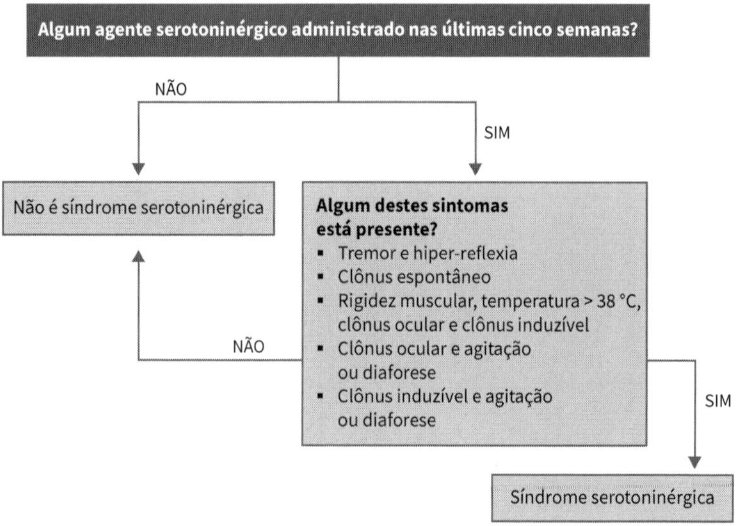

FIGURA 8.2
Algoritmo para o diagnóstico de síndrome serotoninérgica.

Mesmo sem eficácia estabelecida, a ciproeptadina e a clorpromazina têm sido utilizadas para o tratamento da SS. Recomenda-se a administração inicial de 12 mg de ciproeptadina, seguida da administração, caso os sintomas persistam, de 2 mg, a cada 2 horas, até um máximo de 32 mg em 24 horas. Se a opção for pela clorpromazina, 50 a 100 mg deverão ser aplicados por via intramuscular. Especial atenção deve ser dada ao risco de hipotensão advindo do uso de tal fármaco. Propranolol, bromocriptina e dantrolene não são recomendados.

A maior parte dos casos apresenta melhora em até 24 horas após a instituição da terapia e a suspensão dos fármacos com atividade serotoninérgica. Todavia, alguns sintomas podem persistir naqueles pacientes em uso de fármacos com meia-vida longa ou muitos metabólitos ativos. O prognóstico é geralmente bom. Contudo, até 14% dos pacientes podem evoluir para rabdomiólise, e 6,4% dos casos têm desfecho letal.[16]

OVERDOSE DE ANTIDEPRESSIVOS: CRISES CONVULSIVAS

Os critérios de avaliação de risco de *overdose* de antidepressivos (ADORA, do inglês *antidepressant overdose risk assessment*) foram descritos pela primeira vez em 1995 por Garrett E. Foulke[16] e detalham as complicações precoces da *overdose* de antidepressivos. São eles:

- Intervalo QRS > 0,1 segundo.
- Arritmias cardíacas.
- Alteração do estado mental (escala de coma de Glasgow < 14).
- Convulsões.
- Depressão respiratória (frequência respiratória < 8 incursões respiratórias por minuto).
- Hipotensão (PA sistólica < 90 mmHg).

Os pacientes são classificados como de baixo risco quando não apresentam nenhum critério ADORA e de alto risco quando estão presentes um ou mais critérios.

Os efeitos colaterais da *overdose* de antidepressivos podem incluir complicações potencialmente fatais, como hipotensão, arritmias ventriculares (sobretudo fibrilação ventricular e TdP) e crises convulsivas.

Para o manejo adequado dos casos, um centro de referência em toxicologia deve ser consultado. Muitos antidepressivos podem baixar o limiar convulsivo, levando a crises convulsivas nas primeiras horas subsequentes à ingesta da medicação, ainda que em algumas situações estas possam ocorrer em até 24 horas, especialmente quando foi feito uso de formulações de liberação prolongada. O tratamento com carvão ativado deve ser considerado para aqueles pacientes que se apresentam no serviço de saúde dentro de 60 minutos após a ingestão e nos quais o risco de aspiração é baixo. Em geral, as convulsões podem ser tratadas apenas com benzodiazepínicos, mas alguns pacientes podem necessitar de barbitúricos. A fenitoína não é indicada e tem se mostrado ineficaz.[17-20]

Algumas medicações psiquiátricas são particularmente tóxicas e outras têm tido o uso ampliado, motivo pelo qual as intoxicações e usos abusivos também aumentaram. Nesse sentido, são apresentadas algumas intoxicações por medicações específicas e com farmacologia múltipla e o que fazer nessas situações.

INTOXICAÇÕES POR MEDICAÇÕES ESPECÍFICAS

INTOXICAÇÃO POR CARBAMAZEPINA E ÁCIDO VALPROICO

A intoxicação por carbamazepina deve ser considerada sempre que um paciente apresentar sintomas cerebelares, depressão do sistema nervoso central (SNC), sinais de síndrome anticolinérgica e história de uso de carbamazepina. Número de comprimidos, tempo de ingestão, dose e formulação disponível são informações importantes na definição de conduta e prognóstico.

Farmacologicamente, a carbamazepina interage com múltiplos receptores e canais iônicos; seu efeito terapêutico resulta da sua ligação aos canais de sódio em sua forma inativada. O bloqueio desses canais pode gerar toxicidade cardiovascular, como prolongamento do intervalo QRS, arritmias ventriculares e hipotensão. A carbamazepina tem um efeito paradoxal em receptores de adenosina; em doses terapêuticas, inibe a recaptação de adenosina, modulando a transmissão glutamatérgica, enquanto em *overdose* resulta em um efeito pró-convulsivante, não sendo incomum a ocorrência de crises convulsivas. A absorção da carbamazepina é errática e pode ser prolongada, com possibilidade de picos em até 96 horas após a ingestão. O metabolismo é hepático e realizado pelo citocromo P450.

Clinicamente, hipoglicemia, meningite e encefalite, *status epilepticus*, encefalopatia hepática, hemorragia subaracnóidea e acidente vascular cerebral (AVC) podem ser causados por *overdose* de carbamazepina. Acompanhamento laboratorial de glicemia, teste de gravidez, testes de função hepática e CPK devem ser solicitados à admissão e acompanhados de acordo com a gravidade do paciente. Exames de imagem para exclusão de diagnósticos diferenciais e complicações devem ser efetuados. Múltiplas doses de carvão ativado podem ser úteis no tratamento, tanto para minimizar a absorção quanto para aumentar a eliminação, desde que haja trânsito intestinal regular, condição exigida para instituição desse tratamento. O restante do tratamento é de suporte, com manutenção de vias aéreas e infusão de líquidos isotônicos, em casos de rebaixamento do nível de consciência e hipotensão, respectivamente.

Já a intoxicação por ácido valproico, em geral, provoca depressão do SNC, variando de torpor leve a edema cerebral, que pode ser causa de morte. O surgimento e a progressão da depressão do SNC são rápidos, mas podem ser tardios caso tenha sido feita ingestão de formas de liberação lentas. O paciente deve ser monitorado continuamente quanto à possibilidade de curso de hipotensão, taquicardia, hipertermia e depressão do SNC. Hiperamonemia, acidose metabólica, hiperosmolaridade, hipernatremia e hipocalcemia podem acontecer.

Entre as manifestações clínicas gastrintestinais, são encontrados náusea, vômitos, diarreia e hepatite medicamentosa. No SNC, podem ser verificados, além de flutuação no nível de consciência, miose, agitação, tremores e mioclonia. E, apesar de raros, ainda podem ocorrer febre, alucinação, BAV, pancreatite, alopecia, trombocitopenia, anemia, edema cerebral, convulsões, atrofia do nervo óptico e insuficiência respiratória aguda. Diferentemente da intoxicação por fenitoína e carbamazepina, nistagmo, disartria e ataxia não costumam ser encontrados. Os níveis séricos de ácido valproico devem ser obtidos de forma seriada até apresentarem curso decrescente. Entre os exames laboratoriais, são necessários glicemia, nível sérico de paracetamol e salicilato, ECG, teste de gravidez, ionograma (sódio, cálcio, bicarbonato e cloro), prova de função hepática, concentração de amônia sérica e plaquetas.

O tratamento é baseado em suporte; naloxona e carnitina podem ser úteis para a reversão dos quadros mais graves. O carvão ativado deve ser indicado em doses seriadas pelo fato de reduzir a absorção gastrintestinal, assim como a hemodiálise pode ser necessária em alguns casos.

INTOXICAÇÃO POR TRICÍCLICOS E TETRACÍCLICOS

A farmacodinâmica dos antidepressivos tricíclicos e tetracíclicos (ADTs) envolve inibição dos transportadores de serotonina e noradrenalina, antagonismo de receptores muscarínicos centrais e periféricos, antagonismo dos receptores α_1-adrenérgicos periféricos, antagonismo dos receptores histaminérgicos tipo 1 e $GABA_A$, assim como o bloqueio dos canais de sódio no coração. Os ADTs são prontamente absorvidos no trato gastrintestinal (TGI), atingindo pico de concentração plasmática entre 2 e 8 horas.

Entretanto, em *overdose*, o antagonismo muscarínico reduz a motilidade do TGI, prolongando o tempo de pico plasmático. São fármacos lipofílicos, com grande volume de distribuição e extensa ligação a proteínas plasmáticas, o que limita as tentativas de diurese forçada e diálise. Os ADTs são metabolizados no fígado pelo sistema microssomal. A meia-vida dos fármacos é variável (7-58 h), e grande parcela é excretada como metabólito inativo pelos rins. Parte é eliminada pelo sistema biliar; a circulação êntero-hepática pode prolongar a eliminação de parte dos fármacos.

A intoxicação por ADTs é potencialmente fatal. O quadro clínico inclui sintomas centrais, como sedação, confusão mental, *delirium*, convulsões, coma e alucinações. Observam-se, ainda, arritmias cardíacas, hipotensão e sintomas anticolinérgicos (midríase, retenção urinária, íleo paralítico, taquicardia sinusal, hipertermia, boca seca e rubor). Os pacientes apresentam deterioração clínica rápida, embora o quadro clínico inicial seja estável. Os pacientes intoxicados por ADTs devem ser monitorados com ECGs sequenciais para avaliação de comprometimento cardíaco. Os achados eletrocardiográficos indicativos de cardiotoxicidade incluem alargamento do QRS (principal; > 100 ms), prolongamento do intervalo PR e QT, bem como bloqueio atrioventricular e intraventricular (especialmente do ramo direito). A patogênese dessas alterações está no bloqueio dos canais de sódio do sistema de condução His-Purkinje e dos miócitos pelos ADTs. A taquicardia sinusal é reflexo dos efeitos anticolinérgicos e da irregularidade hemodinâmica presente no quadro.

Cerca de 4% dos pacientes com casos de intoxicação irão desenvolver taquiarritmias ventriculares (TV e fibrilação ventricular). A principal causa de mortalidade na intoxicação por ADTs é a hipotensão refratária; entre os mecanismos responsáveis pela hipotensão, estão a redução da contratilidade miocárdica e o bloqueio α_1-adrenérgico periférico (vasodilatação). Alterações do estado mental são comuns durante a intoxicação (sedação, obnubilação, coma, *delirium*). Observam-se, também, crises convulsivas, provavelmente por bloqueio dos receptores $GABA_A$.

Os exames laboratoriais objetivam o estabelecimento do diagnóstico e da gravidade da intoxicação. Sugerem-se ECG, revisão eletrolítica, acidobásica e glicemia capilar. A medição da concentração plasmática dos ADTs tem valor terapêutico e prognóstico limitado.

O tratamento envolve avaliações repetidas e suporte avançado à vida. A estabilização das vias aéreas e a administração de oxigênio suplementar, caso necessárias, são uma constante entre pacientes intoxicados. A hipotensão deve ser tratada com infusão de cristaloides e, se refratária, com terapia vasopressora com epinefrina. As anormalidades de condução cardíaca devem ser prontamente abordadas; o bicarbonato de sódio (dose inicial de 1-2 mEq/kg, IV, rápido) para QRS > 100 ms ou arritmia ventricular é o antiarrítmico de escolha. Procede-se à descontaminação gastrintestinal somente depois da estabilização clínica; lavagem gástrica, até 1 hora, e carvão ativado (1 g/kg, máx. de 50 g), até 2 horas após a ingestão do fármaco. Benzodiazepínicos são utilizados para controle das crises convulsivas. Se houver intoxicação concomitante de benzodiazepínicos e ADTs, deve-se fazer suporte clínico; o flumazenil está contraindicado nessa situação.

INTOXICAÇÃO POR LÍTIO

Costuma-se classificar a intoxicação por lítio em aguda, aguda em tratamento crônico e crônica. A primeira ocorre em indivíduos que não estão em tratamento com sais de lítio (nos casos de ingestão acidental ou tentativas de suicídio). A segunda acontece após a administração de dose elevada de lítio em paciente que já o utilizava. Já a intoxicação crônica se dá naqueles pacientes que usam lítio e que apresentam aumentos graduais na litemia, seja por insuficiência renal, desidratação, incrementos de doses e uso de medicações, como diuréticos e anti-inflamatórios.[21] Pacientes idosos são especialmente vulneráveis à toxicidade do lítio, em razão de menor taxa de filtração glomerular e menor volume de distribuição (secundário à redução da massa corporal magra e da água corporal total).

Após a administração oral, o lítio é rápida e completamente absorvido pelo TGI. O pico plasmático é atingido em cerca de 1 a 2 horas depois da ingestão terapêutica de produtos de liberação imediata, e de 4 a 6 horas no caso das formulações de liberação sustentada. Na fase inicial do tratamento, tremor, sede excessiva, náusea, diarreia, dor epigástrica, fraqueza muscular e fadiga são sintomas comuns e responsáveis pela baixa adesão ao tratamento. Os sintomas associados à intoxicação leve por lítio incluem, além dos citados, letargia e vertigem. A intoxicação moderada, por sua vez, inclui sintomas como confusão mental, nistagmo, disartria, ataxia, mioclonias e alterações no ECG, ao passo que a intoxicação grave se caracteriza por estupor, convulsões e hiper-reflexia, podendo levar ao óbito (Quadro 8.5).[22,23]

É importante ressaltar que, muitas vezes, a litemia não se correlaciona com a gravidade dos sinais clínicos de toxicidade, sobretudo devido à lenta penetração do lítio no SNC. Assim, o tratamento deverá se basear nas manifestações clínicas, e não somente nos níveis séricos do fármaco.

O tratamento da intoxicação por lítio consiste na administração de fluidos IV, para manutenção da taxa de filtração glomerular, e reposição da perda hídrica, descontaminação gastrintestinal e hemodiálise, nos casos de toxicidade grave.

O emprego de solução de polietilenoglicol (PEG) para irrigação intestinal pode ser eficaz em pacientes assintomáticos após ingestão aguda elevada ou em casos de ingestão de preparações de liberação lenta. As doses empregadas variam de 0,5 a 2 L por hora, administradas até que o efluente retal esteja claro. As contraindicações para o emprego da irrigação intestinal incluem obstrução mecânica, íleo paralítico, perfuração e sangramento gastrintestinal, além de sintomas neurológicos proeminentes. O uso de carvão ativado não é recomendado.

Quadro 8.5
TOXICIDADE POR LÍTIO

ÓRGÃOS E SISTEMAS	AGUDA			CRÔNICA
	LEVE	MODERADA	GRAVE	
Neurológico	• Tremor fino • Apatia • Fadiga • Fraqueza muscular • Hiper-reflexia	• Tremor grosseiro • Disartria • Zumbido • Ataxia • Hipertonia • Mioclonia	• Estupor • Convulsões • Coma • Fasciculações • Espasticidade • Rigidez • Coreoatetose • Paresia • Paralisia	• SILENT • Déficits cognitivos • Parkinsonismo • Psicose • Alterações cerebelares
Gastrintestinal	• Náusea • Vômitos • Diarreia	• Náusea • Vômitos • Diarreia	• Náusea • Vômitos • Diarreia	• Raros
Cardiovascular	• Alterações em onda T e segmento ST • Defeitos na condução interventricular	• Alterações em onda T e segmento ST • Defeitos na condução interventricular	• Choque cardiogênico	• Miocardite
Renal			• Insuficiência renal aguda	• Nefrite tubulo-intersticial • Diabetes insípido nefrogênico • IRC
Tireoide				• Bócio • Hipotireoidismo

IRC, insuficiência renal crônica; SILENT, síndrome da neurotoxicidade irreversível causada pelo lítio (do inglês *syndrome of irreversible lithium-effectuated neurotoxicity*).

Em razão de seu baixo peso molecular, baixo volume de distribuição e pouca ligação às proteínas plasmáticas, o lítio é facilmente dialisável, o que torna a hemodiálise o tratamento de escolha para casos graves de toxicidade por lítio. Deve-se atentar para o fato de que as concentrações de lítio nos líquidos intra e extracelulares se equilibram de maneira lenta, o que pode causar uma elevação compensatória dos níveis séricos de lítio após o término da hemodiálise. Dessa forma, recomenda-se que a litemia seja novamente mensurada cerca de 6 horas após a hemodiálise, para confirmação (Quadro 8.6).[24]

INTOXICAÇÃO POR PSICOESTIMULANTES

São considerados psicoestimulantes a nicotina, a cafeína, as anfetaminas, o N-metil-D-aspartato (NMDA) e a cocaína. O uso de psicoestimulantes tem crescido no mundo tanto pelo aumento da sua prescrição quanto pela maior frequência de abuso de fármacos relacionados a esse grupo. Considera-se que os psicoestimulantes são as substâncias psicotrópicas mais usadas no mundo: até 90% da população é usuária de cafeína, e pelo menos 3% usaram cocaína ou metanfetaminas de forma ilícita no último ano no mundo.

O termo "psicoestimulante" decorre do aumento da atividade no SNC que promove a sensação transitória de bem-estar, euforia, empatia, hiporexia, estado de alerta e energia. Entretanto, em doses mais altas ou mais frequentes, os indivíduos tornam-se extremamente agitados, irracionais, impulsivos e paranoides, e, em alguns momentos, as pessoas ficam agressivas ou violentas. A incidência de alucinações, insônia, perda de peso e paranoia pode alcançar

Quadro 8.6
MANEJO DA INTOXICAÇÃO AGUDA POR LÍTIO

- Avaliar e estabilizar vias aéreas, respiração e circulação.
- Iniciar hidratação intravenosa com solução salina isotônica, dependendo da função cardíaca do paciente.
- Monitorar rigorosamente o sódio sérico em pacientes com diabetes insípido nefrogênico.
- Proceder à irrigação intestinal com solução de polietilenoglicol.*
- Realizar hemodiálise se:
  - Litemia ≥ 4 mEq/L, independentemente do estado clínico do paciente.
  - Litemia ≥ 2,5 mEq/L e se o paciente apresentar sintomas de toxicidade por lítio (i.e., convulsões, rebaixamento de consciência), insuficiência renal ou se sofrer de uma doença que seria agravada por administração vigorosa de fluidos intravenosos (i.e., insuficiência cardíaca).

*Contraindicada em pacientes letárgicos ou com rebaixamento do nível de consciência.

Fonte: Perrone e Chatterjee.[22]

até 40% dos usuários de cocaína. Tremores, sudorese profusa, discinesias e busca compulsiva pela substância são achados comuns.

Alguns usos de psicoestimulantes são em forma de *binge* e podem estar associados com taquiarritmias e morte súbita. No caso da cocaína, ela é encontrada em 25% dos ataques isquêmicos cardiovasculares em pessoas com menos de 45 anos. Crises convulsivas, AVCs, hiponatremia e até edema cerebral são descritos nos quadros agudos de uso de cocaína e *ecstasy*. A desidratação acontece em razão da falta de consciência de sede em situação de extrema atividade.

A meia-vida dos psicoestimulantes é muito variável, com o composto variando de poucos minutos a 12 horas. Essas medicações promovem o aumento concomitante de todos os neurotransmissores monoaminérgicos – noradrenalina, dopamina e serotonina. Eles atuam de forma a aumentar a liberação, assim como bloquear a recaptação na fenda sináptica. Anfetaminas e cocaína têm maior efeito sobre noradrenalina, serotonina e dopamina. O *ecstasy* aumenta a atividade serotoninérgica, e a metanfetamina, a atividade adrenérgica. A cocaína bloqueia também os canais de sódio. Essas variantes farmacocinéticas explicam parte das variantes de apresentações clínicas. Os benzodiazepínicos podem ser utilizados para reduzir o risco de crise convulsiva e a agitação psicomotora. A fenitoína não tem papel no controle das crises convulsivas. A dor torácica nesse paciente será tratada com nitrato, oxigênio e aspirina. Os β-bloqueadores são contraindicados, uma vez que podem acentuar a vasoconstrição. A SS pode acometer indivíduos intoxicados por psicoestimulantes. Cronicamente, usuários de cocaína ou metanfetamina podem ter problemas de memória e aprendizagem.[20]

CONSIDERAÇÕES FINAIS

Uma especificidade da condição de urgência é a necessidade de rápida tomada de decisões e intervenção imediata. A criação de protocolos nos serviços de psiquiatria, urgência psiquiátrica e clínica, o estabelecimento de rede de referência e contrarreferência e o treinamento do trabalho da equipe de saúde consistem em medidas que garantem o sucesso terapêutico.

Os quadros de intoxicação por uso excessivo de medicamentos requerem cuidados de sala de urgência ou emergência e são mais bem conduzidos em hospitais gerais com bom suporte clínico, equipe treinada em toxicologia e UTI para os casos de maior gravidade. O médico psiquiatra deve estar treinado para reconhecer sintomas e potencial gravidade a fim de efetuar as primeiras medidas e encaminhar o paciente para o serviço mais adequado e em tempo hábil. Já os efeitos colaterais graves secundários ao uso crônico de medicações devem sempre ser avaliados de modo complementar pelo psiquiatra e pelo clínico geral de maneira a minimizar os agravos clínicos e psiquiátricos potenciais.

REFERÊNCIAS

1. Roujeau J, Allanore L, Liss Y, Mockenhaupt M. Severe cutaneous adverse reactions to drugs (scar): definitions, diagnostic criteria, genetic predisposition. Dermatologica Sinica. 2009;27(4):203-9.
2. Harr T, French LE. Toxic epidermal necrolysis and Stevens-Johnson syndrome. Orphanet J Rare Dis. 2010;5:39.
3. Gerull R, Nelle M, Schaible T. Toxic epidermal necrolysis and Stevens-Johnson syndrome: a review. Crit Care Med. 2011;39(6):1521-32.
4. Worswick S, Cotliar J. Stevens-Johnson syndrome and toxic epidermal necrolysis: a review of treatment options. Dermatol Ther. 2011;24(2):207-18.
5. Flanagan RJ, Dunk L. Haematological toxicity of drugs used in psychiatry. Hum Psychopharmacol. 2008;23 Suppl 1:27-41.
6. Nooijen PMM, Carvalho F, Flanagan RJ. Haematological toxicity of clozapine and some other drugs used in psychiatry. Hum Psychopharmacol. 2011;26(2):112-9.
7. Timmer RT, Sands JM. Lithium intoxication. J Am Soc Nephrol. 1999;10(3):66674.
8. Ananth J, Aduri K, Parameswaran S, Gunatilake S. Neuroleptic malignant syndrome: risk factors, pathophysiology, and treatment. Acta Neuropsych. 2004;16(4):219-28.
9. American Psychiatric Association. Manual diagnóstico e estatístico de transtornos mentais: DSM-5. 5. ed. Porto Alegre: Artmed; 2014.
10. Morgan JC, Sethi KD. Drug-induced tremors. Lancet Neurol. 2005;4(12):866-76.
11. Gurrera RJ, Caroff SN, Cohen A, Carroll BT, DeRoos F, Francis A, et al. An international consensus study of neuroleptic malignant syndrome diagnostic criteria using the Delphi method. J Clin Psychiatry. 2011;72(9):1222-8.
12. Strawn JR, Keck PE, Caroff SN. Neuroleptic malignant syndrome. Am J Psychiatry. 2007;164(6):870-6.
13. Ables AZ, Nagubilli R. Prevention, recognition, and management of serotonin syndrome. Am Fam Physician. 2010;81(9):1139-42.
14. Boyer EW, Shannon M. The serotonin syndrome. N Engl J Med. 2005;352(11):111220.
15. Nisijima K, Shioda K, Yoshino T, Takano K, Kato S. Diazepam and chlormethiazole attenuate the development of hyperthermia in an animal model of the serotonin syndrome. Neurochem Int. 2003;43(2):155-64.
16. Foulke GE. Identifying toxicity risk early after antidepressant overdose. Am J Emerg Med. 1995;13(2):123-6.
17. Judge B, Rentmeester L. Antidepressant overdose-induced seizures. Psychiatr Clin North Am. 2013;36(2):245-60.
18. Stall N, Godwin J, Juurlink D. Bupropion abuse and overdose. CMAJ. 2014;186(13):1015.
19. Borg L, Julkunen A, Rørbaek Madsen K, Strøm T, Toft P. Antidepressant or antipsychotic overdose in the intensive care unit – identification of patients at risk. Basic Clin Pharmacol Toxicol. 2016;119(1):110-4.
20. McComarck D, Buckley NA. Psychostimulant poisoning. Aust Prescr. 2006;29:109-11.
21. Malhi GS, Tanious M. Optimal frequency of lithium administration in the treatment of bipolar disorder: clinical and dosing considerations. CNS Drugs. 2011;25(4):289-98.
22. Perrone J, Chatterjee P. Lithium poisoning [Internet]. Waltham: UpToDate; 2018 [capturado em 14 jul 2019]. Disponível em: https://www.uptodate.com/contents/lithium-poisoning
23. McKnight RF, Adida M, Budge K, Stockton S, Goodwin GM, Geddes JR. Lithium toxicity profile: a systematic review and meta-analysis. Lancet. 2012;379(9817):721-8.
24. Bhidayasiri R, Boonyawairoj S. Spectrum of tardive syndromes: clinical recognition and management. Postgrad Med J. 2011;87(1024):132-41.

EMERGÊNCIAS ASSOCIADAS AO ÁLCOOL E A OUTRAS SUBSTÂNCIAS PSICOATIVAS

RICARDO A. AMARAL
ANDRE MALBERGIER

9

O uso de substâncias psicoativas (SPAs), incluindo álcool e nicotina, altera tanto as funções como a estrutura do sistema nervoso central (SNC) e está entre os principais problemas de saúde pública no mundo. Em 2016, mais de 3 milhões de pessoas morreram em consequência do uso nocivo de álcool,[1] e cerca de 275 milhões de pessoas, aproximadamente 5,6% da população mundial entre 15 e 64 anos, usaram outras SPAs, além do álcool e do tabaco, pelo menos uma vez.[2] O mesmo relatório informa que quase meio milhão de pessoas morreram devido a essas substâncias em 2015, um terço delas por superdosagem. Independentemente do motivo de uso, nem todas as pessoas evoluem para um padrão problemático de uso ou apresentam condições agudas graves. No entanto, além de comprometerem as estruturas cerebrais, as SPAs podem levar a problemas psicológicos, interpessoais, sociais, ocupacionais e legais. Os transtornos devidos a essas substâncias contribuem tanto para os anos de vida perdidos (0,4%) quanto para a perda de anos vividos sem incapacidade (3,9%).[3]

O dano a órgãos e sistemas envolve basicamente a toxicidade das SPAs e as alterações fisiológicas associadas. A toxicidade aguda de uma determinada substância pode ser obtida a partir da razão entre a dose letal e a dose habitual e/ou terapêutica.[4] Contudo, é preciso considerar também a probabilidade de complicações em longo prazo, decorrentes da intoxicação crônica. Além do tempo de exposição, é relevante a via de administração da substância, que pode ser um indicador indireto de outros problemas ou riscos associados (p. ex., doenças infectocontagiosas, não apenas pelo uso intravenoso [IV], mas também pelo compartilhamento de parafernália que pode lesar a mucosa, como cachimbos).

Os motivos apresentados para o início do uso são vários, e o mais comum costuma ser o interesse por uma sensação prazerosa ou de euforia. Outros motivos podem envolver o desejo de sentir-se melhor, principalmente diante da presença de ansiedade, angústia, estresse ou depressão, por exemplo, ou para conseguir melhores resultados e desempenho. A curiosidade, a pressão dos colegas e a intenção de reproduzir uma imagem idealizada aparecem com mais frequência entre adolescentes.[5]

Existem fatores genéticos, fisiológicos, ambientais e sociais ainda não totalmente esclarecidos que fazem o uso inicial (voluntário) transformar-se em frequente, problemático ou não. O sistema de recompensa, um complexo de estruturas cerebrais responsável por sensações prazerosas e, como consequência, pelo aprendizado, pode gerar a repetição de um comportamento. O principal neurotransmissor liberado nesse sistema é a dopamina, cujas quantidade e intensidade liberadas pelo uso de SPAs são significativamente maiores do que as liberadas pelos "recompensadores naturais", como sexo ou comida.[6] Mesmo que o uso seja interrompido, persistem as memórias ligadas a ele, que, em um extremo, desencadeiam vontades intensas, as "fissuras", as quais levam a um novo consumo e, com isso, ao estabelecimento rápido do padrão mal-adaptativo anterior.[6]

CONCEITOS

As SPAs agem no SNC produzindo alterações de comportamento, humor e cognição e têm grande propriedade reforçadora, sendo, portanto, passíveis de autoadministração.[6] Neste capítulo, a referência geral às substâncias será feita pelo termo SPAs, que, segundo a Organização Mundial da Saúde, é toda entidade química ou mistura de entidades (mas não aquelas necessárias para a manutenção da saúde como, por exemplo, água e oxigênio) que altera a função biológica e possivelmente sua estrutura.[7]

Existem diversos padrões de uso de SPAs. O modelo do *continuum* que relaciona a frequência e a intensidade do uso com os prejuízos parece ser o mais adequado para descrever o processo que culmina com a dependência da substância (Quadro 9.1).[5] Ainda que o uso de qualquer SPA não seja seguro, os riscos e os prejuízos aumentam com a sua progressão.

Dois conceitos são relevantes para o contexto da emergência psiquiátrica:

- **Intoxicação aguda**: condição que se segue à administração de uma substância, resultando em perturbações no nível de consciência, na cognição, na

Quadro 9.1
ETAPAS ENVOLVIDAS NO *CONTINUUM* DO USO DE SUBSTÂNCIAS*

- **Uso experimental**: uso inicial, infrequente e esporádico de uma determinada SPA.
- **Uso recreativo**: uso de determinada SPA, geralmente em situações sociais ou de relaxamento.
- **Uso frequente**: uso regular, não compulsivo, que não causa, obrigatoriamente, prejuízos significativos para o funcionamento do indivíduo.
- **Uso nocivo/abuso**: uso continuado ou recorrente associado a algum prejuízo para o usuário, como problemas legais, físicos ou mentais.
- **Dependência**: uso continuado que se caracteriza por aumentos na frequência, na quantidade, no tempo gasto para obtenção, uso e recuperação dos efeitos da SPA, desejo de reduzir ou parar o consumo, problemas em diversas esferas da vida do indivíduo, uso impulsivo, tolerância e sintomas de abstinência. A dependência química é considerada uma doença do cérebro, crônica e recidivante, caracterizada pelo comportamento de busca, desejo e consumo intensos de determinada SPA, apesar de suas consequências negativas. Esse uso produz mudanças estruturais e de funcionamento do cérebro.

*A progressão não é obrigatória.
SPA, substância psicoativa.
Fonte: Widiger e Smith.[5]

percepção, no julgamento, no afeto, no comportamento ou em outras funções e respostas psicofisiológicas. Os distúrbios estão relacionados aos efeitos farmacológicos agudos da SPA e a um padrão de respostas aprendidas; tendem a resolver-se com o tempo, com recuperação completa, salvo danos aos tecidos ou outras complicações associadas. O quadro e a gravidade da intoxicação dependem da SPA e da dose utilizada. O tipo de resposta comportamental à intoxicação depende de fatores culturais, pessoais e das expectativas com relação aos efeitos da SPA. A tolerância individual à SPA pode influenciar na resposta, assim como a presença de problemas de saúde que interfiram na sua metabolização.[8]

- **Abstinência**: desenvolvimento de uma síndrome específica devida à cessação (ou redução) do uso pesado e prolongado de determinada SPA. Causa sofrimento ou prejuízo clinicamente significativo no funcionamento social, ocupacional ou em outras áreas importantes da vida do indivíduo.[8]

Tradicionalmente, as SPAs são divididas em grupos de acordo com suas ações primárias; porém, é necessário saber que SPAs depressoras, como o álcool, podem levar a sintomas de agitação e hiperatividade, assim como SPAs estimulantes podem desencadear respostas com padrão de introjeção e isolamento social. Entre as SPAs cujos efeitos agudos são menos previsíveis, estão a maconha e os alucinógenos.[8] O Quadro 9.2 apresenta os sinais e sintomas associados aos efeitos agudos de algumas das principais SPAs.

EPIDEMIOLOGIA

Os transtornos relacionados a substâncias e transtornos aditivos são prevalentes em setores de emergência (pronto-socorro geral – PSG). Segundo Huynh e colaboradores,[9] 9,6% das visitas ao PSG nos Estados Unidos (EUA), em 2004, envolveram pessoas com esses tipos de transtornos.

No Brasil, entre os pacientes atendidos na área de referência da cidade de Ribeirão Preto, São Paulo, entre 1998 e 2004, 28,5% dos casos admitidos em unidades de emergência psiquiátrica estavam relacionados ao uso de substâncias.[10]

Além dos problemas associados ao uso de substâncias em si, há também os problemas relacionados a esse uso que levam o paciente a procurar um serviço de emergência. Em estudo com dados nacionais dos EUA, Cherpitel e Ye[11] verificaram que o risco de lesão pode ser encontrado mesmo em pessoas que consumiram pequenas quantidades de álcool, como uma dose por dia. Em PSG, o uso pesado e frequente de álcool (5 ou mais doses pelo menos uma vez por semana) está significativamente associado a lesões por violência, quedas e outras condições; o mesmo padrão pesado, mas não semanal, também se associou a maior risco de lesões por violência e quedas.[12]

Em revisão sobre estudos realizados na América Latina e no Caribe, o padrão danoso de uso de álcool foi sugestivamente associado à ocorrência

Quadro 9.2
PRINCIPAIS EFEITOS AGUDOS DAS SUBSTÂNCIAS ESTIMULANTES

- **Comuns**: aumento da temperatura corporal, da frequência cardíaca e da pressão arterial.
- **Cocaína**: vasoconstrição, dilatação pupilar, cefaleia, náusea, dor abdominal, euforia, aumento da energia e estado de alerta, insônia, inquietude, ansiedade, comportamento errático e violento, ataques de pânico, paranoia, psicose, alterações de ritmo cardíaco, ataque cardíaco, acidente vascular cerebral, convulsões, coma, hipersensibilidade visual, sonora e ao toque.
- ***Ecstasy***: náusea, câibras, ranger de dentes, visão embaçada, arrepios e suor, humor elevado, empatia e sensação de intimidade, confiança e excitação sexual.
- **Metanfetaminas**: aumento da vigília e da atividade física, diminuição do apetite, aumento da frequência respiratória, pulso acelerado ou irregular.

Fonte: National Institute on Drug Abuse.[25]

de lesões, em particular, quando ocorreu em espaços públicos.[13] No Brasil, a referência à suspeita de uso de álcool foi observada entre quase 40% das vítimas de agressões, em um quarto das tentativas de suicídio, em 16,8% dos acidentes de transporte e em quase 6% das quedas, principalmente entre homens (43,7%), jovens entre 20 e 39 anos (45,3%), negros (40,5%) e pessoas com baixa escolaridade (40,3%).[14]

Em alguns países europeus, a proporção de casos envolvendo cocaína foi maior do que 30%. Entre 3.002 casos de uso de cocaína, 86,6% envolveram a forma aspirada, a média de idade foi de 32 anos, e quase 80% dos casos envolveram homens. O uso foi frequentemente associado ao álcool (74,3%), e em 56,8% dos casos envolveu outras SPAs, como anfetaminas (19,4%) e opioides (18,9%). Os usuários de crack tiveram significativamente mais episódios de hipotensão, bradipneia e pressão sistólica > 180 mmHg, e menos ansiedade, dores no peito, palpitações, vômito e taquicardia quando da admissão no PSG. A duração média de permanência foi de cerca de 4 horas, sendo que 22% dos pacientes foram internados e 0,4% morreram.[15]

O uso de cocaína/*crack* também está relacionado a problemas respiratórios e hipertermia. O *ecstasy* (3,4-metilenodioximetanfetamina), além dos problemas cardiovasculares e de hipertermia, também está associado a casos de hiponatremia e rabdomiólise.[16]

Muitas das mortes em setores de emergência relacionadas a SPAs envolvem o uso de 2 ou mais substâncias associadas ao álcool, como opioides e benzodiazepínicos.[17] As associações mais frequentes costumam ser álcool e cocaína (cujos efeitos tóxicos são semelhantes aos da intoxicação por cocaína); cocaína e heroína; heroína e benzodiazepínicos; álcool, cocaína e benzodiazepínicos; nicotina e outras substâncias; múltiplas *club drugs*, *ecstasy*, γ-hidroxibutirato (GHB) e cetamina; *club drugs* com medicações prescritas, como fluoxetina; opioides, estimulantes, esteroides e outras substâncias.[18] Para muitos pacientes, existe uma substância de escolha, com outras substâncias podendo ser usadas como substitutas quando a principal não está disponível, para modificar os efeitos da substância primária ou, ainda, aliviar os sintomas de abstinência.[18]

No Brasil, dados epidemiológicos sobre álcool, cocaína e maconha estão disponíveis no II Levantamento Nacional de Álcool e Drogas.[19] Cerca de 50% dos brasileiros fizeram uso de álcool, 3,5% usaram maconha, e pouco mais de 2% seriam usuários de cocaína/*crack*/oxi (predominantemente na Região Sudeste), em 2012. Em relação a esses dados, um terço dos usuários de maconha e 50% dos usuários de cocaína e derivados seriam dependentes. Segundo o mesmo levantamento, 17% dos brasileiros teriam algum transtorno devido ao uso de álcool (abuso ou dependência). Entretanto, houve aumentos tanto na proporção de usuários regulares (uma vez ou mais por semana) quanto no beber pesado episódico (o uso de 5 ou mais doses* para homens, ou 4 doses ou mais, para mulheres, em uma mesma ocasião) na comparação entre 2006 e 2012.

Algumas populações apresentam dados mais preocupantes, como universitários[20] e a população de rua. Quanto ao gênero, os solventes são mais usados entre homens, e os benzodiazepínicos, mais entre mulheres. Os dados sobre estimulantes (tipo anorexígenos) e *ecstasy* no Brasil ainda são escassos, mas alguns dados indicam que seu consumo tem aumentado, considerando, por exemplo, o elevado número de apreensões de comprimidos.[21] No Brasil, quadros de dependência de opioides prescritos (analgésicos) são os mais comuns.

AVALIAÇÃO DO PACIENTE

O atendimento emergencial a pacientes com quadros agudos ou que necessitem de cuidados intensivos psiquiátricos deve ser feito na atenção primária, em PSG ou na unidade de emergência psiquiátrica (UEP).[22] O cuidado inicial aos transtornos relacionados a substâncias e transtornos aditivos em PSG justifica-se pela condição primariamente clínica da intoxicação.

Indivíduos com transtornos relacionados a substâncias e transtornos aditivos são heterogêneos no que diz respeito a uma série de características clínicas importantes e domínios de funcionamento. Deve-se ter em mente que o uso de SPA pode mascarar ou exacerbar sintomas psiquiátricos. Dessa forma, uma abordagem multimodal para o tratamento costuma ser necessária.

O cuidado inclui a realização de uma avaliação completa, o tratamento da intoxicação e da síndrome de abstinência e, quando necessário, o tratamento da coocorrência de condições psiquiátricas e médicas gerais, bem como o desenvolvimento e a implantação de um plano global de tratamento (Quadro 9.3).[18]

Uma avaliação psiquiátrica abrangente deve incluir:[18]

- História detalhada do uso de substâncias e dos efeitos da substância no funcionamento cognitivo, psicológico e fisiológico do paciente no presente e no passado.
- História médica geral, psiquiátrica e exame físico geral.
- História dos tratamentos psiquiátricos e resultados obtidos previamente.
- História familiar e social.

---

* Uma dose-padrão de bebida alcoólica (350 mL de cerveja, 150 mL de vinho ou 50 mL de destilado) contém, aproximadamente, 14 g de álcool puro.

Quadro 9.3
ASSOCIAÇÕES ENTRE OS DIFERENTES TRANSTORNOS PSIQUIÁTRICOS

- Intoxicação sem doença psiquiátrica, incluída a dependência química. O paciente está sob efeito da substância e intoxicado, mas não requer intervenção psiquiátrica, devendo permanecer exclusivamente no setor clínico do PSG.
- Intoxicação com suspeita de diagnóstico de dependência química, sem outra doença psiquiátrica. O paciente deve permanecer no setor de clínica do PSG até o estabelecimento de sobriedade suficiente para ser submetido ao atendimento psiquiátrico.
- Intoxicação com comorbidade psiquiátrica e dependência química. O paciente deve permanecer no setor de clínica do PSG até o estabelecimento de sobriedade suficiente para ser submetido ao atendimento psiquiátrico.

PSG, pronto-socorro geral.
Fonte: American Psychiatric Association.[18]

- Triagem da substância utilizada por meio do sangue, da respiração ou da urina.
- Outros testes laboratoriais para ajudar a confirmar a presença ou ausência de condições que frequentemente coocorrem com o uso da substância, como, por exemplo, eletrólitos, hemograma, eletrocardiograma, etc.
- Com a permissão do paciente, contato com pessoa que possa oferecer informações adicionais.

A Figura 9.1 mostra o algoritmo para avaliação do paciente em uso de SPA.

MANEJO

O manejo correto da intoxicação tem início com a definição quanto a tratar-se de processo agudo ou crônico. O primeiro caso envolve o desenvolvimento de síndromes específicas devido à ingestão recente ou exposição à substância. O tratamento da intoxicação aguda visa a retirar ou a recuperar os efeitos agudos por ela provocados. No caso da intoxicação crônica, caracterizada pelo desenvolvimento de comportamentos mal-adaptativos, com reflexos fisiológicos e cognitivos concomitantes e específicos à substância, como a dependência, por exemplo, o tratamento tem como objetivo o manejo da abstinência e é abordado mais adiante.

INTOXICAÇÃO AGUDA

As diretrizes para o tratamento dos transtornos relacionados a substâncias e transtornos aditivos indicam o manejo da intoxicação com os seguintes objetivos:[18]

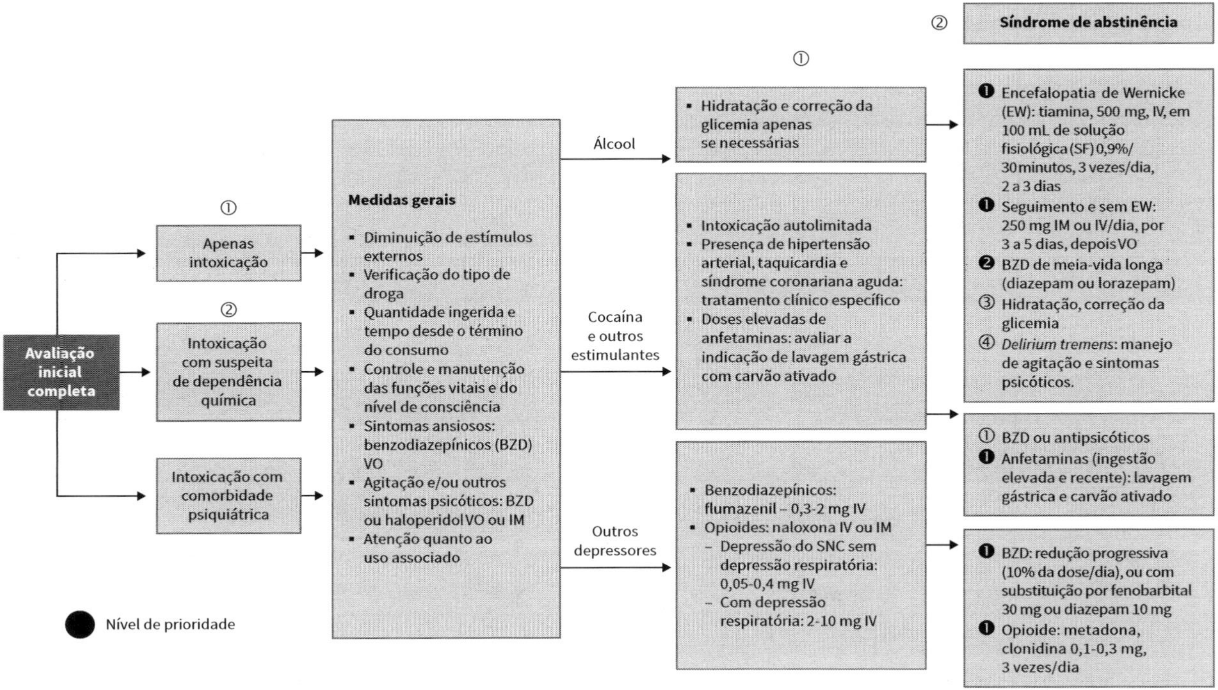

Avaliação inicial completa
① Apenas intoxicação
② Intoxicação com suspeita de dependência química
Intoxicação com comorbidade psiquiátrica
Medidas gerais
▪ Diminuição de estímulos externos
▪ Verificação do tipo de droga
▪ Quantidade ingerida e tempo desde o término do consumo
▪ Controle e manutenção das funções vitais e do nível de consciência
▪ Sintomas ansiosos: benzodiazepínicos (BZD) VO
▪ Agitação e/ou outros sintomas psicóticos: BZD ou haloperidol VO ou IM
▪ Atenção quanto ao uso associado
Álcool
Cocaína e outros estimulantes
Outros depressores
①
▪ Hidratação e correção da glicemia apenas se necessárias
▪ Intoxicação autolimitada
▪ Presença de hipertensão arterial, taquicardia e síndrome coronariana aguda: tratamento clínico específico
▪ Doses elevadas de anfetaminas: avaliar a indicação de lavagem gástrica com carvão ativado
▪ Benzodiazepínicos: flumazenil – 0,3-2 mg IV
▪ Opioides: naloxona IV ou IM
– Depressão do SNC sem depressão respiratória: 0,05-0,4 mg IV
– Com depressão respiratória: 2-10 mg IV
② Síndrome de abstinência
❶ Encefalopatia de Wernicke (EW): tiamina, 500 mg, IV, em 100 mL de solução fisiológica (SF) 0,9%/ 30 minutos, 3 vezes/dia, 2 a 3 dias
❶ Seguimento e sem EW: 250 mg IM ou IV/dia, por 3 a 5 dias, depois VO
❷ BZD de meia-vida longa (diazepam ou lorazepam)
③ Hidratação, correção da glicemia
④ Delirium tremens: manejo de agitação e sintomas psicóticos.
① BZD ou antipsicóticos
❶ Anfetaminas (ingestão elevada e recente): lavagem gástrica e carvão ativado
❶ BZD: redução progressiva (10% da dose/dia), ou com substituição por fenobarbital 30 mg ou diazepam 10 mg
❶ Opioide: metadona, clonidina 0,1-0,3 mg, 3 vezes/dia
● Nível de prioridade

FIGURA 9.1
Algoritmo para avaliação do paciente em uso de substância psicoativa.

- Promover, para pacientes intensamente intoxicados, diminuição da exposição a estímulos externos, confiança, reorientação e teste de realidade em um ambiente seguro e monitorado.
- Averiguar quais substâncias foram usadas, a via de administração, a dose, o tempo desde a última dose e se o nível de intoxicação está aumentando ou diminuindo.
- Remover com urgência as substâncias do corpo (i.e., por lavagem gástrica – se a substância tiver sido ingerida recentemente – ou por aumento da taxa de excreção).
- Reverter os efeitos da substância pela administração de antagonistas (p. ex., naloxona para superdosagem de heroína), o que pode deslocar o agonista de receptores neuronais e outros receptores.
- Usar abordagens que estabilizem os efeitos físicos da substância objeto da superdosagem (i.e., intubar para diminuir o risco de aspiração e usar medicamentos para manter a pressão arterial em níveis satisfatórios).

No processo de liberação do paciente, é preciso se certificar de que a substância foi eliminada, de forma que ele possa assumir suas responsabilidades. Havendo dúvida, é necessário verificar a existência de familiares ou cuidadores capazes de compreender as dificuldades e necessidades do paciente, especialmente nos casos de dependência.

ÁLCOOL

A apresentação clínica da intoxicação pelo álcool é bastante variada,[23] dependendo, sobretudo, do nível de álcool no sangue (alcoolemia) e do nível de tolerância previamente desenvolvido pelo paciente.

Outros fatores, como o estado alimentar, a velocidade da ingestão do álcool e alguns fatores ambientais, também podem ter papel relevante. A avaliação psiquiátrica pode ter início assim que o paciente se apresentar alerta, com sinais vitais normais e a cognição estável.

Para alcoolemias de até 150 mg%, sugere-se a monitoração dos sinais vitais do paciente em ambiente seguro e calmo, com atenção à manutenção das vias aéreas livres.[18] A indicação de soro fisiológico IV restringe-se à ocorrência de desidratação, e a de glicose hipertônica só se justifica se o paciente apresentar hipoglicemia.[24] Em alcoolemias entre 200 e 300 mg%, a possibilidade de náusea e vômitos ocorrendo concomitantemente com a sedação aumenta o risco de aspiração do conteúdo gástrico.

Embora existam exceções, alcoolemias entre 600 e 800 mg% tendem a ser fatais. Nesse ponto, complicações decorrentes de falha respiratória, cardiovascular e de controle da temperatura corporal são observadas. O álcool não é absorvido pelo carvão ativado; portanto, não se justifica sua indicação no tratamento da intoxicação alcoólica.

A taxa de eliminação do álcool do organismo em geral é de 10 a 30 mg% por hora; dessa forma, a meta para o tratamento da intoxicação por álcool é preservar as funções respiratória e cardiovascular até que os níveis de álcool caiam para uma faixa segura. Pacientes que estão gravemente intoxicados e comatosos como resultado do uso de álcool devem ser seguidos da mesma forma que todos os pacientes em coma, com atenção especial à monitoração das funções vitais, protegendo a respiração e evitando-se a aspiração de conteúdo gástrico, a ocorrência de hipoglicemia e a deficiência de tiamina. A verificação de outras SPAs que possam contribuir para o coma, bem como de outras fontes de indução de coma, deve ser feita. A agitação leve pode ser manejada com abordagens interpessoais e de enfermagem, em vez de medicação adicional, que pode complicar o quadro e atrasar a eliminação do álcool.

COCAÍNA E OUTROS ESTIMULANTES

Os efeitos agudos dos estimulantes em geral são bem conhecidos (ver Quadro 9.2).[25] As SPAs estimulantes são usadas frequentemente em padrão episódico excessivo (*binge*), seguido por períodos de abstinência.

A intoxicação costuma ser autolimitada e demanda apenas monitoração e atendimento de apoio.[25] Entretanto, hipertensão, taquicardia, isquemia miocárdica, convulsões e delírio persecutório podem ocorrer na intoxicação por cocaína e exigir tratamento específico. A ação farmacológica e os efeitos psicoestimulantes da SPA podem ser ampliados pelo uso concomitante de álcool. A associação álcool-cocaína tem um efeito cronotrópico sobre o coração mais potente do que o da cocaína isoladamente.[25]

Diferente do que ocorre com outras substâncias, o usuário de estimulantes pode desenvolver um processo de sensibilização à substância; assim, a exposição repetida pode levar o paciente a apresentar convulsões em padrões de consumo antes considerados inofensivos. Existem relatos sobre o risco de hipertermia associada também ao uso de *ecstasy*. Esse risco, como para a cocaína, não parece estar relacionado à dose da substância, mas à hiperatividade muscular, aos efeitos diretos das substâncias sobre os sistemas serotoninérgico, dopaminérgico e adrenérgico, à coingestão de outras substâncias estimulantes e à suscetibilidade individual.[26]

A ingestão de anfetaminas em doses elevadas pode exigir lavagem gástrica e carvão ativado, desde que a intoxicação seja recente, considerando-se o tempo de absorção da substância de aproximadamente meia hora.[27]

A presença de hipertensão e de convulsões em alguns pacientes usuários de estimulantes pode justificar tratamento específico. Pacientes com ansiedade ou excitação psicomotora podem ser medicados com benzodiazepínicos por via oral (VO); para a agitação intensa, estão indicadas a sedação por benzodiazepínicos por VO, antipsicóticos (VO ou intramuscular [IM]) ou a associação de ambas as medicações.[28] O uso dessas medicações por via IM ou IV está indicado nas situações em que o paciente não aceitar a VO, como quando apresenta agitação psicomotora intensa e heteroagressividade. Nesses casos, há indicação de haloperidol, na dose de 5 mg, por via IM.[29] Estudos com ratos mostraram o potencial do uso de anticorpos "anticocaína" no tratamento da intoxicação.[30]

Diferentemente da cocaína, as metanfetaminas têm efeitos estimulantes também em estruturas pré-sinápticas, aumentando a oferta de dopamina. É provável que tenham efeitos neurotóxicos, como observado em animais, e sua metabolização é muito mais lenta do que a da cocaína, resultando em um tempo de atuação mais demorado. A meia-vida da cocaína é de cerca de 1 a 2 horas, enquanto as metanfetaminas podem permanecer ativas por até 12 horas.[31]

BENZODIAZEPÍNICOS

Os benzodiazepínicos são depressores do SNC, com efeitos de intoxicação aguda semelhantes aos do álcool. O risco de depressão respiratória por intoxicação benzodiazepínica é importante. Todavia, esse efeito, assim como hipotensão e bradicardia, é mais notável quando existe intoxicação associada com outra substância. Embora a ingestão excessiva de benzodiazepínicos dificilmente induza ao coma profundo e ao óbito quando feita de forma isolada, o paciente pode necessitar de ventilação assistida.

O flumazenil, um antagonista específico dos benzodiazepínicos, pode ser empregado nos casos mais graves, com depressão neurológica ou respiratória. Seu uso deve ser cauteloso: a dose inicial de 0,3 mg IV pode ser seguida de outras doses, até o limite de 2 mg. Caso essa dose não provoque a reversão do quadro em 5 a 10 minutos, deve-se considerar que a depressão do SNC pode ter outra causa. O efeito do flumazenil é mais curto do que o dos benzodiazepínicos; assim, pode ocorrer de o efeito do antagonista terminar, e o paciente ainda estar sob efeito da intoxicação. Em pacientes que utilizam antidepressivos tricíclicos ou outros agentes, como aminofilina ou cocaína, que envolvem risco de convulsões, o flumazenil deve ser evitado.[31]

MACONHA

Entre os efeitos agudos da maconha, podem ser observados sintomas psicóticos e episódios agudos e curtos de ansiedade, semelhantes aos dos ataques de pânico. Os efeitos ansiosos podem ser mais comuns tanto em altas doses quanto em usuários principiantes ou quando o uso é feito em ambientes novos ou em condições de estresse. O tratamento desses sintomas é primordialmente feito com benzodiazepínicos (de preferência por VO).

Um quadro clínico importante e poucas vezes reconhecido é a síndrome de hiperêmese por *cannabis* (SHC), caracterizada por náusea cíclica e vômitos, dores abdominais e banhos quentes compulsivos. A SHC melhora após a interrupção do uso da substância. Um dos tratamentos propostos é a aplicação de capsaicina a 0,075% na região abdominal ou em áreas indicadas pelo paciente como reconfortantes durante os banhos quentes. Também podem ser indicados antipsicóticos como o haloperidol (5 mg IV/IM) ou antieméticos convencionais.[32]

A intoxicação por maconha pode levar o usuário a ter comportamentos agressivos, muitas vezes pelo comprometimento da percepção da realidade associado a ansiedade e ideação paranoide. O tratamento dos sintomas psicóticos decorrentes do uso da maconha segue os mesmos princípios básicos do tratamento desses sintomas em usuários de cocaína.

OPIOIDES

O tratamento da intoxicação aguda por opioides deve se basear no nível de intoxicação. Em níveis médios a moderados, o tratamento específico normalmente não é necessário.[18]

A superdosagem deve ser considerada diante de sinais de miose e bradicardia acentuadas, depressão respiratória, estupor ou coma. Nessa condição, o paciente deve ser internado em ambiente de emergência, e deve-se considerar a necessidade de assistência ventilatória.

Já a superdosagem com opioides de longa duração, como a metadona, exige atenção maior. O paciente deve ficar em observação por, no mínimo, 24 a 48 horas, e a depressão respiratória, que pode ser fatal, deve ser tratada com naloxona, um antagonista opioide que atua nos 3 tipos de receptores opiáceos (mu, kappa e sigma) e que não tem efeito agonista intrínseco. Seu uso pode ser por via IV ou IM, e a dose está diretamente relacionada ao *status* de dependência da substância e à extensão da depressão respiratória. Em pacientes com depressão do SNC, mas sem depressão respiratória, a dose inicial recomendada é de 0,05 a 0,4 mg IV. Doses menores são usadas em pacientes dependentes de opioides, em função do estabelecimento de síndrome de abstinência grave com doses mais altas.[33] Pacientes com depressão respiratória grave, em condições de dependência ou não, devem ser medicados com 2 mg IV. A resposta deve ocorrer em até 2 minutos, e a dose pode ser repetida a cada 3 minutos, até que a reversão da depressão respiratória ou do SNC seja alcançada. As doses de naloxona podem ser repetidas até o máximo de 10 mg IV,[34] e, no caso da não reversão da depressão respiratória com essa dose, a hipótese de superdosagem de opioide deve ser reconsiderada.

SOLVENTES

O mecanismo de ação dos solventes não pode ser bem definido, uma vez que há grande variedade de substâncias inclusas nessa denominação. Do ponto de vista clínico, entretanto, seus efeitos são depressores sobre o SNC.

Os sintomas iniciais de intoxicação envolvem euforia e desinibição. Podem estar associados com sintomas como tinidos, zumbidos, ataxia, risos imotivados e fala pastosa. Progressivamente, a depressão central pode se manifestar por confusão mental, desorientação e alucinações. O quadro pode evoluir para redução do estado de alerta, incoordenação motora e piora das alucinações. O risco de convulsões, coma e morte deve ser considerado. A monitoração cardíaca é importante, já que os solventes têm ação direta sobre o miocárdio, podendo provocar arritmia cardíaca. Não há consenso quanto à existência de tolerância e síndrome de abstinência dessas substâncias.

ABSTINÊNCIA

ÁLCOOL

Os sintomas da síndrome de abstinência do álcool (SAA) geralmente têm início em 4 a 12 horas após a interrupção ou a diminuição do uso de álcool.

A intensidade da SAA atinge seu pico no segundo dia e termina em 4 a 5 dias. Os sintomas mais frequentes da SAA leve a moderada são tremores, desconforto gastrintestinal, ansiedade, irritabilidade, elevação da pressão arterial, taquicardia e hiperatividade autonômica. As medidas a serem tomadas envolvem a manutenção geral dos sinais vitais. Entre 70 e 90% dos pacientes com SAA apresentam esses sintomas, enquanto nos casos mais graves observam-se convulsões, alucinações e *delirium*. O aparecimento desses sintomas caracteriza a SAA como grave, e o tratamento deve envidar esforços para reduzir a irritabilidade do SNC e restaurar a homeostase fisiológica. O tratamento farmacológico preconizado para a SAA baseia-se no uso de benzodiazepínicos (preferencialmente VO, diazepam 10 a 20 mg, a cada 2 a 4 horas; lorazepam 1 a 4 mg, a cada 2 a 4 horas), tiamina e reposição hídrica.[18]

Em casos de difícil controle com essas medicações, carbamazepina, barbitúricos (em especial fenobarbital) e propofol podem ser indicados.[35]

O uso crônico de álcool pode estar relacionado a diversas condições clínicas, entre elas a encefalopatia de Wernicke, resultado de um estado agudo de carência de tiamina, condição que pode ser diagnosticada clinicamente e cuja presença deve ser suspeitada diante de evidências de carência nutricional, nistagmo, ataxia e mudanças no estado mental. A administração parenteral de tiamina, nesses casos, está indicada em doses de 500 mg IV, diluídos em 100 mL de solução salina com infusão por 30 minutos, 3 vezes por dia, durante 2 a 3 dias. Se não for observada resposta positiva, o esquema deve ser mantido por mais 2 a 3 dias, e, depois, havendo melhora, a dose deve ser reajustada para 250 mg IM ou IV/dia, por mais 3 a 5 dias.[36]

O uso da tiamina deve ser feito antes ou durante a administração de glicose, uma vez que esta, isoladamente, pode precipitar o agravamento do quadro de encefalopatia em pacientes com carência de tiamina.

A partir da estabilização do paciente, a medicação é retirada de forma progressiva, mantendo-se a atenção para a reinstalação dos sintomas de abstinência. Cerca de 3 a 5% dos pacientes com SAA grave podem evoluir para *delirium tremens* (DT), em geral no período de 72 horas após a interrupção do uso de álcool. O DT pode durar de 2 a 10 dias e envolve confusão mental, desorientação temporoespacial, alucinações e oscilações de comportamento, que podem variar da apatia à agitação intensa. Entre 10 e 15% dos pacientes com DT apresentam convulsões do tipo grande mal.

A decisão pela alta do PSG pode ser em razão de necessidade de internação hospitalar nos casos de síndrome de abstinência complicada ou devido a seguimento ambulatorial para os casos leves e moderados. O Centro de Atenção Psicossocial para Álcool e Drogas (CAPS-AD) é o lugar indicado para o seguimento dos casos que apresentam transtornos relacionados a substâncias e transtornos aditivos em condições de uso nocivo e dependência, seja após a alta do PSG ou da UEP, seja após a alta hospitalar. É importante assegurar a disponibilidade do serviço para a continuidade do tratamento.

COCAÍNA E ANFETAMINAS

Após a cessação do uso de cocaína, é comum o aparecimento de anedonia e fissura. A descrição da abstinência, assim como sua duração, ainda é controversa. Em geral, são listadas depressão intensa, fadiga, ideação suicida eventual, disforia e insônia, com início em algumas horas ou dias após a interrupção ou redução do consumo, durando até 10 semanas. Os tratamentos farmacológicos raramente trazem benefício.

BENZODIAZEPÍNICOS

A abstinência por benzodiazepínicos está relacionada à interrupção abrupta do uso. Entre os fatores que contribuem para o estabelecimento da abstinência estão o consumo de doses elevadas e o uso prolongado, embora mesmo pacientes com doses consideradas terapêuticas tenham apresentado sintomas de abstinência.[37] A retirada da medicação deve ser progressiva e planejada. Sintomas como ansiedade, insônia, irritabilidade, diminuição da concentração, cefaleia, anorexia, náusea, vômitos e tremores podem aparecer do 1º ao 11º dia após a retirada da medicação.[38]

O tratamento da abstinência pode ser feito com a troca dos benzodiazepínicos de meia-vida curta para os de meia-vida longa, como o diazepam. As doses equivalentes de alguns benzodiazepínicos mais comuns são estas: 10 mg de diazepam, 30 mg de clordiazepóxido, 1 mg de lorazepam e 1 mg de alprazolam. A partir da estabilização, recomenda-se a redução progressiva diariamente de 10% da dose inicial do diazepam ou, em casos mais graves, redução de 20% da dose por semana.[38]

MACONHA

O interesse pelo tratamento da dependência de maconha tem crescido; os sintomas indicadores da abstinência são irritabilidade, insônia, desejo intenso pela SPA, ansiedade, mudança no apetite, perda de peso e desconforto físico. Estudos sobre o tratamento para transtornos por uso de maconha ainda são limitados, e nenhum tratamento farmacológico específico para abstinência de maconha pode ser recomendado com nível de confiança clínica significativo.[18] É importante ressaltar que a maconha pode precipitar episódios iniciais psicóticos em pacientes com vulnerabilidade.

OPIOIDES

O objetivo do tratamento da síndrome de abstinência de opioides é ajudar os pacientes na transição da dependência para o tratamento de longa duração. Escalas padronizadas para avaliar a gravidade dos sintomas de abstinência são úteis para o manejo dos casos. O aparecimento de sinais como midríase, aumento da pressão arterial sistólica em 10 mmHg, da frequência cardíaca em 10 bpm e um conjunto de sintomas como suor, calafrios, bocejos, dores no corpo, diarreia, rinorreia e lacrimejamento devem ser considerados na decisão pelo tratamento com metadona. É fundamental ressaltar que esse tratamento não deve ser feito sem monitoração continuada do estado clínico e do uso da medicação.

REFERÊNCIAS

1. Global status report on alcohol and health 2018. Geneva: World Health Organization; 2018 [capturado em 20 maio 2019]. Disponível em: https://www.who.int/substance_abuse/publications/global_alcohol_report/en/

2. United Nations Office on Drugs and Crimes. World Drug Report 2018 [Internet]. Viena: UNODC; 2018 [capturado em 06 jul 2019]. Disponível em: https://www.unodc.org/wdr2018/prelaunch/WDR18_Booklet_1_EXSUM.pdf
3. Whiteford HA, Ferrari AJ, Degenhardt L, Feigin V, Vos T. The global burden of mental, neurological and substance use disorders: an analysis from the global burden of disease study 2010. PLoS One. 2015;10(2):e0116820.
4. Gable RS. Comparison of acute lethal toxicity of commonly abused psychoactive substances. Addiction. 2004;99(6):686-96.
5. Widiger TA, Smith GT. Substance use disorder: abuse, dependence and dyscontrol. Addiction. 1994;89(3):267-82.
6. National Institute on Drug Abuse. Drugs, brains, and behavior: the science of addiction [Internet]. Bethesda: NHI; 2007 [capturado em 20 maio 2019]. Disponível em: http://www.drugabuse.gov/publications/science-addiction.
7. United Nations Office Drugs and Crime. World Drug Report 2012 [Internet]. Viena: UNODC; 2012 [capturado em 20 maio 2019]. Disponível em: http://www.unodc. org/unodc/en/data-and-analysis/WDR-2012.html.
8. World Health Organization. Terminology and classification: acute intoxication [Internet]. Geneva: WHO; c2013 [capturado em 20 maio 2019]. Disponível em: http://www.who.int/substance_abuse/terminology/acute_intox/en/.
9. Huynh, C, Ferland, F, Blanchette-Martin, N, Ménard, JM, Fleury, MJ. Factors influencing the frequency of emergency department utilization by individuals with substance use disorders. Psychiatr Q. 2016;87(4):713-28.
10. Barros RE, Marques JM, Carlotti IP, Zuardi AW, Del-Ben CM. Short admission in an emergency psychiatry unit can prevent prolonged lengths of stay in a psychiatric institution. Rev Bras Psiquiatr. 2010;32(2):145-51.
11. Cherpitel CJ, Ye Y. Alcohol and injury in the United States general population: a risk function analysis from the 2005 National Alcohol Survey. Am J Addict. 2009;18(1):29-35.
12. Cherpitel CJ, Witbrodt J, Ye Y, Korcha R. A multi-level analysis of emergency department data on drinking patterns, alcohol policy and cause of injury in 28 countries. Drug Alcohol Depend. 2018;192:172-8.
13. Andreuccetti G, Carvalho HB, Korcha R, Ye Y, Bond J, Cherpitel CJ. A review of emergency room studies on alcohol and injuries conducted in Latin America and the Caribbean region. Drug Alcohol Rev. 2012;31(6):737-46.
14. Mascarenhas MDM, Malta DC, Silva MMAD, Carvalho CG, Monteiro RA, Morais Neto OLD. Consumo de álcool entre vítimas de acidentes e violências atendidas em serviços de emergência no Brasil, 2006 e 2007. Ciênc & Saúde Coletiva. 2009;14:1789-96.
15. Miró Ò, Dargan PI, Wood DM, Dines AM, Yates C, Heyerdahl F, et al. Epidemiology, clinical features and management of patients presenting to European emergency departments with acute cocaine toxicity: comparison between powder cocaine and crack cocaine cases. Clin Toxicol. 2019;57(8):718-26.
16. Devlin RJ, Henry JA. Clinical review: major consequences of illicit drug consumption. Crit Care. 2008;12(1):202-8.
17. Substance Abuse and Mental Health Services Administration. Results from the 2013, National Survey on Drug Use and Health: summary of national findings [Internet]. Rockville, MD: SAMSHA; 2014 [capturado em 06 jul 2019]. Disponível em: https://www.samhsa.gov/data/sites/default/files/NSDUHresultsPDFWHTML2013/Web/NSDUHresults2013.pdf
18. American Psychiatric Association. Practice guideline for the treatment of patients with substance use disorders. In: American Psychiatric Association. Practice guidelines for the treatment of psychiatric disorders: compendium 2006. 2nd ed. Arlington: APA; 2006.

19. Laranjeira R, Madruga CS, Pinsky I, Caetano R, Ribeiro M, Mitsuhiro S. II Levantamento nacional de álcool e drogas [Internet]. São Paulo: INPAD; 2013 [capturado em 30 maio 2019]. Disponível em: http://inpad.org.br/lenad/.
20. Andrade AG, Duarte PCAV, Oliveira LG. I Levantamento nacional sobre o uso de álcool, tabaco e outras drogas entre universitários das 27 capitais brasileiras. Brasília, DF: SENAD; 2010.
21. Galduróz JCF, Silva AAB, Noto AR, Fonseca AM, Carlini CM, Oliveira LG, et al. II Levantamento domiciliar sobre o uso de drogas psicotrópicas no Brasil: estudo envolvendo as 108 maiores cidades do país. São Paulo: CEBRID; 2006.
22. Associação Brasileira de Psiquiatria. Diretrizes para um modelo de assistência integral em saúde mental no Brasil [Internet]. Rio de Janeiro: ABP; 2006 [capturado em 30 jun 2013]. Disponível em: http://www.abpbrasil.org.br/diretrizes_final.pdf.
23. World Health Organization. Beber e dirigir: manual de segurança para profissionais de trânsito e saúde [Internet]. Genebra: Global Road Safety Partnership; 2007 [capturado em 23 maio 2019]. Disponível em: https://www.grsproadsafety.org/wp-content/uploads/Beber-e-Dirigir_Portuguese.pdf.
24. Aoki OS. Emergências relacionadas ao álcool. In: Cordeiro DC, Baldaçara L, organizadores. Emergências psiquiátricas. São Paulo: Roca; 2007. p. 137-53.
25. National Institute on Drug Abuse. Commonly abuse drug charts. NIH; 2018 [capturado em 23 maio 2019]. Disponível em: https://www.drugabuse.gov/drugs-abuse/commonly-abused-drugs-charts
26. Foltin RW, Fischman MW. Ethanol and cocaine interactions in humans: cardiovascular consequences. Pharmacol Biochem Behav. 1988;31(4):877-83.
27. Patel MM, Belson MG, Longwater AB, Olson KR, Miller MA. Methylenedioxymethamphetamine (ecstasy): related hyperthermia. J Emerg Med. 2005;29(4):451-4.
28. Graff S, Fruchtengarten LV, Haddad J. Intoxicações agudas e seus tratamentos. In: Seibel SD, organizador. Dependência de drogas. 2. ed. São Paulo: Atheneu; 2010. p. 763-82.
29. Zun LS. Evidence-based treatment of psychiatric patient. J Emerg Med. 2005;28 (3):277-83.
30. Ribeiro M, Laranjeira R, Dunn J. Álcool e drogas: emergência e psiquiatria. In: Botega NJ, organizador. Prática psiquiátrica no hospital geral: interconsulta e emergência. 2. ed. Porto Alegre: Artmed; 2006. p. 263-82.
31. Treweek JB, Janda KD. An antidote for acute cocaine toxicity. Mol Pharm. 2012;9(4):969-78.
32. Lapoint J, Meyer S, Yu CK, Koenig, KL, Lev, R, Thihalolipavan S, et al. Cannabinoid hyperemesis syndrome: public health implications and a novel model treatment guideline. West J Emerg Med. 2018;19(2):380-6.
33. Center for Substance Abuse Treatment. Detoxification and substance abuse treatment: treatment improvement protocol TIP 45 [Internet]. Rockville: SAMHSA; 2006 [capturado em 23 maio 2019]. Disponível em: http://162.99.3.213/products/manuals/tips/pdf/TIP45.pdf.
34. Collins ED, Kleber H. Opioids: detoxification. In: Galanter M, Kleber HD, editors. The American Psychiatric Publishing textbook of substance abuse treatment. 3rd ed. Washington: APA; 2004. p. 265-89.
35. Doyon S. Opioids. In: Tintinalli JE, Kelen GD, Stapczynski JS, Ma OJ, Cline DM, editors. Emergency medicine: a comprehensive study guide. 6th ed. New York: McGraw-Hill; 2004. p. 1071-4.
36. Stehman CR, Mycyk MB. A rational approach to the treatment of alcohol withdrawal in the ED. Am J Em Med. 2013;31(4):734-42.
37. Sechi G, Serra A. Wernicke's encephalopathy: new clinical settings and recent advances in diagnosis and management. Lancet Neurol. 2007;6(5):442-55.
38. Petursson H, Lader MH. Withdrawal from long-term benzodiazepine treatment. Br Med J. 1981;283(6292):643-5.

O COMPORTAMENTO SUICIDA NA EMERGÊNCIA

KELEN CANCELLIER CECHINEL RECCO
MORGANA SONZA ABITANTE
RITELE HERNANDEZ DA SILVA
JOÃO QUEVEDO

10

Elevadas taxas de suicídio são continuamente registradas na população mundial. Segundo a Organização Mundial da Saúde (OMS),[1] em torno de 800 mil pessoas cometem suicídio anualmente, o que corresponde a 1,4% de todas as mortes globalmente. Quando consideradas as tentativas de suicídio, esse número se torna 20 vezes maior.[1] Essas perdas geram uma importante comoção nas famílias e comunidades onde ocorrem, influenciando a vida de pelo menos outras 6 pessoas.[2]

O indivíduo em risco de suicídio tem urgência de atendimento. Assim, é fundamental que os profissionais de saúde, nos diversos níveis de assistência, estejam capacitados para o seu reconhecimento e para a adoção de medidas de proteção em situações de vulnerabilidade.[2]

CONCEITOS

O ato deliberado e intencional de tirar a vida é denominado suicídio. A expressão comportamento suicida geralmente se refere à presença de pensamentos de morte, plano suicida, tentativa ou ao próprio suicídio.[1,2] Contudo, não há uma uniformidade na nomenclatura desses eventos, e diferentes denominações são empregadas para um mesmo comportamento.[3] O uso impreciso desses conceitos limita a coleta de dados para a pesquisa, bem como para a prevenção dessas perdas.[4]

Diante dessas dificuldades, uma categorização da suicidalidade foi proposta com o algoritmo da classificação de Columbia para avaliação de suicídio (Columbia Classification Algorithm of Suicide Assessment – C-CASA), buscando abranger todos os aspectos desse complexo fenômeno,[3,5,6] conforme descrito no Quadro 10.1.

Quadro 10.1
CONCEITOS PARA A AVALIAÇÃO DO COMPORTAMENTO SUICIDA

CLASSIFICAÇÃO OU CATEGORIA	DEFINIÇÕES
Suicídio completo	Comportamento de autolesão que resulta em fatalidade e foi associado com pelo menos alguma intenção de morrer, como um resultado de um ato.
Tentativa de suicídio	Um comportamento autolesivo potencial, associado com pelo menos alguma intenção de morrer como resultado de um ato. As evidências de que o indivíduo tentou se matar, pelo menos em algum grau, podem ser explícitas ou inferidas de um comportamento ou circunstância. Uma tentativa de suicídio pode não resultar em uma lesão efetiva.
Atos preparatórios para um comportamento suicida iminente	O indivíduo toma medidas para se autoinfligir, mas é interrompido por si ou por outras pessoas antes de iniciar o ato autolesivo ou que um dano potencial tenha começado.
Ideação suicida	Pensamentos passivos sobre querer morrer ou pensamentos ativos sobre matar a si próprio, não acompanhados por comportamento preparatório.
Comportamento de autolesão, sem intenção suicida	Comportamento de autolesão sem intenção de morrer. O comportamento é tentado por outras razões, quer para aliviar o sofrimento (muitas vezes referido como automutilação por meio de cortes superficiais, arranhões, contusões ou queimaduras) ou para provocar mudanças nos outros ou no ambiente.
Outros, autolesão deliberada	Nenhuma evidência de suicidalidade ou autolesão deliberada associada ao evento. O evento é caracterizado como proveniente de uma lesão acidental, de sintomas psiquiátricos ou comportamentais, ou de sintomas médicos ou de procedimento.

Continua ▶

Quadro 10.1 *Continuação*
CONCEITOS PARA A AVALIAÇÃO DO COMPORTAMENTO SUICIDA

CLASSIFICAÇÃO OU CATEGORIA	DEFINIÇÕES
Autolesão, intenção suicida desconhecida	Comportamento de autolesão em que a intenção de morrer é desconhecida e não pode ser inferida. A lesão ou lesão potencial são claras, mas não é claro o motivo pelo qual o indivíduo se envolveu nesse comportamento.
Sem informação suficiente	Informações insuficientes para determinar se o evento envolveu comportamento suicida deliberado ou ideação. Existem razões para suspeitar da possibilidade de suicidalidade, no entanto não são suficientes para ter certeza de que o evento não era algo diferente, como um acidente ou um sintoma psiquiátrico. Uma lesão sofrida em um local do corpo consistente com autolesão deliberada ou comportamento suicida (p. ex., pulsos), sem qualquer informação de como ocorreu, justificaria a colocação nessa categoria.

Fonte: Adaptada de Posner e colaboradores.[3]

EPIDEMIOLOGIA

As taxas de suicídio variam conforme as características sociodemográficas da população. Os países desenvolvidos apresentam maiores taxas de suicídio do que os em desenvolvimento. Entretanto, deve ser considerado que estes últimos têm maior população e limitações na coleta de dados epidemiológicos.[1]

De forma geral, globalmente, os maiores índices são registrados em idosos, tanto homens quanto mulheres. Adicionalmente, o suicídio representa a segunda causa de morte entre indivíduos de 15 a 29 anos, ficando atrás apenas de acidentes de trânsito.[1,4,7]

Na distribuição por gênero, os homens apresentam maiores taxas de suicídio do que as mulheres. No entanto, as mulheres apresentam mais ideação e tentativas de suicidio.[1,4,5,7] Mundialmente o suicídio equivale a 50% de todas as mortes violentas em homens e a 71% em mulheres. Os métodos mais usados para esse fim são a ingestão de pesticidas, o enforcamento e armas de fogo.[1]

O Brasil é considerado um dos países com taxas em nível médio para mortalidade por suicídio. Contudo, a subnotificação das tentativas e mortes por suicídio limita a acurácia dessas medidas. Entre os anos de 2002 e 2012, foi registrado um aumento de 33,6% no número total de casos, com o suicídio ocupando o terceiro lugar no *ranking* de mortes violentas entre os indivíduos de 15 a 29 anos.[8] Segundo dados divulgados pelo Ministério da Saúde em 2017,[9] essa tendência de aumento se manteve. Observou-se que o risco de suicídio foi aproximadamente q4 vezes maior em homens quando comparado a mulheres. Para ambos os sexos, os índices mais elevados ocorreram na faixa etária de 70 anos ou mais, na população indígena, nos indivíduos de baixa escolaridade, entre solteiros(as), viúvos(as) ou divorciados(as) e nos que empregaram o enforcamento como método. Os estados da federação com maiores taxas de suicídio foram Rio Grande do Sul, Santa Catarina e Mato Grosso do Sul.[9]

Os registros das lesões autoprovocadas demonstraram aumento nos últimos anos (Fig. 10.1). Nesse grupo, observou-se uma maior prevalência em mulheres, brancas, adolescentes ou adultas jovens, moradoras da zona urbana e com escolaridade inferior a 8 anos. Entre essas notificações, 27,4% foram caracterizadas como tentativas de suicídio. Notavelmente esses comportamentos demonstraram um caráter repetitivo, evidenciando a importância de intervenção nessa população.[9]

AVALIAÇÃO DO PACIENTE

TRANSTORNOS PSIQUIÁTRICOS

Os transtornos psiquiátricos são frequentemente associados ao suicídio e a seus vários aspectos. Uma metanálise que avaliou 27 estudos, compreendendo 3.275 suicídios, identificou que 87,3% dos indivíduos foram diagnosticados com um transtorno mental antes de sua morte.[10] Os transtornos afetivos, de forma geral, merecem atenção, por apresentar associação com aproximadamente 50% das causas de suicídio. Além disso, dependência química, por álcool e outras substâncias, transtornos da personalidade e esquizofrenia são com frequência relatados em vítimas de suicídio.[11] Dessa forma, a avaliação criteriosa da história patológica pregressa do paciente e a entrevista com familiares tornam-se necessárias para a tomada de decisão em situações de emergência. Alguns transtornos merecem maior atenção, como o transtorno bipolar, principalmente com características mistas e fase depressiva, ou o transtorno depressivo com características psicóticas, uma vez que parecem aumentar significativamente o risco de tentativas e suicídios consumados.[12,13] Pacientes com comorbidades psiquiátricas, por exemplo, transtorno depressivo maior associado a sintomas ansiosos, também apresentam risco aumentado de suicídio.[2] Além disso, egressos de internação psiquiátrica parecem apresentar um risco elevado de suicídio, indicando a relação com os transtornos psiquiátricos, representando uma condição especial a ser considerada.[14]

Cabe ressaltar que a faixa etária demonstra relação com os transtornos psiquiátricos mais prevalentes, sendo frequentes os transtornos da conduta, abuso

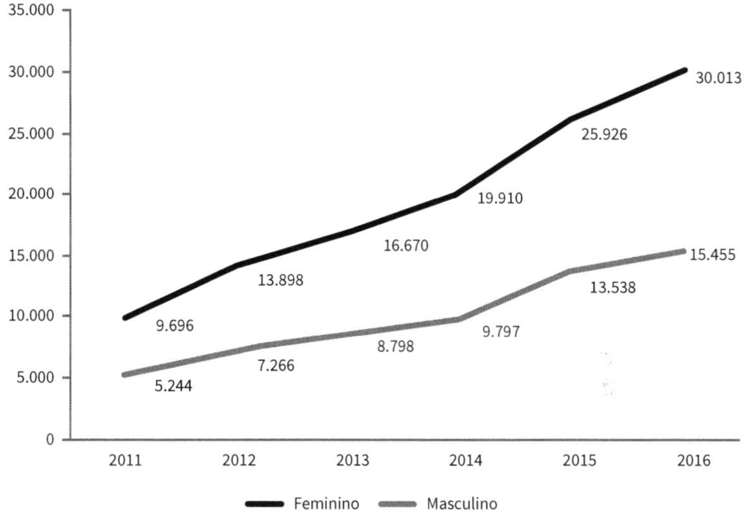

FIGURA 10.1
Números registrados no Brasil, entre 2011 e 2016, de lesão autoprovocada, conforme o sexo e o ano.
Fonte: Brasil.[9]

de substâncias e impulsividade nos adolescentes e adultos jovens, enquanto os suicídios associados aos transtornos do humor parecem elevar sua ocorrência com o aumento da idade.[5] Ainda em idosos, é importante salientar a demência e o *delirium*, quadros clínicos que podem ter associação com autoagressão e, eventualmente, com morte autoinfligida.[15] Dessa forma, a investigação do quadro clínico do paciente, seja ele de origem psiquiátrica ou não, é de extrema importância para definir a melhor conduta em uma situação de emergência.

FATORES DE RISCO E DE PROTEÇÃO

Fatores de risco e de proteção são importantes para o entendimento e a definição de condutas a adotar com os pacientes após tentativa de suicídio. Os estudos têm demonstrado que situações como morar sozinho, isolamento social, sentimentos como desesperança, desamparo, inutilidade e ambivalência, situações estressantes ao longo da vida e luto representam importantes fatores de risco para o suicídio.[5] No entanto, tentativa prévia segue sendo o principal fator de risco isolado. Estima-se que pacientes que tentaram suicídio previamente tenham um risco 5 a 6 vezes maior para uma nova tentativa, sendo esse um dado de extrema importância na história patológica pregressa a ser investigado.[2] Uma vez identificados na entrevista, esses fatores indicam condutas mais conservadoras em relação ao paciente.

Adolescentes e adultos jovens que tentaram suicídio, frequentemente, apresentavam história de abuso e negligência na infância, configurando um importante fator de risco associado ao estresse no início da vida. Sabe-se que eventos traumáticos se relacionam a vários transtornos psiquiátricos, o que possivelmente impacte no aumento do número de suicídios nessa faixa etária.[5] Ademais, estudos indicam que a divulgação de suicídios de forma romantizada, com descrição de métodos, sobretudo quando o falecido era uma celebridade, pode influenciar as taxas de suicídio, principalmente em adolescentes e adultos jovens, por serem mais suscetíveis.[14]

Além dos transtornos psiquiátricos, doenças clínicas também parecem representar um importante impacto. Condições como câncer, alterações de tireoide e doença cerebrovascular podem causar sintomas psiquiátricos e ser detectadas apenas após a tentativa de suicídio. Outras condições, como dor e doenças incuráveis ou terminais, também parecem ter relação com o aumento do risco de suicídio.[12] Crises econômicas parecem ter impacto importante nas tentativas de suicídio, sobretudo em pessoas do sexo masculino, uma vez que podem resultar em desemprego e consequente diminuição da renda, embora uma relação causal direta ainda não tenha sido estabelecida.[14] Outro fator relevante é de que os riscos são mais elevados em famílias com história de suicídio, demonstrando o impacto do evento por seu aspecto traumático, bem como o componente genético.[2]

Em contrapartida, alguns fatores são considerados de proteção ao suicídio, tais como gênero feminino, casamento, presença de crianças em casa (responsabilidade por menores), gravidez, habilidade de enfrentamento de situações, rede de suporte bem estabelecida.[2,16] A resiliência é uma característica que vem sendo identificada como importante fator de proteção contra o suicídio,[17] bem como a religiosidade, o que pode se dever às crenças religiosas relacionadas ao suicídio ou ao apoio da comunidade onde o indivíduo está inserido.[5,16]

Outra questão a ser avaliada é o impacto da intervenção farmacológica. O uso de antidepressivos parece indicar um efeito de redução do risco de suicídio em adultos e idosos. Em crianças e adolescentes, embora controverso, o uso de antidepressivos, em função da gravidade do transtorno depressivo não tratado adequadamente, não é desaconselhado,[18] representando, assim, um fator de proteção, diminuindo o risco de suicídio.

A ENTREVISTA

A avaliação global do paciente com risco de suicídio é de fundamental importância para a estratificação do risco e a definição de conduta. Além disso, a entrevista deve buscar a aliança terapêutica, devendo ser conduzida de forma empática, com preocupação e calma, em ambiente reservado, tentando não expor o paciente. As possíveis reações contratransferenciais que, porventura, possam ocorrer também deverão ser avaliadas, a fim de não atrapalhar o atendimento e a tomada de decisão.[16]

O paciente pode se apresentar com algumas características básicas que precisam ser valorizadas. A **ambivalência**, refletindo o desejo de acabar com o sofrimento por meio da morte que ocorre em paralelo à necessidade de sobrevivência, sendo necessário espaço para que o paciente possa falar sobre esse sentimento antagônico, o que, muitas vezes, pode auxiliar no processo de recuperação. A **impulsividade**, que precisa ser avaliada como parte de uma situação que possa ter desencadeado a tentativa e como preditora de novos eventos. A **rigidez**, pois, quando ocorre a decisão do suicídio, o indivíduo restringe-se a pensar que a morte é a solução de enfrentamento de seus problemas, podendo parecer incapaz de perceber outra possibilidade – nesse sentido, a escuta ativa e cuidadosa é necessária para melhor condução do paciente.[2,19] Essas são algumas características que precisam ser consideradas e que, somadas aos demais fatores de risco e proteção, auxiliam na decisão de conduta em relação ao paciente após tentativa de suicídio (Quadro 10.2).

O MANEJO DO PACIENTE SUICIDA

O médico plantonista deve saber identificar e manejar toda gama de características que envolvem o comportamento suicida, já que a diminuição da morbidade (ideação e tentativa) deve levar à diminuição da mortalidade (suicídio). Ainda não existem classificações precisas e objetivas do risco de suicídio, pois, diante da complexidade do comportamento humano, as previsões de certeza são impossíveis. A avaliação é clínica e leva em conta todo o conhecimento já exposto neste capítulo.[2]

Quadro 10.2
CARACTERÍSTICAS AVALIADAS NA CONSULTA DO PACIENTE COM RISCO DE SUICÍDIO

- Presença de doença mental
- História pessoal e familiar de comportamento suicida
- Presença de outras doenças
- Características da personalidade e resiliência
- Fatores estressores crônicos e recentes
- Fatores psicossociais e demográficos
- Comportamento suicida atual

Fonte: Elaborado com base em Associação Brasileira de Psiquiatria.[2]

O principal objetivo na abordagem de uma tentativa de suicídio no pronto--atendimento é a proteção à vida. Assim, nenhuma informação deve ser minimizada, tanto as trazidas pelo paciente quanto as coletadas junto ao acompanhante. A partir de então, a equipe deve ter em mente que nenhuma tentativa deve ser desvalorizada. Por mais que pareça menos lesiva a atitude, ela não deve ser considerada de menor risco, pois há o risco de uma nova tentativa.[20]

A primeira abordagem do paciente que tentou suicídio é eminentemente clínica. Assim que ele estiver estabilizado e fora de risco de complicações clínicas relativas à tentativa de suicídio, o clínico deverá estabelecer um plano de conduta inicial em relação à tentativa. Um prolongamento do tempo de observação no pronto-atendimento pode ser útil para melhor avaliação e ponderação na conduta. Após a entrevista com o paciente, deve-se estimar o risco de suicídio em que ele se enquadra no momento da avaliação (Quadro 10.3).

Os pacientes com baixo e médio risco, que aceitem o tratamento e que apresentem um bom suporte familiar, são candidatos à internação domiciliar com vigilância constante dos familiares e encaminhamento a uma equipe de saúde especializada o mais breve possível. As orientações aos familiares para os cuidados com esses pacientes são apresentadas no Quadro 10.4.[20]

Pacientes de alto risco, que mantenham a ideação ou o planejamento suicida, que não tenham acesso fácil a um tratamento especializado ou que não apresentem um suporte familiar adequado, devem ser encaminhados para internação psiquiátrica.[20] A transferência de pacientes entre instituições deve ser feita em ambulância, e não pelos familiares.[2]

A equipe também deve se atentar à Portaria nº. 1.271, de 6 de junho de 2014,[21] que define a Lista Nacional de Notificação Compulsória de doenças, agravos e eventos de saúde pública nos serviços de saúde públicos e privados

Quadro 10.3
AVALIAÇÃO DO RISCO DE SUICÍDIO

RISCO BAIXO	RISCO MÉDIO	RISCO ALTO
• O paciente teve alguns pensamentos suicidas, mas não fez nenhum plano	• O paciente tem pensamentos e planos, mas não pretende cometer suicídio imediatamente	• O paciente tem um plano definido, tem os meios para fazê-lo e planeja fazê-lo prontamente; e/ou • Tentou suicídio recentemente e apresenta rigidez quanto a uma nova tentativa; e/ou • Tentou várias vezes em um curto espaço de tempo

Fonte: Elaborado com base em Associação Brasileira de Psiquiatria.[2]

Quadro 10.4
ORIENTAÇÕES AOS CUIDADORES

- Permanência de uma pessoa próxima ao paciente por 24h
- Afastamento de objetos cortantes, medicamentos, armas, cordas, produtos químicos, altura
- Não permitir portas trancadas
- Todo medicamento deverá ser fornecido por um cuidador, que ficará em posse dele
- Não ter medo de conversar sobre o ocorrido

Fonte: Elaborado com base em Associação Brasileira de Psiquiatria[2] e Cordeiro e Baldaçara.[20]

em todo o território nacional, bem como inclui a tentativa de suicídio como notificação compulsória imediata que deverá ser realizada em até 24 horas a partir do conhecimento da ocorrência.[2]

No que tange à terapêutica do tratamento do risco de suicídio na emergência, há um grande entusiasmo em relação ao uso da cetamina, uma droga com ação glutamatérgica, empregada como anestésico desde a década de 1960, que, em doses subanestésicas, mostrou resposta antidepressiva dentro de minutos e, consequentemente, redução da ideação suicida.[22,23] Ela ainda não está aprovada pelos órgãos regulatórios para tal finalidade, mas é um tratamento promissor para o atendimento de pacientes com risco de suicídio na emergência.

Os pacientes com transtornos do humor e alto risco de suicídio podem obter maior benefício com a eletroconvulsoterapia (ECT), graças ao seu rápido mecanismo de ação, do que com o uso dos psicofármacos atualmente disponíveis. Apesar de seu mecanismo ainda não estar totalmente esclarecido, estudos mostraram que a ECT reduziu o comportamento suicida dos pacientes em risco,[24] sendo ainda subutilizada devido a estigmas do passado. Outro tratamento neuromodulador, a estimulação magnética transcraniana (EMT), também mostrou rápida redução da ideação suicida,[25] sugerindo que ambos os métodos poderiam ser mais amplamente empregados em situações de emergência.

CONSIDERAÇÕES FINAIS

O suicídio continua sendo um grave problema de saúde pública, e a equipe de emergência deve estar apta a acolher, avaliar e manejar os casos de crise suicida que chegam ao pronto-atendimento. Os centros de atenção psicossocial (CAPS), os hospitais de urgência e emergência (geral e/ou psiquiátrico), os serviços especializados e outros são de fundamental importância para os indivíduos que estão em situação de crise, com risco de suicídio ou após tentativa. Esses serviços precisam estar sintonizados e integrados a todos os equipamentos e dispositivos disponíveis na rede para que haja fluxo, encaminhamentos e planos terapêuticos mais eficientes e eficazes.

REFERÊNCIAS

1. World Health Organization. Preventing suicide: a global imperative [Internet]. Geneva: WHO; 2014 [capturado em 15 jan. 2019]. Disponível em: https://www.who.int/mental_health/suicide-prevention/world_report_2014/en/
2. Associação Brasileira de Psiquiatria. Suicídio: informando para prevenir. Brasília: CFM/ABP; 2014.
3. Posner K, Oquendo MA, Gould H, Stanley B, Davies M. Columbia Classification Algorithm of Suicide Assessment (C-CASA): classification of suicidal events in the FDA's pediatric suicidal risk analysis of antidepressants. Am J Psychiatry. 2007;164(7):1035-43.
4. Klonsky ED, May AM, Saffer BY. Suicide, suicide attempts, and suicidal ideation. Annu Rev Clin Psychol. 2016;12:307-30.
5. Turecki G, Brent AD. Suicide and suicidal behaviour. Lancet. 2016;387(10024):1227-39.
6. Meyer RE, Salzman C, Youngstrom EA, Clayton PJ, Goodwin FK, Mann JJ, et al. Suicidality and risk of suicide-definition, drug safety concerns, and a necessary target for drug development: a consensus statement. J Clin Psychiatry. 2010;71(8):e1-e21.
7. Bachmann S. Epidemiology of suicide and the psychiatric perspective. Int J Environ Res Public Health. 2018;15(7).pii: E1425.
8. Waiselfisz JJ. Os jovens do Brasil: mapa da violência 2014. Rio de Janeiro: FLACSO; 2014.
9. Brasil. Boletim Epidemiológico 2017 [Internet]. Brasília, DF: Ministério da Saúde; 2017 [capturado em 15 jan. 2019]. Disponível em: http://portalarquivos2.saude.gov.br/images/pdf/2017/setembro/21/2017-025-Perfil-epidemiologico-das-tentativas-e-obitos-por-suicidio-no-Brasil-e-a-rede-de-atencao-a-saude.pdf
10. Arsenault-Lapierre G, Kim C, Turecki G. Psychiatric diagnoses in 3275 suicides: a meta-analysis. BMC Psychiatry. 2004;4:37.
11. Miller IW, Camargo Jr CA, Arias SA, Sullivan AF, Allen MH, Goldstein AB, et al. Suicide prevention in an emergency department population: the ED-SAFE study. JAMA Psychiatry. 2017;74(6):563-70.
12. Draper BM. Suicidal behavior and suicide prevention in later life. Maturitas. 2014;79(2):179-83.
13. Botega NJ. Crise suicida: avaliação e manejo. Porto Alegre: Artmed; 2015.
14. Madsen T, Erlangsen A, Nordentoft M. Risk estimates and risk factors related to psychiatric inpatient suicide-an overview. Int J Environ Res Public Health. 2017;14(3):253.
15. Conejero I, Olié E, Courtet P, Calati R. Suicide in older adults: current perspectives. Clin Interv Aging. 2018;13:691-99.
16. Weber AN, Michail M, Thompson A, Fiedorowicz JG. Psychiatric emergencies: assessing and managing suicidal ideation. Med Clin North Am. 2017;101(3):553-71.
17. Witt K, Milner A, Allisey A, Davenport L, LaMontagne AD. Effectiveness of suicide prevention programs for emergency and protective services employees: a systematic review and meta-analysis. Am J Ind Med. 2017;60(4):394-407.
18. Wilcox HC, Wyman PA. Suicide prevention strategies for improving population health. Child Adolesc Psychiatr Clin N Am. 2016;25(2):219-33.
19. Bertolote JM, Mello-Santos C, Botega NJ. Detecção do risco de suicídio nos serviços de emergência psiquiátrica. Rev Bras Psiquiatr. 2010;32 Suppl2:S87-95.

20. Cordeiro DC, Baldaçara L, organizadores. Emergências psiquiátricas. São Paulo: Roca; 2007.
21. Brasil. Portaria nº. 1.271, de 6 de junho de 2014. Define a Lista Nacional de Notificação Compulsória de doenças, agravos e eventos de saúde pública nos serviços de saúde públicos e privados em todo o território nacional, nos termos do anexo, e dá outras providências [Internet]. Brasília, DF; Ministério da Saúde; 2014 [capturado em 15 jan. 2019]. Disponível em: http://bvsms.saude.gov.br/bvs/saudelegis/gm/2014/prt1271_06_06_2014.html
22. Diazgranados N, Ibrahim L, Brutsche NE, Ameli R, Henter ID, Luckenbaugh DA, et al. Rapid resolution of suicidal ideation after a single infusion of an N-methyl-D-aspartate antagonist in patients with treatment-resistant major depressive disorder. J Clin Psychiatry. 2010;71(12): 1605-11.
23. Grunebaum MF, Galfalvy HC, Choo TH, Keilp JG, Moitra VK, Parris MS, et al. Ketamine for rapid reduction of suicidal thoughts in major depression: a midazolam-controlled randomized clinical trial. Am J Psychiatry. 2018;175(4):327-35.
24. Fink M, Kellner CH, McCall WV. The role of ECT in suicide prevention. J ECT. 2014;30(1):5-9.
25. Hadley D, Anderson BS, Borckardt JJ, Arana A, Li X, Nahas Z, et al. Safety, tolerability, and effectiveness of high doses of adjunctive daily left prefrontal repetitive transcranial magnetic stimulation for treatment-resistant depression in a clinical setting. J ECT. 2011;27(1):18-25.

ANSIEDADE AGUDA: ATAQUES DE PÂNICO

MICHELLE N. LEVITAN
ANTONIO E. NARDI

11

A dor no peito ou a palpitação de origem não cardiovascular são queixas prevalentes em emergências hospitalares (EHs) que resultam em alta utilização dos serviços de saúde e aumento no absenteísmo laboral.[1] De forma geral, esse sintoma pode estar associado a doenças cardiovasculares, a dores não relacionadas à doença cardíaca, como distúrbios esofágicos ou relacionados à fisiopatologia da dor, e a ataques de pânico (Quadro 11.1). De fato, dados hospitalares identificam que, entre os pacientes que procuram a EH com o sintoma "dor no peito", 25% estão, na realidade, vivenciando ataques de pânico.[2]

CONCEITOS

Os ataques de pânico trazem alterações corporais e psíquicas bruscas que geram considerável sofrimento. São caracterizados por episódios agudos de ansiedade nos quais sintomas fisiológicos como aceleração dos batimentos cardíacos, tremores, sensação de desmaio, entre outros, podem estar presentes, além de sintomas cognitivos, como medo de morrer ou de enlouquecer.

A melhora do paciente, bem como a otimização do serviço, dependerá muito do grau de informação do clínico sobre a natureza e o manejo do ataque de pânico. Frequentemente, a crença na existência de uma cardiopatia (motivada por aceleração cardíaca ou pressão arterial alterada) é referida como a maior causa de procura pelo hospital. Pessoas com ataques de pânico recorrentes e inesperados podem ser diagnosticadas com transtorno de pânico (TP).

Quadro 11.1
DOENÇAS CLÍNICAS ASSOCIADAS A DOR NO PEITO

• Pneumonia • Pancreatite • Refluxo gastresofágico	• Quadros cardiovasculares • Costocondrite/lesões traumáticas

Fonte: Elaborado com base em Zun,[9] Lenfant[10] e Campbell e colaboradores.[11]

Esses pacientes apresentam qualidade de vida comprometida em razão do medo de novos ataques de pânico e costumam passar a evitar situações que acreditam serem mais perigosas, desenvolvendo uma esquiva chamada agorafobia,[3] estágio de evitação subsequente aos ataques de pânico, tornando o tratamento ainda mais complexo.[4]

Ressalta-se que o diagnóstico clínico da doença cardíaca não exclui o psiquiátrico e vice-versa. Um bom protocolo de avaliação poderá ser capaz de direcionar com mais segurança o diagnóstico do paciente. O manejo do TP é eficaz e engloba tratamento farmacológico e psicoterapia cognitivo-comportamental. Na prática, ainda se encontra dificuldade na avaliação do TP. Cerca de 70% dos pacientes com TP foram a mais de 10 profissionais antes de o diagnóstico correto ser feito.[5] Dessa forma, este capítulo visa a orientar a identificação e o manejo de ataques de pânico agudos pelos profissionais de saúde na EH.

EPIDEMIOLOGIA

O diagnóstico errôneo de ataques de pânico diminui as chances de que tratamentos eficazes possam ser implementados e aumenta a probabilidade de que comorbidades psiquiátricas, como a depressão, possam se desenvolver.[6] Da mesma forma, a precipitação em diagnosticar o TP pode mascarar um sintoma clínico importante que poderia ser tratado precocemente. Setenta por cento dos pacientes com TP que chegam à EH apresentam queixas cardiovasculares ou respiratórias.[7] Os números a respeito de pacientes com dores no peito impressionam: 6 milhões de pessoas nos Estados Unidos com dores no peito procuram hospitais, custando ao governo mais de 8 bilhões de dólares.[5]

Em média, 31% dos pacientes que chegam à EH com dor no peito preenchem critérios para ataque de pânico ou TP, e 60% são mulheres com média de idade de 44 anos.[8] Na avaliação de perfil de pacientes com TP quando comparados a indivíduos sem TP, identificou-se que pacientes que utilizaram a EH 8 ou mais vezes apresentavam 3,1 mais chances de serem diagnosticados como portadores de TP. Além disso, pacientes com 10 ou mais ligações para o serviço tinham 4,99 mais chances de apresentarem TP.[12]

Adicionalmente, pacientes com dores no peito que apresentavam resultados normais para arteriografia coronariana tinham maiores escores relacionados à ansiedade e depressão, além de 43% *versus* 6% de chance de preencherem critérios para TP quando comparados a pacientes com arteriografia coronariana indicativa de estenose arterial.[13]

AVALIAÇÃO DO PACIENTE

Os sintomas clínicos que levam os pacientes à EH, como a dor torácica, devem ser investigados com atenção. O foco principal de um atendimento sistematizado é a identificação precoce do risco de eventos ameaçadores à vida. Isso inclui a rápida triagem de pacientes com alta probabilidade de infarto, a estratificação quanto à presença de isquemia miocárdica e o diagnóstico de doenças cardiovasculares não coronarianas, doenças pulmonares e do trato digestivo de alto risco.[14]

Além da realização de exames necessários ao diagnóstico diferencial, o entendimento das características centrais da ansiedade pode auxiliar na identificação de um ataque de pânico, como pensamentos e atitudes em relação aos sintomas apresentados e suas possíveis consequências. Devido à ausência de exames laboratoriais ou de imagem para a detecção de transtornos psiquiátricos, uma boa anamnese, traduzida em um bom roteiro de questões que auxiliem o seu reconhecimento, além da familiaridade com a prevalência dos transtornos psiquiátricos mais comuns na EH, favorecerão o encaminhamento precoce e o tratamento adequado. No Quadro 11.2, são apresentados alguns exemplos de perguntas que podem auxiliar no processo diagnóstico.

Quadro 11.2
ROTEIRO DE PERGUNTAS AUXILIARES AO DIAGNÓSTICO DE TRANSTORNO DE PÂNICO

O paciente:

- Já apresentou este sintoma outras vezes ao longo da vida?
- Além deste sintoma, apresenta algum outro associado à ativação somática?
- Não esperava estes sintomas? Sentiu medo deles?
- Quando procurou ajuda, submeteu-se a exames? Se sim, qual o diagnóstico recebido?
- Tem medo de estar em lugares em que, se passar mal, possa não obter ajuda? Ou evita ficar desacompanhado?
- Tem dificuldade de acreditar que não tenha alguma doença clínica?
- Está muito preocupado com as consequências destas sensações? Pensa muito nisso?

MANEJO

TRATAMENTO PSICOTERÁPICO

As diretrizes para tratamento do TP enfatizam que o manejo de ataques de pânico na EH deve incluir, como primeiro recurso, algumas técnicas advindas da terapia cognitivo-comportamental (TCC) para manejo da ansiedade; na ausência da resposta esperada, deve-se iniciar o uso de medicamentos para a crise[15] e, posteriormente, fazer a indicação para tratamento especializado.

A meta inicial deve visar a diminuição da ativação autonômica frequentemente provocada pela hiperventilação (Quadro 11.3). O treino respiratório diafragmático tem como base a inspiração e a expiração lentificadas durante alguns segundos. Além disso, a apresentação da fisiologia da ansiedade, informações sobre o TP e orientações para seu tratamento poderão trazer conforto e segurança. É possível também realizar a reestruturação de pensamentos associados à possibilidade de morrer, passar mal ou ficar louco, apresentando as diferenciações entre seus medos e a realidade, a interpretação catastrófica dos sintomas e seus riscos reais.[15]

Um estudo visou a fazer, o quanto antes, o diagnóstico de TP de pacientes e comparar ferramentas psicológicas aplicadas quando da entrada na EH.[16] A equipe psiquiátrica no local separava aleatoriamente os pacientes para 2 intervenções naquele momento: instruções para exposição e reasseguramento. O primeiro grupo foi instruído sobre a natureza contraprodutiva da evitação e a necessidade de permanecer na situação de ansiedade até ela declinar. Este grupo apresentou melhoras na depressão, na ansiedade e nos ataques de pânico ao longo de 6 meses de seguimento de avaliação. No grupo do reasseguramento, era reforçado que o paciente havia experimentado um ataque de pânico e não possuía nada físico ou psiquiátrico além disso. Este não trouxe benefícios e foi associado à piora do quadro ao longo dos meses.[16]

TRATAMENTO FARMACOLÓGICO

Quando as técnicas psicoterápicas da TCC específicas para crises de pânico na EH não forem suficientes para a diminuição das sensações, indica-se o uso em curto prazo de benzodiazepínicos para a redução da ansiedade e o relaxamento do paciente. Esses resultados são associados com o aumento da eficácia do GABA pelos benzodiazepínicos.[17] Dados indicam que somente 19 a 40% dos pacientes recebidos na EH são atendidos de acordo com tratamentos padronizados baseados em evidências.[18]

Autores indicam uma ou 2 doses orais de diazepam (5-10 mg), lorazepam (0,5-2 mg), alprazolam (0,25-1 mg) e clonazepam (2 mg)[15,16] no momento da

Quadro 11.3
TÉCNICAS PSICOTERÁPICAS PARA O MANEJO DO ATAQUE DE PÂNICO NA EMERGÊNCIA HOSPITALAR

- Treino respiratório
- Psicoeducação sobre o transtorno de pânico
- Treino em diminuição da hipervigilância corporal
- Reestruturação de pensamentos distorcidos sobre as sensações corporais

crise. Quando empregados preventivamente, os benzodiazepínicos (p. ex., clonazepam/2 mg), antes de desafios farmacológicos com inalação de CO_2 a 35%, reduziram de maneira significativa os ataques de pânico e a ansiedade em comparação com placebo (81,8% vs. 18,2%).[16] É fundamental, dentro da instituição que recebeu o paciente, a indicação de tratamento psiquiátrico, o que realmente promoverá a melhora do paciente e o manejo de futuras crises.[16]

A Figura 11.1 apresenta um algoritmo para o manejo do paciente que se apresenta na EH com queixas de dor no peito.

CONSIDERAÇÕES FINAIS

O ataque de pânico é vivenciado pelo paciente de forma assustadora e preocupante. Os sintomas podem assemelhar-se a várias doenças clínicas, e devido ao medo da iminência de algo grave, procura-se a EH. Faz-se necessário que o médico na EH possa realizar o diagnóstico diferencial com o TP, aliviando o sofrimento do paciente e evitando utilizar recursos invasivos e dispendiosos para essa exclusão.

Mesmo quando o diagnóstico diferencial é feito, muitas vezes o paciente reluta em aceitar que não apresenta algo clinicamente significativo e tende a retornar à EH em um novo episódio. Algumas técnicas advindas da TCC parecem ser eficazes, como a intervenção precoce com instruções de exposição em um ambiente que é frequentemente o primeiro ponto de contato para a prestação de cuidados de saúde a fim de reduzir, em longo prazo, as consequências do TP.[16] Essas condutas podem prevenir o desenvolvimento de comorbidades psiquiátricas como agorafobia e depressão, além da cronicidade do TP.

Apesar da busca pela identificação precoce do ataque de pânico, um programa desenvolvido para triagem de TP em pacientes com dores não cardíacas na EH encontrou limitações em sua aplicação. As principais razões foram a falta de adesão da equipe hospitalar, devido à necessidade da realização de outros protocolos no cuidado primário ao paciente, além da recusa por parte

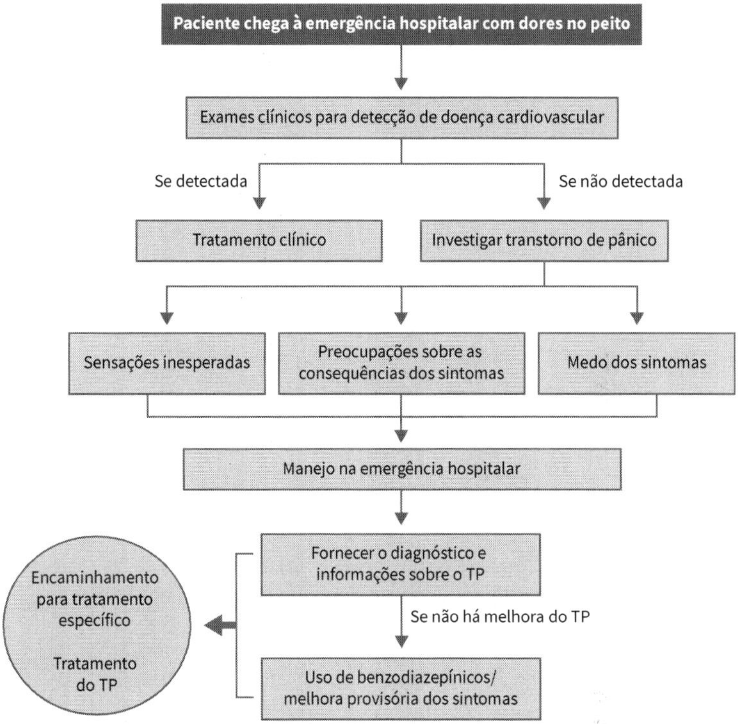

FIGURA 11.1
Algoritmo para o tratamento do paciente que chega à emergência hospitalar com dores no peito.
TP, transtorno de pânico.

dos pacientes de participarem da pesquisa.[19] Dessa forma, com frequência, os pacientes saem da EH com o diagnóstico de dor cardiovascular não específica.

REFERÊNCIAS

1. Fass R, Achem SR. Noncardiac chest pain: epidemiology, natural course and pathogenesis. J Neurogastroenterol Motil. 2011;17(2):110-23.
2. Stollman NH, Bierman PS, Ribeiro A, Rogers AI. CO2 provocation of panic: symptomatic and manometric evaluation in patients with noncardiac chest pain. Am J Gastroenterol. 1997;92(5):839-42.

3. American Psychiatric Association. Manual diagnóstico e estatístico de transtornos mentais: DSM-5. 5.ed. Porto Alegre: Artmed; 2014.
4. EslickGD. Noncardiac chest pain: epidemiology, natural history, health care seeking, and quality of life. Gastroenterol Clin North Am. 2004;33(1):1-23.
5. Pollack MH, Otto MW, Rosenhaarn JF, Sachs GS, O'Neil C, Asher R, et al. Longitudinal coarse of panic disorder: Findings from the Massachusetts General Hospital Naturalistic Study. J Clin Psychiatry. 1990;51 Suppl A:12-6.
6. Sherbourne CD, Wells KB, Judd LL. Functioning and well being of patients with panic disorder. Am J Psychiatry. 1996;153(2):213-8.
7. Ross CA, Walker JR, Norton GR, Neufeld D. Management of anxiety and panic attacks in immediate care facilities. Gen Hosp Psych. 1988;10(2):129-31.
8. Majori S, Gazzani D, Paiano J, Carobolante B, Sannino A, Ferrari S, et al. The Prevalence of patients with panic attacks (PAs) and panic disorder (PD) visiting Emergency Departments of the Verona Hospital. Ann Ig. 2019;31(2):93-108.
9. Zun LS. Panic disorder: diagnosis and treatment in emergency medicine. Ann Emerg Med. 1997;30(1):92-6.
10. Lenfant C. Chest pain of cardiac and noncardiac origin. Metabolism. 2010;59 Suppl 1:S41-6.
11. Campbell KA, Madva EN, Villegas AC, Beale EE, Beach SR, Wasfy JH, et al. Non-cardiac chest pain: a review for the consultation-liaison psychiatrist. Psychosomatics. 2017;58(3):252-65.
12. Wulsin LR, Arnold LM, Hillard JR. Axis I disorders in ER patients with atypical chest pain. Intl J Psychiatry Med. 1991;21(1):37-44.
13. Zane RD, McAfee AT, Sherburne S, Billeter G, Barsky A. Panic disorder and emergency services utilization. Acad Emerg Med. 2003;10(10):1065-9.
14. Katon W, Hall ML, Russo J, Cormier L, Hollifield M, Vitaliano PP, et al. Chest pain: relationship of psychiatric illness to coronary angiographic results. Am J Med. 1988;84(1):1-9.
15. Pollard CA, Lewis LM. Managing panic attacks in emergency patients. J Emerg Med. 1989;7(5):547-52.
16. Swinson RP, Soulios C, Cox BJ, Kuch K. Brief treatment of emergency room patients with panic attacks. Am J Psychiatry. 1992;149(7):944-6.
17. Nutt DJ, Malizia AL. New insights into the role of the GABAA-benzodiazepine receptor in psychiatric disorder. Br J Psychiatry. 2001;179:390-96.
18. Young AS, Klap R, Sherbourne CD, Wells KB. The quality of care for depressive and anxiety disorders in the United States. Arch Gen Psychiatry. 2001;58(1):55-61.
19. Bokma WA, Batelaan NM, Beek AM, Boenink AD, Smit JH, van Balkom AJ. Feasibility and outcome of the implementation of a screening program for panic disorder in noncardiac chest pain patients in cardiac emergency department routine care. Gen Hosp Psychiatry. 2015;37(5):485-7.

TRANSTORNO CONVERSIVO E TRANSTORNOS DISSOCIATIVOS

THAIS COLAPIETRO GUIDA BARBOSA
THAIS PASTE
MARIO RODRIGUES LOUZÃ

12

No começo do século XVIII, os transtorno conversivo e transtornos dissociativos eram descritos como histeria. A história da histeria teve início há mais de 2 mil anos, sendo considerada uma das doenças mais antigas descritas na medicina. Hipócrates falava da histeria no tratado "Das doenças das mulheres", no qual ela aparece como "sufocação da matriz", o útero. Este, "insatisfeito", deslocava-se pelo corpo da mulher, sendo responsável pela rotação dos olhos, bem como pela perda da fala, da visão e da consciência.[1]

Charcot e Freud propuseram que a histeria resultava, de certo modo, de experiências traumáticas, muitas vezes vivenciadas na infância, as quais "não seria permitido" relembrar tais como ocorreram. À medida que o trauma "reprimido" no inconsciente retornava à consciência, manifestava-se na forma de sintomas como despersonalização, analgesia e amnésia, representando indiretamente o trauma sofrido.[2]

Na *Classificação internacional de doenças e problemas relacionados à saúde*, 10ª edição (CID-10), os "transtornos dissociativos (conversivos)" estão englobados em uma única categoria principal (F44), tendo em comum a "perda parcial ou total da integração normal entre memórias do passado, percepção da identidade e das sensações imediatas e controle dos movimentos corporais".[3] Admite-se que são de origem psicogênica, estando, em geral, associados a eventos traumáticos, situações intoleráveis ou insolúveis e relacionamentos conturbados.

No *Manual diagnóstico e estatístico de transtornos mentais*, 5ª edição (DSM-5),[4] os "transtornos dissociativos" envolvem algum tipo de perda da integração normal da consciência. No entanto, o "transtorno conversivo" está incluído em outra categoria diagnóstica: "transtorno de sintomas somáticos e transtornos relacionados". O transtorno conversivo (ou transtorno de sintomas neurológicos funcionais) caracteriza-se por sintomas decorrentes de função motora ou sensorial alterada, sendo os diferentes tipos de conversão colocados como especificadores do transtorno conversivo.

Em ambos os sistemas classificatórios, os quadros conversivos caracterizam-se pelo fato de que os sintomas motores e/ou sensoriais não são compatíveis com o conhecimento da medicina em relação às doenças clínicas ou neurológicas conhecidas. Assim, também o exame físico e os exames subsidiários não encontram os resultados esperados para as manifestações observadas no paciente.

No Quadro 12.1, encontra-se um esquema comparativo da classificação da CID-10 e do DSM-5 dos transtornos dissociativos e conversivo.

Quadro 12.1
ESQUEMA COMPARATIVO DA CLASSIFICAÇÃO DOS TRANSTORNOS DISSOCIATIVOS E CONVERSIVO NA CID-10 E NO DSM-5

CID-10	DSM-5	
Transtornos dissociativos (conversivos) F44	**Transtornos dissociativos**	**Transtorno conversivo (incluído na categoria "transtorno de sintomas somáticos e transtornos relacionados")**
Amnésia dissociativa (F44.0)	Amnésia dissociativa com (ou sem) fuga dissociativa	
Fuga dissociativa (F44.1)		
Estupor dissociativo (F44.2)	(Incluído na categoria "outro transtorno dissociativo especificado")	
Transtorno de transe e possessão (F44.3)	Transtorno dissociativo de identidade	
Transtornos motores dissociativos (F44.4)		Com fraqueza ou paralisia Com movimento anormal Com sintomas de deglutição Com sintomas de fala

Continua ▶

Quadro 12.1 *Continuação*
ESQUEMA COMPARATIVO DA CLASSIFICAÇÃO DOS TRANSTORNOS DISSOCIATIVOS E CONVERSIVO NA CID-10 E NO DSM-5

CID-10	DSM-5	
Transtornos dissociativos (conversivos) F44	**Transtornos dissociativos**	**Transtorno conversivo (incluído na categoria "transtorno de sintomas somáticos e transtornos relacionados")**
Convulsões dissociativas (F44.5)		Com ataques ou convulsões
Anestesia e perda sensorial dissociativas (F44.6)		Com anestesia ou perda sensorial Com sintoma sensorial especial
Transtornos dissociativos (ou conversivos) mistos (F44.7)		Com sintomas mistos
Outros transtornos dissociativos (ou conversivos) (F44.8)	Transtorno de despersonalização/desrealização Outro transtorno dissociativo especificado (inclui estupor e coma dissociativo, síndrome de Ganser)	
Transtorno dissociativo (ou conversivo), não especificado (F44.9)	Transtorno dissociativo não especificado	

Fonte: Elaborado com base em World Health Organization[3] e American Psychiatric Association.[4]

TRANSTORNO CONVERSIVO

CONCEITO

No DSM-5,[4] o transtorno conversivo está incluído no capítulo "Transtornos de sintomas somáticos e transtornos relacionados". Esse transtorno é definido pela presença de um ou mais sintomas de alteração da função motora ou sensorial. Os de função motora incluem fraquezas ou paralisias, tremores ou movimentos distônicos, postura anormal de membro e anormalidade de marcha. Já os sensoriais se caracterizam por audição ou visão alterada, reduzida ou ausente e sensações cutâneas. Podem ocorrer também episódios de tremores generalizados, que se assemelham a convulsões epilépticas (também conhecidas como convulsões psicogênicas não epilépticas) e episódios semelhantes a síncope ou coma, cuja característica é a ausência de resposta a estímulos.

Outros sintomas incluem sensação de "bola" ou aperto na garganta (*globus hystericus*), disartria, diplopia e volume de fala reduzido ou ausente. Os achados clínicos devem demonstrar, de forma clara, incompatibilidade com doença neurológica[4] (Quadro 12.2).

EPIDEMIOLOGIA

Em amostras da população geral, estima-se que a prevalência de transtorno conversivo seja inferior a 1%. Já nas consultas psiquiátricas em um hospital geral, a prevalência é de 5 a 15%, sendo 2 a 3 vezes mais comum em pessoas do sexo feminino.[4,5]

AVALIAÇÃO CLÍNICA

Ao exame clínico, verifica-se alteração na função motora e/ou sensorial sem que haja um comprometimento anatômico que justifique a produção dos sintomas. Os sintomas sensoriais mais encontrados são distúrbios visuais, parestesias e anestesias. As manifestações motoras mais frequentes são alteração de marcha, tremores, contrações, paresias flácidas e rígidas, além de tiques. A atitude do paciente, apesar dos sintomas exuberantes, pode ser de indiferença e calma, conhecida como *La Belle Indifférence*.

Geralmente o paciente chega com queixas que sugerem alteração neurológica, mas que não guardam relação com os conhecimentos anatomopatológicos, sendo necessário descartar doenças neurológicas antes de cogitar uma causa psiquiátrica para os sintomas. O diagnóstico requer a associação de fatores psicológicos ("traumas") com o início ou a exacerbação dos sintomas.[7]

É necessário que o médico examine com cuidado o paciente, observando-o sem que ele perceba, para afastar os diagnósticos diferenciais de simulação e de transtorno factício (Quadro 12.3).

A avaliação clínica deve ser cuidadosa, visto que algumas doenças orgânicas apresentam sintomas muito similares aos conversivos, como, por exemplo, as crises pseudoepilépticas (convulsões psicogênicas não epilépticas), as quais, com frequência, associam-se a crises epilépticas verdadeiras.[8]

É de suma importância que as doenças neurológicas sejam consideradas no diagnóstico diferencial. Por exemplo, a neurite óptica pode ser diagnosticada erroneamente como cegueira por transtorno conversivo, e a fraqueza também

Quadro 12.2
SINTOMAS CONVERSIVOS MAIS COMUNS

• Quedas • Movimentos involuntários • Paralisias • Blefarospasmo • Anormalidades da marcha • Opistótono • Abasia • Crises convulsivas • Afonia • Tiques • Fraqueza • Distonias	• Cegueira • Anestesias ou parestesias (especialmente de extremidades) • Surdez • Síncope • Retenção urinária • Alucinações • Vômitos psicogênicos • Sintomas viscerais/autonômicos • Pseudociese • Diarreia • *Globus hystericus*

Fonte: Elaborado com base em Mansur.[6]

Quadro 12.3
DIAGNÓSTICO DIFERENCIAL ENTRE TRANSTORNOS DISSOCIATIVOS (CONVERSIVOS), SIMULAÇÃO E TRANSTORNO FACTÍCIO

	MOTIVAÇÃO	SINTOMAS	FINALIDADE
Transtornos dissociativos (conversivos)	Inconsciente	Produção. Inconsciente	Solução de um conflito psíquico
Simulação	Consciente	Produção consciente	Ganho externo
Transtorno factício	Inconsciente	Produção consciente	Permanecer na posição de doente

Fonte: Elaborada com base em Mansur.[6]

pode ser confundida com polimiosite, miastenia grave, miopatia adquirida ou esclerose múltipla[5] (Quadro 12.4).

TRANSTORNOS DISSOCIATIVOS

CONCEITO

A dissociação é uma perturbação e/ou descontinuidade da integração normal da consciência, incluindo controle motor, identidade, representação corporal, memória, emoção, comportamento e percepção. A manifestação de maior evi-

Quadro 12.4
ALGUNS DIAGNÓSTICOS DIFERENCIAIS DO TRANSTORNO CONVERSIVO

• Epilepsia • Paralisia periódica • Esclerose múltipla • Demência • Doenças degenerativas dos gânglios da base (doença de Parkinson, doença de Huntington) • Hematoma subdural • Síndrome "on-off" na doença de Parkinson • Infecção pelo vírus da imunodeficiência humana (HIV)	• Isquemia transitória • Doenças degenerativas dos nervos periféricos • Síndrome de Guillain-Barré • Paralisia parcial das cordas vocais • Miopatias adquiridas • Neurite óptica • Miastenia grave • Doença de Creutzfeldt-Jacob • Distonia adquirida e hereditária • Tumor de sistema nervoso central

Fonte: Elaborado com base em Mansur.[6]

dência dos sintomas varia em função de motivação, nível de estresse, cultura, conflitos internos e dinâmicos, além de resiliência emocional.[4]

Os transtornos dissociativos são encontrados com frequência como consequência de traumas psíquicos. As defesas dissociativas ajudam a pessoa a distanciar-se do trauma à medida que este ocorre, mas também retardam a elaboração necessária para integrá-lo em sua vida.[5] Os transtornos dissociativos podem se manifestar como amnésia dissociativa, transtornos de despersonalização/desrealização, transtorno dissociativo de identidade, e ainda outro transtorno dissociativo não especificados (Quadro 12.5).

EPIDEMIOLOGIA

A prevalência de transtornos dissociativos ao longo da vida fica em torno de 10% na população geral e também na população psiquiátrica de ambiente hospitalar e ambulatorial. Taxas mais elevadas são observadas em populações especiais, como dependentes químicos e mulheres em ambientes de prostituição, e nos serviços de emergência psiquiátrica. Os sintomas dissociativos

Quadro 12.5
MANIFESTAÇÕES DISSOCIATIVAS MAIS COMUNS CONFORME A CID-10

• Despersonalização • Confusão/alteração de identidade • Amnésia	• Fuga • Transe/possessão • Desrealização

Fonte: Elaborado com base em World Health Organization[3] e Mansur.[6]

podem acompanhar quase todos os transtornos mentais, especialmente no transtorno da personalidade *borderline*, no transtorno conversivo e no transtorno obsessivo-compulsivo.[9]

QUADRO CLÍNICO

TRANSTORNO DISSOCIATIVO DE IDENTIDADE

Caracteriza-se pela presença de dois ou mais estados de personalidade distintos, descritos em algumas culturas como experiência de possessão. É considerado o mais grave dos transtornos dissociativos. Ocorrem mudanças no afeto, no comportamento, na consciência, percepção, memória, cognição e/ou no funcionamento sensório-motor. Essas mudanças podem ser observadas por outras pessoas ou relatadas pelo próprio paciente. Sucedem lacunas frequentes na memória de eventos da vida pessoal, como lapsos de memória de eventos significativos da vida, como, por exemplo, casamento. Pode também ocorrer a fuga dissociativa; neste caso, a pessoa se encontra em lugares diferentes, sem se lembrar de como chegou lá. Trata-se de um quadro raro, mais comum em mulheres, na proporção de 9 mulheres para 1 homem. Eventos traumáticos como abuso físico e/ou sexual, geralmente na infância, são um fator causal importante.[5]

AMNÉSIA DISSOCIATIVA

Trata-se da incapacidade de recordar informações como memórias pessoais, sobretudo para eventos estressantes e traumáticos, incompatível com esquecimento comum. A amnésia localizada (ou lacunar), quando o indivíduo não se recorda dos fatos que aconteceram em um determinado período de tempo, e a amnésia seletiva, quando apenas uma parte dos fatos não é recordada, são os tipos mais comuns desse transtorno. A amnésia generalizada, sistematizada e contínua é mais rara. A fuga dissociativa pode vir associada a esse transtorno, sendo utilizada pelo DSM-5 como especificador.[4] É o sintoma dissociativo mais comum, ocorrendo com maior frequência em mulheres.[5]

TRANSTORNOS DE DESPERSONALIZAÇÃO/DESREALIZAÇÃO

A despersonalização consiste em experiências de estranhamento ou desligamento de si próprio, do próprio eu. O paciente sente-se como um observador de si mesmo, de seus pensamentos, sentimentos e ações. A idade média de início da despersonalização é por volta dos 16 anos, e raramente é encontrada em pessoas com mais de 40 anos. Ocorre 2 vezes mais em mulheres do que em homens.[4]

A desrealização envolve experiências de estranhamento ou distanciamento em relação ao ambiente ao redor do paciente. O mundo externo está diferente.

Os indivíduos podem ter uma visualização distorcida de objetos ou pessoas, estes podem ser vivenciados como irreais, ou como a sensação de estar em um sonho. A crítica de que o fenômeno experimentado não corresponde à realidade é preservada.

AVALIAÇÃO CLÍNICA

Nos transtornos dissociativos, a avaliação do paciente costuma ser solicitada quando existe uma grande mudança no comportamento dele ou perda de memória, ambas geralmente associadas a traumas ou fatores estressores. O paciente pode apresentar sensação de irrealidade e distanciamento, tanto no ambiente ao redor, quanto da própria mente, de si ou do corpo. O quadro pode ser repentino ou gradual, transitório ou crônico.[5] Na amnésia dissociativa, os diagnósticos diferenciais são esquecimento normal, intoxicação por substâncias, efeitos colaterais de medicamentos prescritos, lesão neurológica (p. ex., trauma encefálico) ou doença neurológica (p. ex., epilepsia de lobo temporal), transtorno de estresse pós-traumático (a perda de memória fica restrita ao evento estressante) e simulação.

Praticamente todas as condições psiquiátricas podem causar desrealização e/ou despersonalização. Esta pode ser uma condição normal que não causa impacto na vida da pessoa.[10]

O transtorno dissociativo de identidade é considerado o mais raro e, como já mencionado, tem como característica apresentar dois ou mais estados de personalidade distintos ou uma experiência de possessão.[4]

Em relação à amnésia dissociativa, é preciso levar em consideração alguns diagnósticos diferenciais, como os apresentados no Quadro 12.6.

MANEJO DO TRANSTORNO CONVERSIVO E DOS TRANSTORNOS DISSOCIATIVOS

Pacientes "histéricos", com quadros conversivos e dissociativos em geral não são bem-vindos nos serviços de emergência. Os prontos-socorros costumam estar sobrecarregados de casos graves, médicos e cirúrgicos. Um paciente "sem doença", que só atrapalha a rotina e demanda atenção do médico, quando outros casos são muito mais preocupantes, rapidamente desencadeia uma reação negativa por parte do médico e da equipe. A própria maneira de classificá-los, como "piripaque" ou "chilique", entre tantos nomes pejorativos, já cria estigma, levando a que tais pacientes sejam negligenciados, ironizados ou até hostilizados no pronto-socorro. No entanto, tais reações, em geral, agravam o quadro do paciente, gerando a necessidade de mais atenção por parte da equipe médica.

Quadro 12.6
ALGUNS DIAGNÓSTICOS DIFERENCIAIS DOS SINTOMAS AMNÉSTICOS DISSOCIATIVOS

- Esclerose múltipla
- Epilepsia de lobo temporal
- Demência vascular
- Acidente vascular cerebral
- Síndrome de Korsakoff
- Hidrocefalia
- Sequela de neurocirurgia

Fonte: Elaborado com base em Mansur.[6]

O manejo inicial consiste em procurar obter a história do paciente, seja com ele próprio ou com o acompanhante. Deve-se fazer o exame físico e neurológico, além de solicitar exames subsidiários, conforme necessário. Uma vez excluídas as suspeitas de doenças clínicas ou neurológicas, havendo indícios de que o paciente estava em alguma situação de estresse grave, reagindo a algum tipo de trauma ou conflito, é possível pensar na hipótese de quadro dissociativo. Se houver espaço para oferecer ao paciente certa privacidade, um lugar separado, mais tranquilo e reservado, melhor.

Deve-se procurar, dentro do possível, explicar ao paciente que suas manifestações parecem estar relacionadas a fatores psicológicos (emocionais), bem como esclarecer que, embora os sintomas sejam de origem emocional, muitas vezes eles escapam ao controle do paciente, deixando claro que ele não está inventando os sintomas, e que o problema está na interação entre fatores psíquicos e o corpo/mente do indivíduo. Isso assegura que ele se sinta acolhido.

O objetivo principal do tratamento é a redução de danos, a conscientização de que seus sintomas estão associados a problemas psicológicos e à melhora da qualidade de vida. Toda essa abordagem, muitas vezes, requer um tempo longo, pois quem dita o ritmo da avaliação e do manejo inicial é o paciente, sua capacidade de "olhar" o que está acontecendo, e não o médico.

O tratamento baseia-se nos seguintes princípios:

- Estabelecimento de uma boa relação terapêutica.
- Comunicação diagnóstica e terapêutica.
- Manejo de investigações e tratamentos clínicos.
- Tratamento farmacológico de comorbidades psiquiátricas.
- Abordagem psicoterápica inicial.

O uso de psicofármacos não está investigado detalhadamente na literatura médica. Eles costumam ser indicados na presença de outros transtornos mentais em comorbidade com transtorno dissociativo[6] (Quadro 12.7).

Quadro 12.7
TRANSTORNOS MENTAIS QUE PODEM CURSAR COM TRANSTORNO CONVERSIVO E TRANSTORNOS DISSOCIATIVOS

- Transtorno de pânico
- Transtorno depressivo maior
- Esquizofrenia
- Transtorno de estresse pós-traumático
- Transtorno da personalidade histriônica
- Somatização
- Transtorno de estresse agudo

Fonte: Elaborado com base em Mansur.[6]

O tratamento inicial envolve essencialmente abordagens psicológicas, sendo que diferentes métodos podem ser utilizados. Estudos recentes sugerem que abordagens psicológicas promovem diminuição dos sintomas e de comportamentos suicidas. A explicação clara e cuidadosa sobre o diagnóstico já é o início do tratamento psicoterápico. A princípio, as técnicas de apoio e comportamentais são as mais apropriadas, e, com o tempo, podem ser direcionadas para questões psicodinâmicas.[11]

Em transtorno dissociativo, há relatos de evidência limitada do uso de clonidina, anticonvulsivantes, bloqueadores β-adrenérgicos e benzodiazepínicos com o intuito de reduzir os sintomas intrusivos e a hiper-reatividade. Modestas evidências mostram o emprego de lorazepam na abordagem do transtorno dissociativo de identidade e da amnésia dissociativa.[12]

No transtorno conversivo, por sua vez, tratamentos psicológicos, em especial a terapia cognitivo-comportamental, têm mostrado melhores resultados do que a farmacoterapia. Em quadros agudos, geralmente acompanhados de ansiedade, têm sido utilizados benzodiazepínicos, com o objetivo de tranquilizar o paciente e permitir o início da abordagem psicoterapêutica.[11,12]

A Figura 12.1 apresenta um algoritmo para avaliação e abordagem iniciais do paciente com sintomas dissociativos e conversivos.

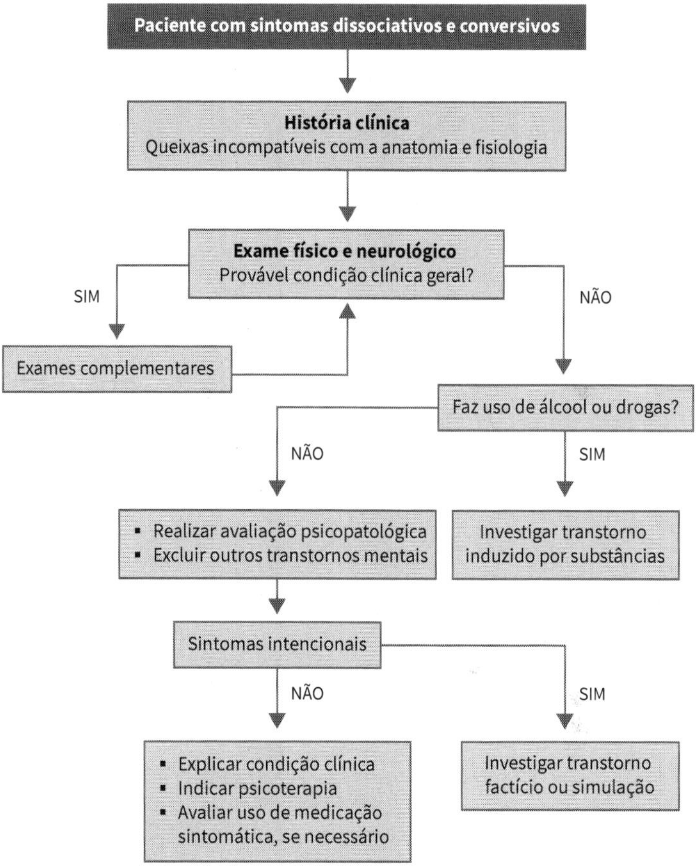

FIGURA 12.1
Algoritmo para avaliação e abordagem iniciais do paciente com sintomas dissociativos e conversivos.
Fonte: Elaborada com base no protocolo do Sistema Único de Saúde.[13]

REFERÊNCIAS

1. Berrios GE, Porter R. Uma história da psiquiatria clínica: a origem e a história dos transtornos psiquiátricos. São Paulo: Escuta; 2012. v. 3.
2. Dalenberg CJ, Brand BL, Gleaves DH, Dorahy MJ, Loewenstein RJ, Spiegel D. Evaluation of the evidence for the trauma and fantasy models of dissociation. Psychol Bull. 2012;138(3):550-88.
3. World Health Organization. Classificação de transtornos mentais e de comportamento da CID-10: descrições clínicas e diretrizes diagnósticas. Porto Alegre: Artmed; 1993.
4. American Psychiatric Association. Manual diagnóstico e estatístico dos transtornos mentais: DSM-5. 5. ed. Porto Alegre: Artmed; 2014.
5. Sadock BJ, Sadock VA, Ruiz P. Compêndio de psiquiatria: ciência do comportamento e psiquiatria clínica. 11. ed. Porto Alegre: Artmed; 2017.
6. Mansur CG, organizador. Psiquiatria para o médico generalista. Porto Alegre: Artmed; 2013.
7. Barsky AJ. Functional somatic symptoms and somatoform disorders. In: Cassem NH, editor. Massachusetts general hospital handbook of general hospital psychiatry. Saint Louis: Mosby; 1997. p. 305-36.
8. Botega NJ, organizador. Prática psiquiátrica no hospital geral: interconsulta e emergência. 4. ed. Porto Alegre: Artmed; 2017.
9. Sar V. Epidemiology of dissociative disorders: an overview. Epidemiol Res Int. 2011;2011.
10. Frances A. Fundamentos do diagnóstico psiquiátrico: respondendo às mudanças do DSM-5. Porto Alegre: Artmed; 2015.
11. Baldaçara L, Cordeiro DC, Calfat EB, Cordeiro Q, Tung TC. Emergências psiquiátricas. 2. ed. Rio de Janeiro: Elsevier; 2018.
12. Forlenza OV, Miguel EC. Compêndio de clínica psiquiátrica. Barueri, SP: Manole; 2012.
13. Sistema Único de Saúde (SC). Transtornos dissociativos, conversivos e somatoformes: protocolo de atendimento [Internet]. Santa Catarina; 2015 [capturado em 07 jul 2019]. Disponível em: http://www.saude.sc.gov.br/index.php/documentos/atencao-basica/saude-mental/protocolos-da-raps/9189-transtornos-dissociativos-conversivos-e-somatoformes/file

LEITURAS RECOMENDADAS

Michelson LK, Ray WJ. Handbook of dissociation: theoretical, empirical, and clinical perspectives. New York: Plenum Press; 1996.

Smith GR, Monson RA, Ray DC. Psychiatric consultation in somatization disorder: a randomized controlled study. N Engl J Med. 1986;314(22):1407-13.

LUTO E TRANSTORNOS DE ADAPTAÇÃO

ERICK MESSIAS

13

LUTO

O termo "luto", derivado do latim *letum*, significa morte. Assim, o "pesar pelo falecimento de algum ente querido" é uma experiência universal e inescapável, que inclui sentimentos de tristeza, dor psíquica, ansiedade e angústia.

Dada a ubiquidade dessa experiência, torna-se necessário definir com alguma precisão os limites do luto normal e do luto patológico. Este último tem sido discutido na literatura sob diferentes denominações, incluindo luto complicado, luto traumático e, mais recentemente, transtorno do luto prolongado.[1] Este capítulo utiliza o termo "luto patológico". Há evidências de que o estado de luto patológico aumenta o risco de distúrbios cardiovasculares agudos, morte e suicídio.[2]

Além disso, é preciso delinear os limites entre essas reações patológicas ao luto e transtornos mentais como a depressão e o transtorno de estresse pós-traumático, com os quais compartilha tantas características.

De modo importante, o *Manual diagnóstico e estatístico de transtornos mentais,* 5ª edição (DSM-5),[3] nos critérios para episódio depressivo maior, passou a permitir esse diagnóstico quando a resposta a uma perda significativa (p. ex., luto) for desproporcional ao sofrimento esperado de acordo com a história do indivíduo e as normas culturais vigentes. O DSM-5 menciona que a distinção entre uma reação de luto e um episódio depressivo requer apurado julgamento clínico. Ao distinguir luto de um episódio depressivo, é útil considerar que o afeto predominante no luto é o sentimento de vazio e perda, enquanto no episódio depressivo maior é um humor deprimido persistente e uma incapacidade de antecipar felicidade ou prazer. A disforia no luto tende a decrescer em intensidade após dias a semanas e ocorre em "ondas". Tais "ondas" tendem a ser associadas com pensamentos ou lembranças do falecido.[3]

Já a *Classificação internacional de doenças e problemas relacionados à saúde*, 10ª edição (CID-10) mantém o luto como critério de exclusão para o diagnóstico de episódio depressivo.[4] Uma revisão recente e ampla sobre os debates da relação entre luto e depressão pode ser encontrada no livro *The Loss of Sadness*.[5] Para uma revisão completa da discussão acerca da categoria "luto traumático ou complicado" *versus* depressão, transtorno de estresse pós-traumático e transtorno de adaptação, recomenda-se a consulta ao artigo de Linchtenthal e colaboradores.[6] Essa discussão continua ativa com propostas para inclusão de luto prolongado nas futuras edições dos manuais nosológicos.[7]

CONCEITOS

Os critérios propostos para definir o transtorno do luto patológico (prolongado) incluem:[8]

A. Evento: perda de uma pessoa significativa.
B. Sofrimento pela separação: saudade, incluindo sofrimento físico e psíquico, diariamente, ou em um nível que provoque perda de função.
C. Sintomas cognitivos, emocionais e comportamentais, incluindo pelo menos 5 (ou mais) dos seguintes sintomas diariamente ou a ponto de causar perda de função:
   - Confusão acerca do papel na vida ou sentimento de *self* diminuído.
   - Dificuldade de aceitar a perda.
   - Dificuldade de aceitar a realidade da perda.
   - Incapacidade de confiar nos outros desde a perda.
   - Raiva relacionada com a perda.
   - Dificuldade de prosseguir a vida, por exemplo, fazer novos amigos, encontrar novos interesses.
   - Ausência de emoções desde a perda.
   - Sentimento de que a vida é vazia, sem sentido, oca, desde a perda.
   - Sentimentos de atordoamento, confusão, choque pela perda.
D. Tempo: o diagnóstico não deve ser feito até que, pelo menos, 6 meses tenham passado desde a perda.
E. Prejuízo: o transtorno causa prejuízo clinicamente significativo no funcionamento social, ocupacional ou em outras áreas importantes do viver.

F. Relação com outros transtornos mentais: os sintomas não são decorrentes de transtorno depressivo, transtorno de estresse pós-traumático ou transtorno de ansiedade generalizada.

EPIDEMIOLOGIA

É difícil estimar a magnitude da exposição a perdas de pessoas próximas. Em um estudo populacional sueco em que pais perderam crianças vítimas de câncer, 29% não tinham processado a perda entre 4 e 9 anos depois da morte.[9] Esse estudo evidenciou maior risco de distúrbios físicos e psicológicos naqueles que não processaram o luto.[9,10]

Vários fatores de risco para luto patológico foram identificados, como percepção de pouco apoio social, uso de álcool e drogas, modos disfuncionais de enfrentamento, história prévia de transtorno mental e a perda de uma criança.[11]

AVALIAÇÃO DO PACIENTE

O luto, por si só, não é uma manifestação patológica. Entretanto, deve-se observar a presença dos fatores de risco para luto patológico mencionados e, eventualmente, proceder ao acompanhamento do quadro para imediata identificação de sinais de gravidade associados com mais frequência ao transtorno, como:

- Quadro depressivo com significado clínico.
- Presença de sintomatologia psicótica.
- Existência de abuso e/ou dependência de álcool ou drogas.
- Risco de suicídio.

Existem pelo menos duas escalas propostas para medir o luto patológico. Há uma escala própria para sua quantificação que inclui 19 itens que apresentam, em um único construto, boa consistência (Cronbach $\alpha = 0{,}94$) e validade.[12] Outra escala proposta para aferir luto patológico[13] foi validada para o espanhol[14,15] e o francês;[10] ambas ainda não têm tradução validada para o português brasileiro.

MANEJO

A meta do tratamento é de que o paciente seja capaz de trabalhar o luto e a perda, eventualmente restabelecendo seus contatos sociais e atividades diárias. De maneira não crítica, o terapeuta deve explorar os eventos que levaram à morte, a morte em si e o que se sucedeu após o fato. Embora essas memórias sejam difíceis e dolorosas, em geral, são cruciais no trabalho do luto. Como essas emoções são aflitivas, o terapeuta deve auxiliar o paciente a entender que, apesar de causarem dor, elas são normais e que, uma vez toleradas, irão melhorar com o decorrer do tempo.[16]

Existem práticas psicoterapêuticas adaptadas para a situação do luto patológico (traumático ou prolongado). Segundo o modelo apresentado por Shear,[17] o trabalho do luto envolve 7 componentes principais:

1. **Estabelecimento de normas para a discussão:** a natureza da perda, do luto e da adaptação a essa perda é discutida, bem como o conceito de luto patológico com a meta de estabelecer para o paciente os limites do normal ou do aceitável. A descrição do tratamento e o seu embasamento também são discutidos.
2. **Promoção da autorregulação emocional:** automonitoramento e observação das próprias reações e emoções, assim como dos pensamentos e reflexões. Incentivo ao sentimento de compaixão por si mesmo e confronto com a dor da perda.
3. **Construção de conexões:** desenvolvimento de estratégias para conectar-se com os outros de maneira significativa, compartilhamento da perda e permissão para que outros ajudem.
4. **Construção de objetivos para continuar a viver:** avaliação das ambições e metas pessoais que levem a um sentimento de esperança e entusiasmo. Promoção de emoções positivas e criação de um sentido de propósito no viver.
5. **Revisitação ao mundo externo:** desenvolvimento de estratégias para lidar com situações que relembrem a perda e para confrontar a realidade.
6. **Uso de medicina narrativa (o poder das histórias):** processo de recontar e refletir sobre a morte e a perda, criando uma narrativa aceitável e que faça sentido.
7. **Uso da memória:** revisitação de memórias positivas e negativas com a pessoa falecida. Descrição de possíveis conversas e reações.

Há interesse hoje no desenvolvimento de intervenções para luto patológico que possam ser aplicadas *on-line*, via internet ou mesmo correspondência via *e-mail* – com alguns estudos demonstrando a aceitação e viabilidade dessa abordagem.[18]

É importante enfatizar que a vivência do luto pode desencadear a recorrência de um quadro depressivo prévio e exigir tratamentos farmacológico e psicoterápico adequados. Além disso, o clínico deve avaliar e eventualmente tratar um transtorno depressivo na vigência de um luto patológico, após meticulosa avaliação do risco-benefício, até que diretrizes mais específicas surjam na literatura.

PSICOFARMACOLOGIA

Medicamentos podem ser utilizados como adjuvantes no tratamento do luto patológico. O uso de antidepressivo funciona como otimizador dos sintomas depressivos concomitantes.[19]

TRANSTORNOS DE ADAPTAÇÃO

Na ocasião em que se realiza a definição de categorias diagnósticas em psiquiatria, muitos pacientes apresentam sintomas limítrofes, que não se ajustam nos transtornos de ansiedade maiores, do humor ou psicóticos. Reconhecendo essa realidade clínica, a taxonomia psiquiátrica atual propõe critérios para definições de transtornos sublimítrofes, denominados "transtornos de adaptação". Historicamente, essas categorias tiveram origem no conceito de "reação" proposto por Adolf Meyer, a princípio, organizadas a partir da etapa da vida do sujeito (reação de ajustamento da infância, da adolescência, e assim por diante), evoluindo para a atual organização a partir do DSM-III,[20] em 1980. No esquema diagnóstico da CID-10,[4] o transtorno de adaptação também inclui choque cultural, reação de luto e reações de crianças hospitalizadas.

CONCEITOS

Os transtornos de adaptação são definidos como uma resposta disfuncional a um determinado estresse psicossocial, no intervalo de 3 a 6 meses do início do estresse, com duração de até 6 meses depois de eliminado o fator causativo.

Os estressores associados com o transtorno de adaptação podem ser únicos (como o fim de um relacionamento) ou múltiplos (como dificuldades no trabalho compostas por problemas familiares); podem ser recorrentes (como fatores sazonais) ou contínuos (como viver em uma área sujeita a violência urbana); podem afetar um indivíduo, uma família ou mesmo toda uma comunidade. Os estressores podem também estar relacionados com o desenvolvimento psicossocial do sujeito (como saída de casa, início da vida profissional, aposentadoria e gestação).

Os transtornos de adaptação podem ser divididos em dois grupos: agudos (6 meses ou menos de duração) e crônicos (mais de 6 meses de duração). Os subtipos do transtorno estão listados no Quadro 13.1.

EPIDEMIOLOGIA

A maioria dos estudos epidemiológicos populacionais, como o Epidemiological Catchment Area Study (ECA) ou o National Catchment Study (NCS), não inclui transtornos de adaptação em suas estimativas.[21] Um dos poucos estudos popu-

Quadro 13.1
SUBTIPOS DO TRANSTORNO DE ADAPTAÇÃO

Com humor deprimido
Os sintomas principais são ligados à depressão, como humor deprimido, choro fácil e falta de esperança.

Com ansiedade
Os sintomas principais são os de ansiedade, como nervosismo, preocupação e inquietação.

Com mistura de ansiedade e depressão
Combinação dos tipos descritos acima.

Com distúrbio de conduta/comportamento
Os sintomas são uma mistura de comportamentos que violam normas sociais, incluindo agressão, vandalismo e fuga do trabalho/escola.

Com distúrbios de emoções e conduta/comportamento
Combinação dos tipos descritos acima.

Não especificado
Uma categoria residual, reservada para quando a resposta ao estressor não puder ser classificada entre as outras formas de transtorno de adaptação.

lacionais que inclui o transtorno de adaptação estimou a prevalência em menos de 1% da população em geral.[22] Em populações com maior risco de trauma, como veteranos de guerra, a prevalência de transtorno de adaptação (37,6%) é maior do que a de transtorno do humor (22,1%) ou de ansiedade (15,4%).[23]

Segundo o DSM-5, tal transtorno é o diagnóstico mais comum em serviços psiquiátricos ambulatoriais associados a hospitais; sua prevalência pode chegar a 50%.[3] No entanto, a prevalência pode variar amplamente de acordo com a população estudada e as definições de caso empregadas em diferentes estudos. A porcentagem de indivíduos com um diagnóstico principal de transtorno de adaptação em serviços ambulatoriais de saúde mental pode variar entre 5 e 20%.[3]

Em pacientes na atenção primária, a prevalência de transtorno de adaptação está estimada entre 11 e 18%, enquanto, em pacientes hospitalizados, encontra-se entre 7 e 18%.[24] Estudos longitudinais atestam que o prognóstico para transtorno de adaptação é positivo, com a maioria dos pacientes não apresentando sequela em 5 anos (71%), e uma minoria apresentando depressão (13%).[25]

AVALIAÇÃO DO PACIENTE

Dada a presença do fator de estresse, uma variedade de subtipos do transtorno de adaptação tem sido descrita: com humor deprimido, com ansiedade, com mistura de ansiedade e depressão, com distúrbio de conduta/comportamento, com distúrbio de emoções e conduta/comportamento (ver Quadro 13.1).

É essencial descartar a presença de transtornos do humor ou de transtornos de ansiedade antes do diagnóstico de transtorno de adaptação.

MANEJO

Deve-se ter em mente que os transtornos de adaptação, para a maioria dos pacientes, são transitórios e podem remitir espontaneamente, responder ao tratamento, evoluir para outro diagnóstico psiquiátrico ou evoluir para a cronicidade. Na presença de estresse crônico, o tratamento continuado pode ajudar a prevenir o surgimento de transtorno depressivo maior ou transtorno de ansiedade.

Tanto o luto quanto o transtorno de adaptação costumam ser listados entre as condições nas quais a psicofarmacoterapia tem papel limitado, ou coadjuvante, e nas quais a psicoterapia tem papel principal.[26] As intervenções que mais se destacam nessa situação são psicoterapia, psicoeducação e apoio, todas, em geral, com a perspectiva de serem intervenções breves.

Os princípios para o tratamento dos transtornos de adaptação incluem:

- Remoção do fator estressante, se possível.
- Facilitação da adaptação psicológica ao fator estressante via psicoterapia.
- Modificação de respostas disfuncionais ao estresse mediante medicação ou modificação comportamental.

Profissionais de saúde mental que trabalham no meio militar desenvolveram uma série de abordagens para diminuir o tempo de afastamento do serviço e criaram um conjunto de princípios: breve, imediata, centralizada, expectante, próxima e simples (BICEPS). Uma revisão sistemática de 10 ensaios clínicos de psicoterapias voltadas para a recuperação ocupacional de pacientes com transtorno de adaptação concluiu que as intervenções do tipo psicoterapia para a solução de problemas aceleram o retorno ao trabalho em tempo parcial em cerca de 17 dias.[27] Técnicas de relaxamento podem ser utilizadas para reduzir a ansiedade. Se o paciente apresenta comportamento autodestrutivo, o uso de terapia dialética comportamental fica indicado. A terapia cognitivo-comportamental tem sido amplamente empregada em transtornos de adaptação, e a participação em grupos de ajuda mútua pode auxiliar no controle dos sintomas. Devido à alta prevalência de transtorno de adaptação, intervenções *on-line* têm sido testadas com algum sucesso.[28] Uma dessas intervenções baseadas na *web* foi chamada Brief Adjustment Disorder Intervention (BADI) e incluía quatro módulos: relaxamento, gerenciamento de tempo, meditação e fortalecimento das relações.[29]

PSICOFARMACOLOGIA

Um ensaio clínico comparando um ansiolítico não benzodiazepínico (etifoxina) com um benzodiazepínico (lorazepam) demonstrou uma resposta similar entre ambos, sendo que o grupo que recebeu etifoxina apresentou menores índices de ansiedade de rebote.[30] Dois ensaios clínicos testaram preparações baseadas em produtos naturais (incluindo kava-kava[31] e ginkgo[32]), encontrando efeitos positivos em pacientes com transtorno de adaptação.

O uso, por curta duração, de sedativos pode ser contemplado para o manejo farmacológico da insônia, entre eles difenidramina (25-50 mg), trazodona (50-100 mg) e mirtazapina (7,5-15 mg). Hipnóticos como zolpidem (5-10 mg) ou zaleplon (5-10 mg) também podem ser utilizados. Quando a sintomatologia ansiosa for um problema clínico maior, os benzodiazepínicos (lorazepam: 1-2 mg; diazepam: 5 mg) podem ser benéficos, em regime de curta duração, levando-se em consideração o risco de dependência e abuso.

REFERÊNCIAS

1. Solano JP. Traumatic and complicated grief? Cienc Saude Colet. 2011;16(10): 4237-8.
2. Chen JH, Bierhals AJ, Prigerson HG, Kasl SV, Mazure CM, Jacobs S. Gender differences in the effects of bereavement-related psychological distress in health outcomes. Psychol Med. 1999;29(2):367-80.
3. American Psychiatric Association. Manual diagnóstico e estatístico de transtornos mentais: DSM-5. 5. ed. Porto Alegre: Artmed; 2014.
4. Organização Mundial da Saúde. Classificação de transtornos mentais e de comportamento da CID-10: descrições clínicas e diretrizes diagnósticas. Porto Alegre: Artmed; 1993.
5. Horwitz AV, Wakefield JC. The loss of sadness: how psychiatry transformed normal sorrow into depressive disorder. New York: Oxford University; 2012.
6. Lichtenthal WG, Cruess DG, Prigerson HG. A case for establishing complicated grief as a distinct mental disorder in DSM-V. Clin Psychol Rev. 2004;24(6):637-62.
7. Maciejewski PK, Prigerson HG. Prolonged, but not complicated, grief is a mental disorder. Br J Psychiatry. 2017;211(4):189-91.
8. Prigerson HG, Horowitz MJ, Jacobs SC, Parkes CM, Aslan M, Goodkin K, et al. Prolonged grief disorder: psychometric validation of criteria proposed for DSM-V and ICD-11. PLoS Med. 2009;6(8):e1000121.
9. Lannen PK, Wolfe J, Prigerson HG, Onelov E, Kreicbergs UC. Unresolved grief in a national sample of bereaved parents: impaired mental and physical health 4 to 9 years later. J Clin Oncol. 2008;26(36):5870-6.
10. Paulhan I, Bourgeois M. The TRIG (Texas Revised Inventory of Grief) questionnaire. French translation and validation. Encephale. 1995;21(4):257-62.
11. Ellifritt J, Nelson KA, Walsh D. Complicated bereavement: a national survey of potential risk factors. Am J Hosp Palliat Care. 2003;20(2):114-20.
12. Prigerson HG, Maciejewski PK, Reynolds CF 3rd, Bierhals AJ, Newsom JT, Fasiczka A, ct al. Inventory of Complicated Grief: a scale to measure maladaptive symptoms of loss. Psychiatry Res. 1995;59(1-2):65-79.

13. Futterman A, Holland JM, Brown PJ, Thompson LW, Gallagher-Thompson D. Factorial validity of the Texas Revised Inventory of Grief-Present scale among bereaved older adults. Psychol Assess. 2010;22(3):675-87.
14. Garcia-Garcia JA, Landa Petralanda V. The revised Texas Grief Inventory adapted to Spanish. Aten Primaria. 2001;28(4):290.
15. Garcia Garcia JA, Landa Petralanda V, Trigueros Manzano MC, Gaminde Inda I. Texas revised inventory of grief: adaptation to Spanish, reliability and validity. Aten Primaria. 2005;35(7): 353-8.
16. Swartz H, Markowitz J. Techniques of individual interpersonal psychotherapy. In: Gabbard G, editor. Textbook of psychotherapeutic treatments. Arlington: APP; 2009.
17. Shear MK. Clinical practice. Complicated grief. N Engl J Med. 2015;372(2):153-60.
18. Doering BK, Eisma MC. Treatment for complicated grief: state of the science and ways forward. Curr Opin Psychiatry. 2016;29(5):286-91.
19. Shear MK, Reynolds CF 3rd, Simon NM, Zisook S, Wang Y, Mauro C, et al. Optimizing treatment of complicated grief: a randomized clinical trial. JAMA Psychiatry. 2016;73(7):685-94.
20. American Psychiatric Association. Diagnostic and statistical manual of mental disorders: DSM-III. 3rd ed. Washington: APA; 1980.
21. Carta MG, Balestrieri M, Murru A, Hardoy MC. Adjustment Disorder: epidemiology, diagnosis and treatment. Clin Pract Epidemiol Ment Health. 2009;5:15.
22. Casey P, Maracy M, Kelly BD, Lehtinen V, Ayuso-Mateos JL, Dalgard OS, et al. Can adjustment disorder and depressive episode be distinguished? Results from ODIN. J Affect Dis. 2006;92 (2-3):291-7.
23. Rundell JR. Demographics of and diagnoses in Operation Enduring Freedom and Operation Iraqi Freedom personnel who were psychiatrically evacuated from the theater of operations. Gen Hosp Psychiatr. 2006;28(4):352-6.
24. Taggart C, O'Grady J, Stevenson M, Hand E, Mc Clelland R, Kelly C. Accuracy of diagnosis at routine psychiatric assessment in patients presenting to an accident and emergency department. Gen Hosp Psychiatr. 2006;28(4):330-5.
25. Osborn J, Raetz J, Kost A. Seasonal affective disorder, grief reaction, and adjustment disorder. Med Clin North Am. 2014;98(5):1065-77.
26. Weigel M, Purselle D, D'Orio B, Garlow S. Treatment of psychiatric emergencies. In: Schatzbertg A, Nemeroff C, editors. Textbook of psychopharmacology. 4th ed. Arlington: APP; 2009.
27. Arends I, Bruinvels DJ, Rebergen DS, Nieuwenhuijsen K, Madan I, Neumeyer-Gromen A, et al. Interventions to facilitate return to work in adults with adjustment disorders. Cochrane Database Syst Rev. 2012;12:CD006389.
28. Eimontas J, Rimsaite Z, Gegieckaite G, Zelviene P, Kazlauskas E. Internet-based self-help intervention for ICD-11 adjustment disorder: preliminary findings. Psychiatr Q. 2018;89(2):451-60.
29. Skruibis P, Eimontas J, Dovydaitiene M, Mazulyte E, Zelviene P, Kazlauskas E. Internet-based modular program BADI for adjustment disorder: protocol of a randomized controlled trial. BMC Psychiatry. 2016;16:264.
30. Nguyen N, Fakra E, Pradel V, Jouve E, Alquier C, Le Guern ME, et al. Efficacy of etifoxine compared to lorazepam monotherapy in the treatment of patients with adjustment disorders with anxiety: a double-blind controlled study in general practice. Hum Psychopharmacol. 2006;21(3):139-49.
31. Volz HP, Kieser M. Kava-kava extract WS 1490 versus placebo in anxiety disorders – a randomized placebo-controlled 25-week outpatient trial. Pharmacopsychiatry. 1997;30(1):1-5.
32. Woelk H, Arnoldt KH, Kieser M, Hoerr R. Ginkgo biloba special extract EGb 761 in generalized anxiety disorder and adjustment disorder with anxious mood: a randomized, double-blind, placebo-controlled trial. J Psychiatr Res. 2007;41(6):472-80.

EMERGÊNCIAS PSIQUIÁTRICAS EM CRIANÇAS E ADOLESCENTES

ANDRÉ LUIZ SCHUH TEIXEIRA DA ROSA
FELLIPE MATOS MELO CAMPOS
THIAGO GATTI PIANCA
CHRISTIAN KIELING

14

Os serviços de emergência psiquiátrica são frequentemente procurados em situações em que crianças e adolescentes requerem cuidado imediato e específico. Nos Estados Unidos, a demanda por esse tipo de atendimento vem aumentando: em 2001, 4,4% das visitas a emergências ocorriam por problemas de saúde mental em jovens; em 2011, essa proporção chegou a 7%.[1] Não existem dados atualizados disponíveis sobre essa utilização no Brasil.

Há muitas semelhanças no tratamento dos quadros mais comuns apresentados por pacientes crianças e adolescentes, em relação aos mesmos quadros, quando apresentados por adultos. Entretanto, existem algumas diferenças importantes na avaliação e no manejo, as quais são enfatizadas ao longo deste capítulo. De forma geral, recomenda-se que serviços de emergência que atendem um número alto de pacientes nessas condições (acima de 2.000/ano) devem considerar a implementação de programas específicos para atendimento de jovens.[2]

CONCEITOS

São descritos na sequência alguns conceitos importantes relativos às emergências psiquiátricas em crianças e adolescentes.

- **Agitação psicomotora:** aumento da movimentação corporal generalizada; pode colocar em risco a própria integridade e/ou levar a danos outras pessoas ou materiais quando exacerbada.

- **Agressividade:** tendência a agir de forma a causar dano a si ou a outros; pode ser física ou verbal.
- **Maus-tratos:** incluem situações como abuso físico, abuso emocional, abuso sexual e/ou negligência.
- **Autolesão:** ação intencional de causar agressão à própria integridade física, por meio de atos como cortar, arranhar, arrancar, escavar, golpear, morder e queimar a si mesmo; pode-se fazer a distinção entre o comportamento autolesivo com ou sem a intenção de morrer.

EPIDEMIOLOGIA

Em serviços de emergência por problemas psiquiátricos em crianças e adolescentes, a faixa etária dos 12 aos 17 anos é a responsável pela maioria dos atendimentos. Os diagnósticos mais comuns relacionados a essas consultas foram transtornos de ansiedade (14%), depressão (13%), uso de substâncias psicoativas (13%) e transtorno da conduta (8%).[1]

No Brasil, não há dados de levantamentos nacionais – apenas transversais realizados em localidades específicas. Um estudo que avaliou registros de um serviço na Região Sul do Brasil[3] constatou que as principais queixas que levaram crianças e adolescentes a buscar atendimentos em emergência são tentativa de suicídio (21,8%), agitação/agressividade (21,8%), ideação suicida (16,7%), outros sintomas depressivos (7,3%) e psicoses (6,6%), entre outros. Os diagnósticos psiquiátricos mais comuns foram depressão (37,8%), transtornos de ansiedade ou de adaptação (13,7%), transtornos psicóticos (9,1%), transtorno bipolar (8,7%) e transtornos por uso de substâncias (6,2%).

AVALIAÇÃO DO PACIENTE

A avaliação de crianças e adolescentes em situações de emergência deve buscar atingir os seguintes objetivos:[4]

- Determinar se o paciente apresenta risco iminente a si ou a outros.
- Diagnosticar um ou mais transtornos psiquiátricos, caso presentes.
- Investigar quais fatores (biológicos, psicológicos e sociais) se relacionam com o início e a perpetuação dos sintomas que levaram à busca pelo serviço de emergência.
- Investigar o nível de funcionamento habitual do paciente e qual o impacto causado nesse funcionamento pelo quadro clínico apresentado.
- Identificar a estrutura de apoio existente na família e na comunidade do paciente.

- Identificar problemas que podem ser alvos para o tratamento.
- Determinar se uma internação psiquiátrica é necessária.

Pode ser necessário fazer mais de uma entrevista, abordando o paciente junto com seus familiares ou cuidadores, e também o paciente em separado, e, em alguns casos, também um ou mais familiares em separado. A ordem da realização dessas entrevistas varia bastante conforme o ambiente de avaliação e a idade do paciente, mas, de forma geral, é uma boa ideia considerar entrevistar os adolescentes em separado antes de falar com os pais. Deve-se levar em conta, também, o grau de colaboração do paciente com a entrevista, lembrando que determinadas situações podem ser de difícil comunicação pelo paciente, caso sejam vergonhosas (p. ex., abuso sexual) ou socialmente inaceitáveis (p. ex., uso de drogas, crimes).

Muitas vezes, o atendimento em emergência pode ser o primeiro contato de crianças e adolescentes com qualquer tipo de atendimento em saúde mental. Portanto, é importante que o serviço disponha de meios de encaminhar corretamente os casos que requerem atendimento em todos os níveis de complexidade, desde o atendimento ambulatorial para os casos de baixa gravidade, até o atendimento em hospitais terciários para os casos mais complexos.

A Figura 14.1 apresenta um algoritmo para avaliação psiquiátrica de urgência para crianças e adolescentes.

COMPORTAMENTO SUICIDA

O comportamento suicida em crianças e adolescentes representa um crescente problema de saúde pública e um quadro frequente em emergências.[1] É primordial ter em vista que o atendimento da criança ou do adolescente que apresenta comportamento suicida constitui um momento crítico para identificar fatores de risco e desencadeantes associados ao suicídio, para implementar intervenções baseadas em evidência e para garantir a continuidade dos cuidados.[1]

É possível identificar crianças e adolescentes em risco de comportamentos suicidas. Para isso, é necessário conhecer os principais sinais de alerta (Quadro 14.1) relacionados ao suicídio.[6]

AVALIAÇÃO

Sugere-se que a avaliação para risco de suicídio ocorra com o paciente acompanhado e também separado de seus responsáveis. O sigilo será rompido caso riscos para a integridade física do paciente sejam identificados, para que medidas de proteção possam ser implementadas. É preciso demonstrar uma atitude aberta, respeitosa e acolhedora. As perguntas são diretas, objetivas e em

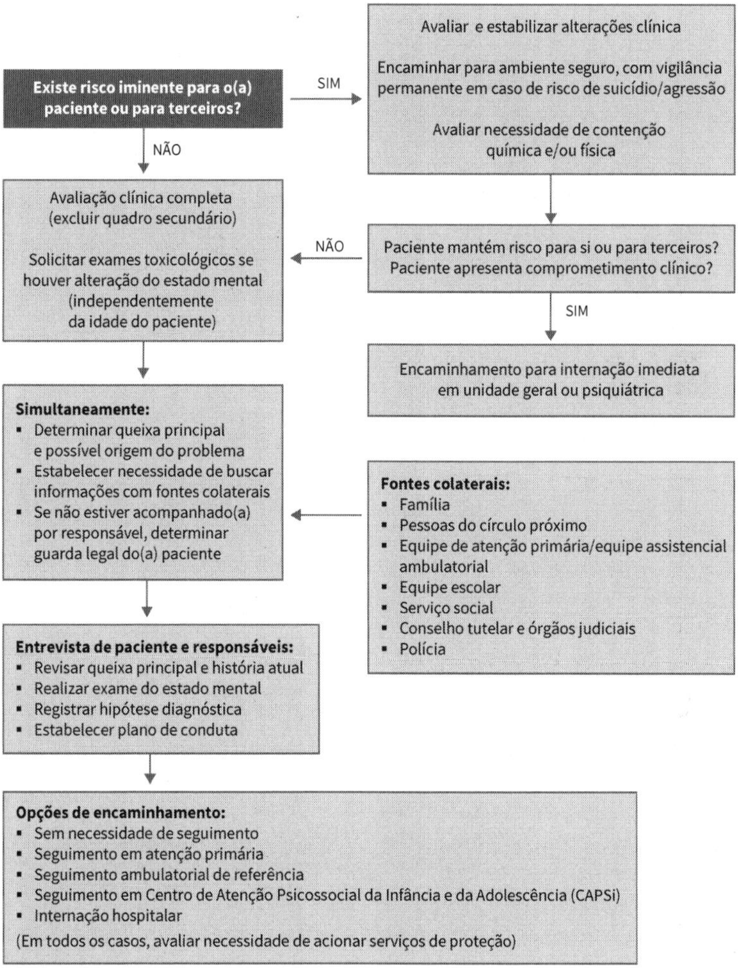
Existe risco iminente para o(a) paciente ou para terceiros?
SIM
Avaliar e estabilizar alterações clínica
Encaminhar para ambiente seguro, com vigilância permanente em caso de risco de suicídio/agressão
Avaliar necessidade de contenção química e/ou física
NÃO
Avaliação clínica completa (excluir quadro secundário)
Solicitar exames toxicológicos se houver alteração do estado mental (independentemente da idade do paciente)
NÃO
Paciente mantém risco para si ou para terceiros? Paciente apresenta comprometimento clínico?
SIM
Encaminhamento para internação imediata em unidade geral ou psiquiátrica
Simultaneamente:
▪ Determinar queixa principal e possível origem do problema
▪ Estabelecer necessidade de buscar informações com fontes colaterais
▪ Se não estiver acompanhado(a) por responsável, determinar guarda legal do(a) paciente
Fontes colaterais:
▪ Família
▪ Pessoas do círculo próximo
▪ Equipe de atenção primária/equipe assistencial ambulatorial
▪ Equipe escolar
▪ Serviço social
▪ Conselho tutelar e órgãos judiciais
▪ Polícia
Entrevista de paciente e responsáveis:
▪ Revisar queixa principal e história atual
▪ Realizar exame do estado mental
▪ Registrar hipótese diagnóstica
▪ Estabelecer plano de conduta
Opções de encaminhamento:
▪ Sem necessidade de seguimento
▪ Seguimento em atenção primária
▪ Seguimento ambulatorial de referência
▪ Seguimento em Centro de Atenção Psicossocial da Infância e da Adolescência (CAPSi)
▪ Internação hospitalar
(Em todos os casos, avaliar necessidade de acionar serviços de proteção)

FIGURA 14.1
Algoritmo para avaliação psiquiátrica de urgência para crianças e adolescente.
Fonte: Goldstein e Findling.[5]

linguagem adaptada ao estágio de desenvolvimento do paciente. Como apoio à entrevista clínica, um instrumento objetivo pode ser utilizado. Recomenda-se o uso da Escala de Avaliação do Risco de Suicídio de Columbia,[7] que tem ga-

Quadro 14.1
SINAIS DE ALERTA RELACIONADOS AO SUICÍDIO – MNEMÔNICO "SUICÍDIO ER"

- **Suicídio**: falar sobre ou ameaçar se machucar ou se matar; pesquisar métodos para se matar; falar ou escrever sobre morte, morrer e suicídio
- **Uso de substâncias**: aumento no consumo de substâncias psicoativas
- **Impulsividade aumentada**
- **Crise existencial**: falta ou ausência de sentido em viver
- **Instabilidade afetiva**: mudanças intensas de humor, transtornos do humor
- **Desesperança**: ausência de perspectivas de um futuro melhor
- **Inquietação**: piora das preocupações, medos, agitação e alteração no padrão de sono
- **Ódio**: sentimentos intensos de raiva auto ou heterodirigida
- **Encurralado**: sentir-se "sem saída"
- **Retraimento**: isolamento de amigos, família e círculos sociais

Fonte: Adaptado de Rudd e colaboradores.[6]

nhado destaque na literatura. Versões dessa escala, bem como materiais de instrução e treinamento para sua aplicação, podem ser obtidos na Internet.*

Considera-se alto risco quando o paciente refere ideação suicida ativa com intenção e plano suicidas bem definidos. O acesso a meios letais e a desinibição secundária à intoxicação, por exemplo, elevam o risco de suicídio. A avaliação de risco deve levar em conta, também, a percepção de letalidade que o jovem tem a respeito do método de suicídio preferido, mais do que a sua letalidade objetiva. Se a avaliação aponta para alto risco de suicídio, o paciente deve ser encaminhado imediatamente para internação psiquiátrica.

A estabilização clínica é prioritária, e a avaliação ocorre em paralelo, desde o primeiro contato com o paciente e seus acompanhantes.[8] Infelizmente, no momento da abordagem inicial, ainda se observam, com alguma frequência, posturas condenatórias e estigmatizantes. Tal abordagem pode levar a uma errônea compreensão do quadro do paciente e à perda de qualidade no atendimento. O médico pode exercer uma importante função ao esclarecer à equipe de saúde e aos familiares que há um intenso sofrimento emocional subjacente à ideação e ao gesto suicidas.

Logo que possível, o paciente é entrevistado sozinho em um ambiente tranquilo e privado. É essencial lembrar que este é um dos momentos mais difíceis da vida do paciente e de sua família. A atitude não julgadora e a empatia são fundamentais para que um vínculo inicial de confiança se estabeleça. Assim, o paciente poderá perceber que o médico está ali para ajudá-lo, podendo lhe

* Para mais informações acesse http://cssrs.columbia.edu/training/training-research-setting/.

revelar o seu sofrimento íntimo. A criança pode não ter a linguagem verbal plenamente desenvolvida, tornando maior a importância de atentar para a comunicação não verbal, incluindo, por exemplo, o uso de brinquedos e/ou desenhos.[8] Em contrapartida, o adolescente tem melhores condições para se expressar por meio do diálogo. Com frequência, apesar da natureza autoagressiva do ato, os pacientes não têm clareza sobre a intenção de morrer e se encontram ambivalentes.

Com o paciente clinicamente estável, buscam-se dados relevantes da história atual e pregressa, como sintomas psiquiátricos ativos, fatores de risco e desencadeantes da crise suicida, diagnósticos e tratamentos psiquiátricos, abuso de álcool e outras drogas, tentativas de suicídio anteriores, história familiar de suicídio e o contexto de vida do paciente. O exame físico cuidadoso é direcionado para a presença de sinais de lesões autoprovocadas ou de abuso. O exame do estado mental do paciente possui significativo papel na avaliação. A coleta de informações colaterais é crucial. Os dados objetivos, importantes para a pronta tomada de decisões, são obtidos junto aos socorristas e acompanhantes do paciente que chegam ao setor de emergência. Posteriormente, o médico poderá expandir sua avaliação entrevistando pais e familiares.[8]

MANEJO

No atendimento do paciente que chega com vida após tentativa de suicídio, a avaliação, que acontece em simultâneo ao suporte básico de vida, guia as intervenções que devem ser implementadas imediatamente, como a lavagem gástrica, a administração de antídotos e o cuidado de ferimentos autoinfligidos.[9] Nesse momento, é fundamental buscar informações detalhadas sobre o método suicida empregado. Nas intoxicações exógenas, por exemplo, procura-se conhecer a substância química ingerida, a quantidade, restos deixados pelo paciente na cena e a mistura com outras substâncias, como álcool, benzodiazepínicos e barbitúricos. Quando há sinais de ferimentos potencialmente letais, o paciente deve ser encaminhado com celeridade para atendimento com equipe de cirurgia e trauma. Pacientes que tentaram suicídio têm indicação de internação psiquiátrica e devem ter este encaminhamento assegurado.

DETERMINAÇÃO DO NÍVEL DE CUIDADO E CONDUTA NA EMERGÊNCIA

A decisão pelo tratamento hospitalar ou ambulatorial depende diretamente do risco imediato de suicídio. Pacientes com comportamento suicida e/ou alto risco têm indicação de hospitalização, visando a melhor avaliação, tratamento e organização de acompanhamento farmacológico e psicoterápico. Algumas vezes, a internação involuntária é necessária, quando os adultos responsáveis não estão presentes ou discordam do plano de tratamento.[10]

Na realidade do sistema público de saúde brasileiro, as crianças e os adolescentes com indicação de internação psiquiátrica frequentemente aguardam longos períodos na sala de observação da emergência. Neste local, precisam permanecer acompanhados de responsável em tempo integral e monitorados pela equipe de saúde. O paciente recebe roupa hospitalar, o que colabora para reduzir o risco de fuga, e seus pertences são armazenados. Potenciais materiais de risco também são removidos. Quando há suspeita ou confirmação de maus-tratos, a equipe do serviço social e o conselho tutelar devem ser acionados.

A prescrição de psicofármacos só possui papel relevante quando o paciente apresenta ansiedade intensa e agitação, com risco de auto ou heteroagressão. Aqui, o uso de benzodiazepínicos e antipsicóticos com propriedades sedativas pode ser necessário, atentando para os efeitos adversos. A contenção física somente é aplicada em caso de falha de todas as outras medidas para a proteção de pacientes agressivos e agitados. Evidentemente, o médico poderá iniciar um tratamento específico à medida que elucida o diagnóstico psiquiátrico do paciente e aguarda seu encaminhamento para a internação com transporte adequado e profissionais treinados.

Para os pacientes com risco baixo a moderado, em geral se indica o tratamento ambulatorial. Nesse grupo de pacientes, é necessário mobilizar a rede de apoio e garantir acompanhamento e tratamento adequados.

Além disso, algumas importantes medidas são sugeridas.[10] Pode-se conversar com os adultos responsáveis para que removam ou restrinjam o alcance a meios letais. É recomendável também estabelecer um plano de segurança para lidar com uma possível futura crise suicida. Sugere-se questionar o paciente sobre quem são os adultos nos quais mais confia e com quem pode contar. Uma medida de prevenção de suicídio potencial é instruir esses adultos sobre sinais de alerta de comportamento suicida, ensiná-los sobre depressão e outros transtornos mentais, bem como orientá-los para manter contato regular com o paciente nos próximos dias e semanas.[11]

Por fim, o médico pode ajudar os responsáveis a encontrar um local de atendimento ou entrar em contato com o profissional que já segue o paciente para agendar nova consulta com brevidade. A alta é efetuada somente quando os responsáveis recebem, compreendem e concordam com todas as orientações.

COMPORTAMENTO AUTOLESIVO

Os estudos apontam para uma atual tendência de aumento da prevalência de adolescentes que deliberadamente provocam autolesões. Um estudo constatou que cerca de 1 a cada 6 adolescentes havia provocado autolesões ao menos uma vez em suas vidas.[12] Embora a maioria o faça sem a intenção de morrer, a história de autolesões é um preditor de comportamento suicida. Devido ao risco de levar a lesões graves e até mesmo à morte, tal comportamento é frequentemente causa de atendimento em emergência e admissões psiquiátricas.

AVALIAÇÃO

Apesar de muito mais comum e prevalente do que o suicídio, a autolesão em adolescentes pode ser compreendida em um *continuum* de gravidade com o comportamento suicida. Representa um sinal de alerta que deve impulsionar a busca por tratamento de saúde mental.[13] No atendimento de pacientes com autolesões, é fundamental avaliar o risco de suicídio.

É essencial compreender a função do comportamento autolesivo não suicida para o paciente. Há evidências de que o papel mais comum é regular emoções negativas, mistas ou criar sensações de anestesia.[14] O paciente deseja aliviar emoções dolorosas de imediato, e as automutilações são eficazes em curto prazo, independentemente de ações externas. A avaliação mais profunda dos seus sentimentos apresentará experiências intensas de tristeza, angústia, solidão, raiva, vergonha ou confusão. Atrair a atenção para si não costuma ser a meta inicial. Por meses a anos, os jovens podem esconder suas lesões autoinfligidas. No entanto, com a repetição, esse comportamento pode evoluir para mobilizar o ambiente social circundante. Adolescentes com deficiências significativas em regular emoções podem rapidamente aprender a empregar as automutilações para provocar reações nos outros. É fundamental inquirir de forma ativa sobre outros comportamentos de risco para a saúde, que são encontrados em altas taxas nesses pacientes. Muitos pacientes aprendem como se machucar com seus pares ou em *sites* "pró-autolesões", e esta é uma importante questão a ser abordada na avaliação.[12]

Cabe enfatizar o fato de que, apesar de pacientes com personalidade *borderline* em estruturação praticarem atos de autolesão com alguma frequência, não se deve fazer um diagnóstico de transtorno da personalidade apenas com base em um comportamento único. Com efeito, uma pesquisa identificou que 80% dos jovens avaliados que apresentavam autolesão não encontravam critérios para transtorno da personalidade *borderline*. Os diagnósticos mais associados à autolesão são o transtorno depressivo maior, o transtorno de estresse pós-traumático e a fobia social.[15]

MANEJO

O estabelecimento de uma sólida aliança terapêutica é imprescindível no atendimento desses adolescentes. A atitude respeitosa e não julgadora é a melhor abordagem. Após a avaliação do contexto e da gravidade das autolesões, o médico define o nível de tratamento necessário. Cuidados apropriados são oferecidos para o tratamento dos ferimentos. Lesões graves e intenção suicida geralmente indicam a necessidade de internação psiquiátrica. No caso de pacientes com lesões de baixa gravidade, o médico discute com os responsáveis as possibilidades de atendimento psiquiátrico ambulatorial.

Em 26 de abril de 2019, foi sancionada a Lei n. 13.819,[16] que institui a Política Nacional de Prevenção da Automutilação e do Suicídio. A partir dela foi determinada a notificação compulsória, pelos estabelecimentos e profissionais de saúde, dos casos de tentativa de suicídio e automutilação; sua implementação na rotina dos serviços de saúde, entretanto, ainda não foi normatizada.

AGITAÇÃO PSICOMOTORA

AVALIAÇÃO

Podem-se dividir os sintomas da agitação psicomotora em três parâmetros: emocional, cognitivo e motor. Emocionalmente, são pacientes que podem apresentar elementos negativos, como raiva, angústia ou mesmo medo; emoções que, quando intensas ou malconduzidas, podem levar a desfechos desastrosos. Cognitivamente, os pacientes podem trazer conteúdos como insegurança pessoal, catastrofização ou até conteúdo paranoide, como se observam nos casos de transtornos psicóticos e afins. A motricidade, em geral, manifesta-se por aumento da atividade, sem adequado planejamento ou objetivo construtivo, secundário a hiperexcitabilidade a estímulos ambientais.[1]

Portanto, são pacientes que podem se mostrar mais sensíveis a informações, a princípio inócuas, do ambiente, e essa sensibilidade aumenta o risco de desfechos desfavoráveis, o que irá nortear a conduta da equipe. Em qualquer idade, pode-se observar uma variação importante de sintomas psicomotores, desde a inquietação até a violência propriamente dita, seja contra si mesmos, contra a equipe ou contra o patrimônio, e essa evolução pode ser progressiva (Fig. 14.2) ou impulsiva, a depender do quadro de base.

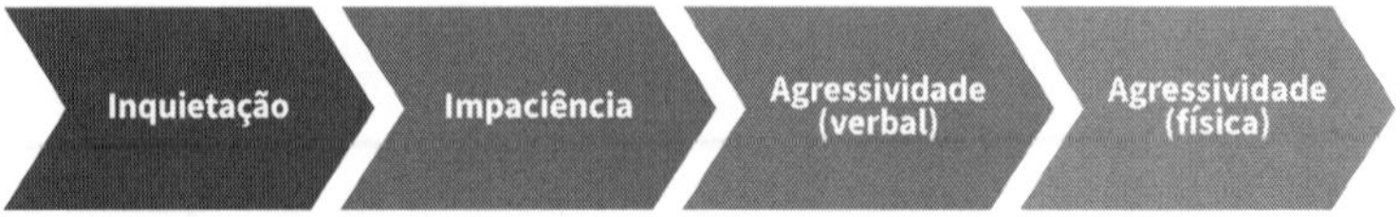

FIGURA 14.2
Escala de progressão de sintomas na agitação psicomotora.

A avaliação da equipe, apesar das particularidades inerentes a essa faixa etária, é semelhante ao atendimento a adultos. Todavia, dá-se mais ênfase à importância de outros informantes, geralmente os adultos responsáveis pelos pacientes, inclusive da possibilidade de entrevistas separadas, dependendo da gravidade do quadro e da interferência na qualidade da anamnese.

MANEJO

A abordagem da equipe na agitação psicomotora deve prezar por:

- Segurança da cena.
- Estabilização clínica do paciente.
- Planejamento e execução da conduta.

A segurança da cena envolve não somente a equipe de saúde, mas também os próprios pacientes, os acompanhantes e a estrutura física da unidade de saúde. Em casos mais graves e com maior risco de danos, faz-se necessária a estabilização do paciente já na chegada, mediante contenção química e até mecânica, de forma a prevenir danos físicos, otimizar o atendimento inicial e a coleta de dados.[8]

Garantida a segurança da cena, deve-se avaliar a possibilidade de etiologias orgânicas ou condições que acarretem risco clínico ao paciente. No exame físico e neurológico, determinados achados, como alterações no estado geral, em sinais vitais, nas auscultas, ou sinais focais podem denotar risco clínico iminente ou a probabilidade de etiologia não psiquiátrica, o que modifica a conduta a ser seguida.

O planejamento da conduta se dá a partir da completa avaliação do paciente e da investigação etiológica da condição atual. Muitos pacientes pediátricos manifestam pródromos ou os primeiros sintomas de transtornos mentais graves, e o planejamento na unidade de emergência e pós-alta deve ser embasado pela gravidade e pela potencial cronicidade do quadro de base.

A execução da conduta pode ser dividida em três parâmetros principais: contenção ambiental e verbal (não farmacológica), contenção química (farmacológica) e contenção mecânica (física).

A contenção ambiental e verbal (Quadro 14.2) envolve uma estrutura física com mínimos estímulos sensoriais, que permitam privacidade e conforto aos pacientes e seus acompanhantes, com a equipe mantendo postura calma e empática, prezando pela comunicação não violenta e completa transparência durante toda a abordagem, evitando confrontações diretas, abordagens sugestivas de julgamento, movimentos bruscos ou aparentemente agressivos. Os pacientes infanto-juvenis devem ser mantidos acompanhados por pelo menos um adulto responsável durante todo o período de permanência no

Quadro 14.2
PRINCÍPIOS DO MANEJO DA AGITAÇÃO PSICOMOTORA

PRINCÍPIO	RAZÕES	SUGESTÃO DE CONDUTA
Respeitar o espaço pessoal	O espaço e a equipe podem ser intimidadores ou assustadores	Manter distância Não obstruir passagens
Minimizar comportamentos potencialmente provocativos	A postura pode parecer intimidadora	Evitar esconder as mãos Manter expressão facial e fala serenas
Estabelecer contato verbal	Múltiplas fontes podem ser confusas	Usar linguagem simples Selecionar um membro da equipe para diálogo direto
Ser conciso	Pacientes agitados podem ter processamento mais lento	Usar linguagem simples Repetir a informação, se necessário
Identificar expectativas do paciente	Usar informações transmitidas pela linguagem verbal e não verbal do paciente	"Eu gostaria de saber o que você achava que iria acontecer aqui"
Praticar escuta ativa	Certificar-se de queo que foi dito, de fato, foi compreendido	"Pelo que entendi, (relato do paciente), correto?"
Evitar confrontos de opiniões	Construir uma conduta empática Minimizar discussões	"Acho que isso (queixa do paciente) deve chatear muita gente"
Estabelecer limites e expectativas	Estipular limites à consulta Evitar barganhas	"Estamos aqui para ajudar, mas é importante nos sentirmos seguros e respeitados um pelo outro"
Oferecer alternativas com otimismo	Conectar as metas do paciente às opções Alternativas reais trazem empoderamento	"Você quer (meta do paciente). Como podemos trabalhar juntos para fazer isso acontecer?"
Manter paciente e equipe informados	Principalmente em casos de conduta involuntária (internação), para facilitação do relacionamento do paciente com a equipe	Explicar o porquê da intervenção Perguntar ao paciente a respeito de sua perspectiva

Fonte: Adaptada de Chun e colaboradores.[8]

pronto-socorro. Ao psiquiatra cabe a tarefa de coordenar o manejo, informar os responsáveis e buscar medidas de controle farmacológico e não farmacológico.

A contenção química (farmacológica) costuma ser utilizada em casos de agitação psicomotora mais grave, nos quais a contenção ambiental/verbal não se mostrou eficaz, ou quando há necessidade de estabilização rápida dos pacientes, devido a risco iminente para si ou terceiros. Os critérios principais para a escolha de psicofármacos são os seguintes: objetivo clínico da medicação, eficácia, via de administração, segurança para a faixa etária, risco de interação com outras substâncias ou piora de quadro comórbido. As classes farmacológicas mais empregadas na agitação psicomotora pediátrica e juvenil são os antipsicóticos e os benzodiazepínicos (Tab. 14.1).[1]

O objetivo geralmente é a estabilização rápida do quadro e a redução de riscos. A via de administração preferencial é oral (VO), e na pediatria, o uso de soluções e suspensões pode ser necessário para facilitar a adesão. Deve-se ressaltar que a dose preconizada para estabilização é a mínima efetiva, e que o cálculo da dose deve ser feito com base no peso ponderal do paciente. Em casos de recusa ativa do paciente pelo medicamento por VO, devido a dificuldades de deglutição/digestão, ou impossibilidade de mínima comunicação em pacientes graves, pode-se optar pela via parenteral, em geral intramuscular (IM). Os medicamentos mais seguros para a população pediátrica são os antipsicóticos de segunda geração (atípicos), pois oferecem menos risco de efeitos extrapiramidais, porém trazem mais riscos cardiometabólicos quando usados de forma crônica.[17] Os antipsicóticos de primeira geração (típicos), apesar do maior risco de efeitos extrapiramidais, são as principais opções de administração parenteral, pois são mais disponíveis no sistema público de saúde no Brasil.

A contenção física é uma medida de estabilização de pacientes graves cujo padrão psicomotor oferece risco potencial para si e para a equipe. Os critérios de aplicação do procedimento são semelhantes aos de adultos. É necessária a monitoração ativa do procedimento e o controle do tempo de permanência da contenção (ver Cap. 6, Contenção física).

O encaminhamento final do paciente depende da gravidade do quadro e do prognóstico. Algumas justificativas para a internação em retaguarda ou leito hospitalar incluem investigação diagnóstica de primeiro episódio, risco clínico importante, início de tratamento ou mudança de estratégia, retomada da adesão ao tratamento e persistência do risco para si e para terceiros, mesmo após estabilização da agitação psicomotora. Quando a estabilização é alcançada com mínimo uso de múltiplas medidas de contenção, de forma rápida, sem riscos clínicos e com bom suporte psicossocial, o tratamento pode ser iniciado ou retomado ambulatorialmente.

Tabela 14.1
PSICOFÁRMACOS USADOS PARA AGITAÇÃO PSICOMOTORA EM CRIANÇAS E ADOLESCENTES

CLASSE	FÁRMACOS	DOSAGEM	INÍCIO	EFEITOS ADVERSOS
Neurolépticos	Haloperidol	**VO:** 0,5-5 mg/dose. **IM:** 0,15-0,5 mg/kg/dose. **Máx. crianças:** 1-4 mg/dia. **Máx. adolescentes:** 2-10 mg/dia.	VO: 60 min. IM: 5 min.	• Efeitos extrapiramidais. • Prolongamento de QT.
	Clorpromazina	**VO/IM:** 0,55 mg/kg/dose. **Máx. crianças:** 100-250 mg/dia. **Máx. adolescentes:** 225-325 mg/dia.	VO: 30-60 min. IM: 15 min.	• Sedação. • Hipotensão. • Prolongamento de QT.
	Risperidona	**VO:** 0,25-2 mg/dose. **Máx. crianças:** 1-2 mg/dia. **Máx. adolescentes:** 2,5-4 mg/dia.	< 60 min.	• Efeitos extrapiramidais. • Alterações-metabólicas. • Sedação.
Benzodiazepínicos	Midazolam	**VO:** 0,25-0,5 mg/kg/dose. **IM:** 0,1-0,15 mg/kg/dose. **Máx. VO:** 20 mg/dia. **Máx. IM:** 10 mg/dia.	IM: 10-15 min. VO: 20 min.	• Sedação profunda. • Depressão respiratória. • Agitação paradoxal.
	Clonazepam	**Crianças:** 0,01-0,03 mg/kg/dose. **Adolescentes:** 0,5-1 mg/dose. **Máx. crianças:** 0,05-0,1 mg/kg/dia. **Máx. adolescentes:** 1,5-3 mg/dia.	60 min.	• Sedação. • Tontura. • Agitação paradoxal.
	Diazepam	**VO:** 1-2,5 mg/dose. **Máx.:** 7,5-10 mg/dia.	30 min.	• Sedação. • Tontura. • Agitação paradoxal.

Fonte: Elaborada com base em Carubia e colaboradores,[1] Chun e colaboradores,[8] Gerson e colaboradores,[17] Tapar e colaboradores[18] e Cordioli e colaboradores.[19]

OUTRAS SITUAÇÕES COMUNS EM EMERGÊNCIAS PSIQUIÁTRICAS DE CRIANÇAS E ADOLESCENTES

CRISES DE ANSIEDADE

Apesar de comum na infância e adolescência, muitas vezes a ansiedade não é reconhecida nessa população. As manifestações ansiosas variam conforme o estágio desenvolvimental. Em crianças, crises intensas de ansiedade são menos frequentes. Prevalecem os sintomas físicos, como palpitações, dores abdominais, cefaleia e inquietude. Crianças menores exibem preocupações exageradas e pensamentos catastróficos sobre sua própria segurança e dos membros da sua família. Crianças maiores e adolescentes costumam se preocupar com o desempenho escolar e seus relacionamentos. Com a linguagem verbal bem desenvolvida, podem relatar ansiedade e pânico.[20]

O início abrupto de sintomas intensos pode indicar um ataque de pânico. Causas clínicas também devem ser consideradas, como hipoglicemia, intoxicações, efeito adverso de medicamentos e doenças da tireoide. De modo geral, para situações de ansiedade intensa, recomenda-se a realização de exame clínico, o que inclui a avaliação de sinais vitais, exame cardiorrespiratório, neurológico e do estado mental. A história e o exame físico do paciente podem indicar a necessidade de exames complementares, como o eletrocardiograma em paciente que apresenta dor torácica.

Adolescentes muitas vezes são levados ao setor de emergência por ansiedade intensa, agitação psicomotora, sintomas psicóticos, confusão mental e sintomas dissociativos. Nessa situação, é importante lembrar-se das intoxicações agudas por substâncias psicoativas como álcool, maconha, metilenodioximetanfetamina (MDMA), cetamina, ácido lisérgico, cocaína e psilocibina. Exames toxicológicos podem ser solicitados quando disponíveis.

Após afastar causas médicas gerais, o médico pode realizar um diagnóstico diferencial de etiologias psiquiátricas primárias. Vale lembrar que a ansiedade é frequentemente associada com outros sinais e sintomas psiquiátricos, como agressividade e agitação psicomotora no autismo, hiperatividade no transtorno de déficit de atenção/hiperatividade (TDAH), alucinações na esquizofrenia e aumento de energia no transtorno bipolar.[21]

CONVERSÃO, DISSOCIAÇÃO E SOMATIZAÇÃO

Associados muitas vezes a situações traumáticas vivenciadas pela criança ou pelo adolescente, os transtornos conversivo, dissociativos e de sintomas somáticos e transtornos relacionados são vistos com alguma frequência em setores de emergência.

Após eventos estressores psicossociais, o paciente pode desenvolver sintomas neurológicos como paralisias, parestesias, síncopes, (pseudo)crises convulsivas, amnésias e sintomas somáticos variados. Tais condições incorrem na solicitação de múltiplos exames, com o objetivo de esclarecer queixas físicas e achados do exame físico que são incompatíveis. Sintomas neurológicos persistentes e episódios prolongados alertam para causas orgânicas. Atenta-se para o fato de que mesmo quadros conversivos podem ocorrer concomitantemente a patologias clínicas.

A educação dos profissionais de saúde e familiares sobre a natureza funcional dos quadros conversivos/dissociativos é fundamental para reduzir a discriminação a que esses pacientes costumam ser submetidos e que serve apenas para prolongar seu sofrimento e retardar o tratamento apropriado.[22]

Pacientes que vivenciam um estado agudo e extremo de ansiedade ou com início abrupto de sintomas físicos inexplicados devem ser encaminhados para avaliação e atendimento no setor de emergência para elucidação diagnóstica e estabilização clínica. A criança ou o adolescente são mantidos na sala de observação, acompanhados de um adulto responsável, onde serão periodicamente reavaliados. Quando necessários, exames diagnósticos são requisitados. Em caso de persistência dos sintomas, benzodiazepínicos de meia-vida curta em baixas doses podem oferecer rápido alívio em crises de ansiedade mais prolongadas, evitando sedação excessiva, o que prejudica a reavaliação seriada.

Quanto aos quadros dissociativos e conversivos, é fundamental dar suporte e apoio ao paciente e auxiliar aqueles que o acompanham a fazer o mesmo. A partir da anamnese com o paciente e seus acompanhantes, seguidamente toma-se conhecimento dos elementos estressores que precederam o episódio. A abordagem empática do sofrimento do paciente pelo médico configura um importante elemento terapêutico.

Para considerar a alta do setor de emergência, o paciente deve referir melhora subjetiva, que também é observada no exame clínico e no estado mental. Na maioria das situações, é recomendável encaminhar o paciente para atendimento ambulatorial posterior.[23]

TRANSTORNOS ALIMENTARES

A anorexia nervosa é um transtorno psiquiátrico grave, com taxa de mortalidade que chega a 5%, uma das mais altas entre os transtornos mentais. Frequentemente tem início na transição da infância para a adolescência. Possui associação com diversos outros transtornos mentais, como transtornos do humor, transtornos de ansiedade, transtorno obsessivo-compulsivo e transtornos relacionados, transtorno por uso de substâncias e transtornos da personalidade, sendo que tais transtornos tendem a piorar o prognóstico da anorexia, e vice-versa.

O diagnóstico da anorexia nervosa inclui restrição alimentar importante, potencializada por aumento excessivo de atividades físicas, embasados por medo intenso de engordar, associado a distorção da percepção corporal. Os pacientes em geral se apresentam com peso ponderal abaixo do limite inferior, além de alterações fisiológicas e déficits nutricionais graves. A amenorreia, apesar de ser um sinal clínico significativo na avaliação e no seguimento, não consta mais como critério diagnóstico de anorexia, segundo os manuais diagnósticos atuais.

No contexto emergencial, os pacientes costumam ser conduzidos ao atendimento pelas complicações clínicas do quadro não tratado, e repetidamente ocorre intercâmbio com demais especialidades pediátricas. As principais consequências clínicas observadas em situações de emergência são:

- Desidratação e distúrbios eletrolíticos e alterações gasométricas.
- Arritmias cardíacas.
- Alterações do estado mental, *delirium*.
- Desnutrição e alterações do perfil glicêmico.
- Alterações endocrinológicas.
- Alterações do funcionamento do trato gastrintestinal.

A investigação ativa de sintomas de outros transtornos psiquiátricos é de extrema importância, como sintomas psicóticos, pensamentos e intenção suicidas, uso de substâncias psicoativas, uma vez que tais quadros agregam risco à vida dos pacientes por si só. O objetivo principal do manejo emergencial é a estabilização clínica dos pacientes, estabilização hemodinâmica e eletrolítica, dos parâmetros clínicos, suporte nutricional inicial e começo ou retomada do tratamento de algum transtorno comórbido.

MAUS-TRATOS

Os pacientes pediátricos são particularmente vulneráveis a maus-tratos por parte de cuidadores, sejam familiares ou instituições de acolhimento. As principais formas de maus-tratos incluem:

- Abuso psicológico.
- Abuso físico.
- Abuso sexual.
- Negligência e abandono.
- Produção de sintomas pelo adulto responsável.

Os pacientes vítimas de maus-tratos são encaminhados aos serviços de pronto-socorro, na maioria das vezes, devido a sintomas somáticos, queixas crônicas descompensadas e uma ampla gama de supostos acidentes domésticos. Os pacientes com mais dificuldade de verbalização das próprias queixas, seja pela idade, alguma deficiência, ou pela gravidade de um transtorno mental, acabam sendo os mais vulneráveis, e a investigação pode ser prejudicada pelo paradoxo de os perpetradores, em muitos momentos, serem os próprios fornecedores dos dados clínicos.[18]

A avaliação clínica pode ser sugestiva de maus-tratos pelos seguintes indícios: incongruência no relato de diferentes pessoas, lesões incompatíveis ou desproporcionais à queixa clínica, ou mesmo queixas físicas e comportamentais não esperadas para o estágio de desenvolvimento dos pacientes. É de suma importância que, diante da suspeita de maus-tratos, a investigação prossiga de forma não julgadora, e de maneira cautelosa, a fim de manter o fornecimento de informações e de não expor a equipe a risco de represálias. Vale frisar que a função primordial da anamnese clínica no pronto-socorro é diagnóstica, e não pericial.[18]

O objetivo inicial na abordagem da equipe é garantir a segurança dos pacientes, independentemente da confirmação do quadro de maus-tratos. Para tanto, é fundamental um ambiente que possa oferecer privacidade para o paciente, acolhimento e tranquilidade para os pacientes e familiares, mas também rápido acesso a saídas de emergência. A abordagem da equipe deve ser calma e empática, evitando qualquer conotação julgadora.[19]

Clinicamente, a primeira conduta deve ser garantir a estabilização clínica dos pacientes, sobretudo os expostos a lesões graves, que acarretem risco clínico iminente à vida. A equipe deve seguir os mesmos protocolos de estabilização clínica, e, em caso de descompensação de condição psiquiátrica, como crises de pânico, quadros conversivos ou mesmo agitação psicomotora, os protocolos de conduta devem ser mantidos.

Diante da suspeita de maus-tratos, a equipe deve fornecer notificação compulsória aos órgãos de proteção de referência, como Conselho Tutelar, Ministério Público e outros. Essa notificação é uma obrigação da equipe de saúde, um direito da população pediátrica adquirido a partir do Estatuto da Criança e do Adolescente (ECA). Ademais, é responsabilidade da unidade de saúde garantir o acesso a dados do prontuário para embasar qualquer processo civil. Por conta disso, o preenchimento do prontuário deve ser bem detalhado, com todos os dados da anamnese, do exame físico geral e psiquiátrico, e de exames complementares (quando necessários).

A notificação da saúde é encaminhada ao Conselho Tutelar da região de residência do paciente, que garantirá o seguimento do processo investigativo, sem comprometer a segurança do menor. O caso pode ser encaminhado para a Vara da Infância e Adolescência ou para o Ministério Público, para o devido julgamento da suspeita, e os profissionais de saúde podem ser acionados durante o processo, o que muitas vezes exige um trabalho coeso por parte da equipe multidisciplinar.[24] Caso os pacientes apresentem risco elevado à sua segurança, ou risco à vida pelas agressões sofridas, a internação hospitalar pode ser realizada, pela prerrogativa do bem-estar e proteção do paciente.

CONSIDERAÇÕES FINAIS

Situações de saúde mental que levam crianças e adolescentes aos serviços de emergência são bastante desafiadoras devido à complexidade dos quadros apresentados. No entanto, há claras orientações sobre como lidar com esses problemas clínicos, conforme abordado neste capítulo. Ressalta-se que essa é uma área em constante evolução, e que, no futuro, novos estudos trarão aprimoramentos aos manejos desses quadros, para benefício dos pacientes e de suas famílias.

REFERÊNCIAS

1. Carubia B, Becker A, Levine BH. Child psychiatric emergencies: updates on trends, clinical care, and practice challenges. Curr Psychiatry Rep. 2016;18(4):41.
2. Mroczkowski MM, Havens J. The state of emergency child and adolescent psychiatry: raising the bar. Child Adolesc Psychiatr Clin N Am. 2018;27(3):357-65.
3. Tonezer J, Muller T, Rocha GP, Recondo R, Nogueira EL, Spanemberg L. Clinical profile and sex differences in Brazilian children and adolescents receiving psychiatric services in the emergency department. Pediatr Emerg Care. 2015;00(00):1.
4. Carandang C, Gray C, Marval-Ospino H, Macphee S. Child and adolescent psychiatric emergencies. In: Rey JM, editor. IACAPAP e-Textbook Child and Adolescent Mental Health [Internet]. Geneva: International Association for Child and Adolescent Psychiatry and Allied Professions; 2012 [capturado em 14 jul 2019]. Disponível em: https://www.researchgate.net/publication/271588796_Child_and_Adolescent_Psychiatric_Emergencies
5. Goldstein AB, Findling RL. Assessment and evaluation of child and adolescent psychiatric emergencies. Psychiatric Times. [Internet] 2006 [capturado em 17 jul. 2019];23(9). Disponível em: https://www.psychiatrictimes.com/psychiatric-emergencies/assessment-and-evaluation--child-and-adolescent-psychiatric-emergencies
6. Rudd MD, Berman AL, Joiner TE, Nock MK, Silverman MM, Mandrusiak M, et al. Warning signs for suicide: theory, research, and clinical applications. Suicide Life Threat Behav. 2006;36(3):255-62.
7. Posner K, Brown GK, Stanley B, Brent DA, Yershova K V, Oquendo MA, et al. The Columbia--Suicide Severity Rating Scale: initial validity and internal consistency findings from three multisite studies with adolescents and adults. Am J Psychiatry. 2011;168(12):1266-77.
8. Chun TH, Mace SE, Katz ER. Evaluation and management of children and adolescents with acute mental health or behavioral problems. Part I: common clinical challenges of patients with mental health and/or behavioral emergencies. Pediatrics. 2016;138(3):e20161570.

9. Betz ME, Boudreaux ED. Managing suicidal patients in the emergency department. Ann Emerg Med. 2016;67(2):276-82.
10. Ambrose AJH, Prager LM. Suicide evaluation in the pediatric emergency setting. Child Adolesc Psychiatr Clin N Am. 2018;27(3):387-97.
11. King CA, Arango A, Kramer A, Busby D, Czyz E, Foster CE, et al. Association of the youth--nominated support team intervention for suicidal adolescents with 11- to 14-year mortality outcomes: secondary analysis of a randomized clinical trial. JAMA Psychiatry. 2019. [Epub ahead of print].
12. Muehlenkamp JJ, Claes L, Havertape L, Plener PL. International prevalence of adolescent non-suicidal self-injury and deliberate self-harm. Child Adolesc Psychiatry Ment Health. 2012;6(1):10.
13. Whitlock J, Muehlenkamp J, Eckenrode J, Purington A, Baral Abrams G, Barreira P, et al. Non-suicidal self-injury as a gateway to suicide in young adults. J Adolesc Health. 2013;52(4):486-92.
14. Klonsky ED. The functions of deliberate self-injury: a review of the evidence. Clin Psychol Rev. 2007;27(2):226-39.
15. Hawton K, Saunders KEA, O'Connor RC. Self-harm and suicide in adolescents. Lancet. 2012;379(9834):2373-82.
16. Brasil. Lei nº 13.819, de 26 de abril de 2019. Institui a Política Nacional de Prevenção da Automutilação e do Suicídio, a ser implementada pela União, em cooperação com os Estados, o Distrito Federal e os Municípios; e altera a Lei nº 9.656, de 3 de junho de 1998. [Internet]. Brasília: Presidência da República; 2019 [capturado em 03 jun. 2019]. Disponível em: http://www.planalto.gov.br/ccivil_03/_ato2019-2022/2019/lei/L13819.htm
17. Gerson R, Malas N, Feuer V, Silver G, Prasad R, Mroczkowski M, et al. Best practices for evaluation and treatment of agitated children and adolescents (BETA) in the emergency department: consensus statement of the American Association for Emergency Psychiatry. West J Emerg Med. 2019;20(2):409-18.
18. Thapar A, Pine DS, Leckman JF, Scott S, Snowling MJ, Taylor E. Rutter's child and adolescent psychiatry. 6th ed. Hoboken: Wiley Blackwell; 2015.
19. Cordioli AV, Gallois CB Isolan L, organizadores. Psicofármacos: consulta rápida. 5. ed. Porto Alegre: Artmed; 2015.
20. Wehry AM, Beesdo-Baum K, Hennelly MM, Connolly SD, Strawn JR. Assessment and treatment of anxiety disorders in children and adolescents. Curr Psychiatry Rep. 2015;17(7):52.
21. Masi G, Pari C, Millepiedi S. Pharmacological treatment options for panic disorder in children and adolescents. Expert Opin Pharmacother. 2006;7(5):545-54.
22. Agarwal V, Sitholey P, Srivastava C. Clinical practice guidelines for the management of dissociative disorders in children and adolescents. Indian J Psychiatry. 2019;61(8):247.
23. Bandelow B, Baldwin DS, Zwanzger P. Pharmacological treatment of panic disorder. In: Baldwin DS, Lernard BE, editors. Anxiety disorders. Basel: Karger; 2013. p. 128-43.
24. Brasil. Notificação de maus-tratos contra crianças e adolescentes pelos profissionais de saúde: um passo a mais na cidadania em saúde. Brasília: Ministério da Saúde; 2002.

LEITURAS RECOMENDADAS

Abdalla-Filho E, Challub M, Telles LB, organizadores. Psiquiatria forense de Taborda. 3. ed. Porto Alegre: Artmed; 2016.

Tan SM, Nor NK, Fong LS, Wahab S, Marimuthu S, Fong CL. Early maltreatment and exposure to violence. In: Rey J, editor. IACAPAP e-Textbook of Child and Adolescent Mental Health. Geneva: International Association for Child and Adolescent Psychiatry and Allied Professions; 2012.

EMERGÊNCIAS PSIQUIÁTRICAS EM IDOSOS

LEONARDO CAIXETA
YANLEY LUCIO NOGUEIRA
MARIANA LIMA CAETANO
ANDREY ROCHA ROCCA

15

A abordagem psiquiátrica em um serviço de emergência tem como objetivos:

- Conduzir uma avaliação médico-psiquiátrica adequada, mesmo que célere e com poucas informações.
- Identificar uma hipótese diagnóstica, mesmo que inicialmente a abordagem seja sindrômica.
- Fornecer tratamento de emergência, eliminar riscos e preservar a vida.

Todas essas metas devem ocorrer em um serviço devidamente estruturado e eficiente.[1-3] Erros no pronto e correto reconhecimento das condições psiquiátricas de urgência em idosos podem resultar em graves consequências clínicas e até risco de morte, além de onerar sobremaneira o sistema de saúde, que despenderá preciosas quantias na tentativa de manejar as sequelas advindas de quadros psicopatológicos malconduzidos.[4]

A avaliação psicogeriátrica de urgência depende da interpretação correta da complexa interdependência dos sistemas funcionais envolvidos nas operações mentais. Não apenas funções do próprio sistema nervoso central (SNC) apoiam tais sistemas operacionais, mas também, e especialmente no caso dos idosos, a homeostase sistêmica constitui pano de fundo importante na orquestração perfeita dessas funções. Por exemplo, um idoso com infecção no trato urinário ou no aparelho respiratório (aparelhos orgânicos aparentemente sem conexões com funções mentais) pode sofrer intenso impacto em seu funcionamento cognitivo e comportamental por causa dessas doenças, podendo, inclusive, apresentar um quadro de *delirium* ou demência de rápida instalação.[5] Os idosos, assim como as crianças, muitas vezes respondem de forma sistêmica a agravos locais que acometem sistemas ou aparelhos orgânicos "distantes" do SNC.

As condições mais prevalentes na emergência psiquiátrica de idosos são *delirium*, comportamento agitado e psicótico, risco ou tentativas de suicídio, iatrogenias, depressão grave, abuso de substâncias ou intoxicações e problemas psicossociais como maus-tratos ou negligência.[6] Muito frequentemente, existem comorbidades entre essas condições (p. ex., intoxicações e *delirium*, tentativa de suicídio e psicose, etc.).

Os transtornos podem ser causados tanto por condições psiquiátricas de início tardio ou descompensações de condições antigas quanto por outras doenças clínicas de surgimento mais tardio, ou, ainda, condições crônico-degenerativas que tenham se deteriorado ou se tornado agudas. De qualquer forma, a maioria das condições que se apresentam como emergência psiquiátrica em idosos derivam de uma causa física ou orgânica de base; portanto, é essencial que os médicos de emergência investiguem, com cuidado, condições clínicas nesta população vulnerável de pacientes.[1,7]

Na avaliação em idosos, é sempre importante contar com as informações do cuidador ou familiar responsável, já que, em muitos casos, o déficit cognitivo ou a alteração comportamental comprometem a qualidade das informações prestadas pelo próprio paciente. Entretanto, deve-se tomar cuidado com as associações fortuitas feitas pelos familiares entre acontecimentos biográficos e fenômenos biológicos, as quais podem induzir falsos raciocínios diagnósticos.

Depois de garantir um ambiente seguro para avaliação, o psiquiatra deve classificar o paciente em dois grandes grupos: com e sem antecedentes psiquiátricos (Figura 15.1), pois é fundamental fazer a distinção das situações de emergência em primariamente psiquiátricas ou secundárias a uma condição médica geral.

No caso específico de idosos, a avaliação psiquiátrica na emergência deve, antes de tudo, preocupar-se em afastar causas orgânicas, pois são as etiologias mais comuns das apresentações psiquiátricas nesse contexto.[1] Para tanto, o profissional deve proceder com exame físico direcionado às hipóteses que aventou. No Quadro 15.1, são descritos vários aspectos do exame físico geral cujas alterações podem sugerir etiologias orgânicas específicas que, por sua vez, podem se apresentar com sintomatologia psiquiátrica.[8]

Exames laboratoriais frequentemente são necessários para definir a etiologia orgânica subjacente ou para afastá-la. O Quadro 15.2 mostra os principais exames a serem solicitados, de acordo com cada hipótese diagnóstica.

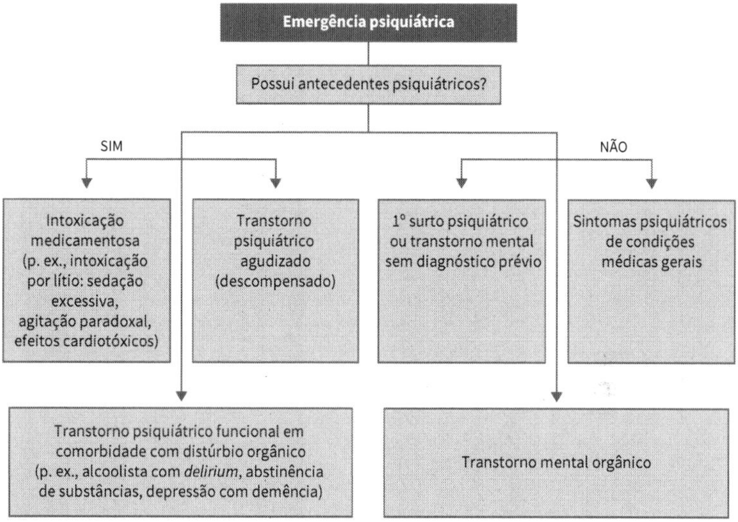

FIGURA 15.1
Considerações diagnósticas na emergência psiquiátrica com e sem antecedentes psiquiátricos.

Quadro 15.1
EXAME FÍSICO DIRECIONADO PARA EXCLUSÃO DE CAUSAS ORGÂNICAS

ÁREA EXAMINADA	O QUE OBSERVAR	O QUE PROCURAR
Aparência geral	Peso, altura, aparência, pele, nível de desconforto	• Caquexia: suspeita de maus-tratos, anorexia, tuberculose, infecção por HIV, câncer • Sofrimento físico e agitação • Desalinho no modo de vestir-se ou má higiene • *Rash*: alérgico ou infeccioso
Cabeça, ouvidos, olhos, nariz e garganta	Mucosa, conjuntiva, pupilas, movimentos oculares, dentição, qualquer lesão, evidência de trauma	• Mucosa seca: desidratação • Pupilas e movimentos oculares: alteração neurológica focal, evidência de intoxicação ou abstinência de substâncias • Esclera amarelada: icterícia • Proptose: hipertireoidismo • Contusões, lacerações: evidência de trauma craniano ou facial • Má dentição: má nutrição, abscessos

Continua ▶

Quadro 15.1 continuação
EXAME FÍSICO DIRECIONADO PARA EXCLUSÃO DE CAUSAS ORGÂNICAS

ÁREA EXAMINADA	O QUE OBSERVAR	O QUE PROCURAR
Pescoço	Tamanho da tireoide, mobilidade do pescoço	• Bócio: hipertireoidismo, cretinismo • Rigidez de pescoço: meningite, meningoencefalite
Tórax	Ausculta pulmonar, musculatura pulmonar acessória, evidência de trauma	• Estertores: insuficiência cardíaca congestiva. • Roncos: pneumonia • Trauma de tórax: necessidade de tratamento emergencial de ferida, risco de pneumonia por diminuição da expansibilidade torácica
Sistema cardiovascular	Ausculta cardíaca, pulsos periféricos	• Frequência, ritmo, presença de sopros • Qualquer ausência de pulso periférico: doença vascular
Abdome	Qualquer tumoração palpável, dimensão hepática, cicatrizes, dores	• Hepatomegalia: doença hepática não diagnosticada, doença de Wilson, cirrose alcoólica • Dores agudas: porfiria aguda
Costas e coluna vertebral	Manobra de Giordano, curvatura vertebral	• Sinal de Giordano positivo: infecção renal ou calculose • Curvatura: tuberculose óssea
Extremidades	Movimento, força e amplitude de movimento	• Qualquer déficit, alteração ou dor que possa indicar doença neurológica
Sistema neurológico	Pares cranianos, força, sensibilidade, marcha, reflexos	• Qualquer déficit focal indicando AVC ou tumor oculto • Rigidez e marcha parkinsoniana: parkinsonismo • Tremores: parkinsonismo • Evidência de discinesia tardia • Marcha atáxica: hidrocefalia, sífilis terciária

AVC, acidente vascular cerebral; HIV, vírus da imunodeficiência humana.

Quadro 15.2
EXAMES LABORATORIAIS E COMPLEMENTARES PARA AVALIAÇÃO DE ETIOLOGIAS ORGÂNICAS EM PSIQUIATRIA DE EMERGÊNCIA NO IDOSO

EXAME	RESULTADOS ANORMAIS E IMPLICAÇÕES PSIQUIÁTRICAS
Hemograma	• Anemia macrocítica: deficiência de vitamina B_{12} ou ácido fólico, abuso de álcool • Anemia microcítica: deficiência de ferro • Anemia normocítica: sangramento agudo ou doença inflamatória crônica • Leucocitose: infecções agudas • Leucopenia: aids avançada, imunossupressão, leucemia, uso de carbamazepina • Plaquetopenia: efeitos colaterais do valproato ou da carbamazepina, trombocitopenia autoimune
Metabólico básico	• Creatinina elevada: insuficiência renal • Hiponatremia: causada por ISRSs, particularmente em idosos • Hipernatremia: desidratação, insuficiência renal • Hipocalemia: risco de arritmia; pode estar associada ao uso de diuréticos, bulimia, diarreia • Hipercalemia: risco de arritmia; pode estar associada à insuficiência renal • Bicarbonato baixo: acidose, ingestão de ácido acetilsalicílico • TGO e TGP elevadas: insuficiência hepática devida a várias causas (p. ex., drogas, lamotrigina, valproato, hepatite) • Razão TGP/TGO elevada: abuso de álcool
Urina tipo I/ urocultura	• A infecção de trato urinário em idosos pode levar a *delirium*
Screening urinário de drogas	• Positivo: detecção de abuso de substâncias mais comuns
TSH	• Elevado: hipotireoidismo (causa depressão, alterações cognitivas) • Baixo: hipertireoidismo (causa ansiedade, sintomas maníacos, agitação)
Vitamina B_{12}/folato	• B_{12} baixa: alterações cognitivas, alterações da marcha • Folato baixo: pode estar associado com depressão, eventos tromboembólicos
VDRL	• Neurolues: pode causar demência, mudanças de humor e quaisquer sintomas psiquiátricos
Radiografia de tórax	• Considerada para todos os moradores de rua com fatores de risco para tuberculose e pacientes idosos: procurar evidência de tuberculose, tumores, pneumonia

Continua ▶

Quadro 15.2 *Continuação*
EXAMES LABORATORIAIS E COMPLEMENTARES PARA AVALIAÇÃO DE ETIOLOGIAS ORGÂNICAS EM PSIQUIATRIA DE EMERGÊNCIA NO IDOSO

EXAME	RESULTADOS ANORMAIS E IMPLICAÇÕES PSIQUIÁTRICAS
TC de crânio	• Ocasionalmente usada para pesquisa de tumores ou sangramentos em pacientes com alteração do estado mental ou sob primeiro surto psicótico em idade senil • Menos sensível que a RM, mas com menor custo, mais acessível, mais rápida e exigindo pouca colaboração do paciente
EEG	• Se disponível, pode ser usado para pesquisar estados epilépticos não convulsivos e evidências de encefalopatia metabólica (*delirium*)
Punção lombar	• Indicada para qualquer paciente com alterações recentes do estado mental, febre e/ou sinais meníngeos • Pesquisar evidências de meningoencefalite viral, fúngica ou bacteriana, sangramento

EEG, eletrencefalograma; ISRSs, inibidores seletivos da recaptação de serotonina; RM, ressonância magnética; TC, tomografia computadorizada; TGO, transaminase glutâmico-oxalacética; TGP, transaminase glutâmico-pirúvica; TSH, hormônio estimulante da tireoide; VDRL, do inglês *venereal disease research laboratory*.

A seguir, discutem-se de forma detalhada as condições mais prevalentes em emergência psicogeriátrica. O *delirium* não é abordado aqui, pois este livro traz um capítulo exclusivamente dedicado a ele (ver Cap. 4, *Delirium*).

SUICÍDIO

Não podemos rasgar uma página de nossas vidas,
mas podemos jogar o livro inteiro no fogo.
George Sand

EPIDEMIOLOGIA

Os idosos apresentam o maior risco de morte por suicídio entre todos os grupos etários no Brasil,[9] bem como na maior parte do mundo. Especialistas em suicídio predizem que, nas próximas décadas, haverá um aumento dramático na taxa e no número total de suicídios. Deve haver esforço, sobretudo por parte dos clínicos no âmbito dos serviços de emergência, para identificar fatores de risco, pistas e sinais de ameaças iminentes de suicídio na idade avançada.

A morte por suicídio, ainda que subnotificada, representa cerca de 1% do total de óbitos no Brasil, com quase 12 suicídios para cada 100 mil homens e cerca de 2,5 para cada 100 mil mulheres.[9] Nos EUA, na população geral, a razão de tentativas de suicídio para suicídios efetivados é de aproximadamente 4:1 entre idosos, enquanto, entre jovens, é de 8:1 a 20:1, indicando que as tentativas dos idosos são mais fatais.[7]

Homens e mulheres idosos no Brasil suicidam-se principalmente por enforcamento, estrangulamento e sufocação (1º lugar), seguido por armas de fogo (2ª causa entre homens) e salto de grandes alturas (2ª causa entre mulheres).[9] Essa população apresenta maior carga de doenças físicas e menor resiliência, o que pode contribuir para a maior letalidade do suicídio. Além disso, os idosos são mais propensos a viver em isolamento social; dessa forma, atos de autoextermínio são mais difíceis de se descobrir a tempo de impedi-los.

Pessoas que obtiveram êxito no suicídio em geral evitaram intervenções e esconderam a intenção, sendo também menos propensas a comunicar seu plano a terceiros. Alguns autores identificaram mais planejamento do ato entre pessoas mais velhas. Além disso, homens mais velhos tendem a ter menos histórias de tentativas prévias. As características recém-citadas indicam que as pessoas idosas em risco de suicídio podem ser mais difíceis de identificar. Estudos retrospectivos apontaram que mais de 70% das vítimas idosas de suicídio visitaram seu médico no mês do ato.[7] Esses achados evidenciam que intervenções vigorosas e imediatas são necessárias quando se identifica risco de suicídio em pessoas de idade mais avançada. Como o comportamento suicida em idosos é mais planejado e deliberado, e os métodos mais letais, deve haver grande esforço na identificação e no tratamento das condições predisponentes ao desenvolvimento do estado suicida.

AVALIAÇÃO

Infelizmente, na realidade brasileira, a maioria dos pacientes que tentam suicídio não é atendida por um psiquiatra em primeira instância, mas por cirurgiões ou clínicos gerais que oferecem os primeiros socorros e, depois, encaminham o paciente a um psicólogo do serviço (são raros os serviços de emergência do Brasil que contam com psiquiatras), para, então, receber alta.

Muitos médicos nutrem a fantasia de que, ao questionar sobre tendências suicidas, estarão sugerindo ou reforçando tais comportamentos, o que não é verdade. Muito pelo contrário, é dever do psiquiatra questionar e reconhecer pacientes com maior risco, por meio da determinação de variáveis psicossociais e médicas associadas a maior probabilidade de suicídio. Há algumas evidências de que indivíduos suicidas não expressam seus pensamentos ou sentimentos espontaneamente, mas tendem a admitir suas ideações quando o tópico é introduzido por um médico.[10]

Além do exame cuidadoso das condições médicas, a avaliação deve incluir questões sobre tentativas prévias de suicídio, episódios passados de depressão, psicose ou (hipo)mania, abuso de substâncias, transtornos do controle de impulsos, suporte social e eventos estressores recentes. Todos os pacientes devem ser questionados sobre humor, grau de anedonia e angústia, hábitos de sono, apetite, interesse e sentimentos de desesperança. Desejo de morte, pensamentos de suicídio, intenção de machucar-se e acesso a meios de fazê-lo devem ser abordados em questionamentos diretos e indiretos. Em nossa experiência, idosos que exibem maiores níveis de angústia ou depressão com características cotardianas apresentam maior risco de suicídio, e, portanto, esses sinais devem ser entendidos como um alarme.

A população geriátrica apresenta alto risco para depressão e suicídio. A tendência ao suicídio aumenta conforme novos fatores de risco se somam. Estratégias de avaliação clínica tendo como alvo idosos que estão em risco para suicídio, de acordo com fatores demográficos, psiquiátricos, sociais e médicos, podem ser mais efetivas na prevenção do que intervenções que somente identificam indivíduos com comportamento ou ideação suicida. O fato de a maioria dos idosos comparecer a uma consulta médica no mês anterior à sua morte, somado ao achado de que a maioria das vítimas de suicídio em idade avançada teve episódios depressivos, sugere que a detecção e o tratamento da depressão podem ser eficazes para prevenir o suicídio na terceira idade.

MANEJO

O psiquiatra – diante do paciente potencialmente suicida – deve decidir sobre a necessidade de internação com base nas seguintes variáveis: gravidade do risco, capacidade e eficiência da rede social familiar para monitorar e prevenir tentativas (evitando o acesso aos meios), grau de acesso e adesão do paciente e sua família ao tratamento ambulatorial em regime de pronto-atendimento frequente ou hospital-dia. Se houver qualquer dúvida sobre tais variáveis, o profissional não deve hesitar em indicar a internação como medida protetora.

A hospitalização psiquiátrica revela-se uma modalidade terapêutica importante para pacientes em perigo iminente, com franca ideação suicida espontaneamente relatada. Além disso, a hospitalização permite iniciar um tratamento mais vigoroso, examinar condições psiquiátricas coexistentes e avaliar subsequente transição para o ambulatório. Se o indivíduo avaliado como estando em alto risco de suicídio se recusar a ser internado, o médico torna-se responsável por iniciar procedimentos para internação involuntária, de acordo com as leis civis aplicáveis[11] (ver Cap. 3, Aspectos ético-legais nas emergências psiquiátricas).

A eletroconvulsoterapia constitui a primeira opção para idosos com grave risco de suicídio e carência de rede de apoio sociofamiliar.[12] Essa importante modalidade terapêutica deveria estar disponível em todos os serviços de maior complexidade psiquiátrica.

A depressão deve ser ostensivamente tratada, pois é a associação mais frequente no paciente suicida. É preciso lembrar que uma proporção grande de casos apresenta depressão bipolar (e não unipolar), e, portanto, o tratamento com antidepressivos é contraindicado (principalmente os noradrenérgicos), porque, nesses casos, pode até agravar a ideação suicida, por meio da exacerbação da angústia e ansiedade. Sugere-se que idosos com comportamento suicida devam receber sempre antipsicóticos mais sedativos e com efeito antidepressor (p. ex., quetiapina ou asenapina), em doses eficazes. O uso do lítio também está associado à redução da ideação suicida mesmo na depressão unipolar e,[13] sempre que possível, deve ser indicado em associação ao antipsicótico. Ansiolíticos também podem ser necessários para a redução da angústia e ansiedade; além disso, mantêm o paciente menos capaz de engendrar ações contra si.

AGITAÇÃO E PSICOSE

EPIDEMIOLOGIA

A agitação é muito comum nos serviços de emergência, sendo geralmente o maior motivo para a solicitação de interconsulta psiquiátrica. Indivíduos agitados chamam mais atenção e recebem mais cuidados do que pacientes graves com apresentação apática.

AVALIAÇÃO

A avaliação da agitação deve ser focada em suas possíveis causas (o que reflete em seu adequado tratamento) e na possibilidade de colocar em risco a integridade do paciente e de terceiros (o que reflete na modalidade de tratamento escolhida, se farmacológica ou não).

No Quadro 15.3, constam algumas das mais importantes causas de agitação nos serviços de emergência, bem como o manejo indicado.

MANEJO

Deve-se tentar conter a agitação, inicialmente, com medidas não farmacológicas sempre que o psiquiatra julgar possível e dependendo de cada caso. Medidas de contenção física podem ser executadas por equipes treinadas. O indivíduo contido no leito deve estar isolado de outros pacientes e carece de avaliações em curtos espaços de tempo, para evitar desidratação e outras complicações.[14]

Quadro 15.3
CAUSAS COMUNS DE AGITAÇÃO NA EMERGÊNCIA E SEU MANEJO

CAUSA	APRESENTAÇÃO CLÍNICA	MANEJO TERAPÊUTICO
***Delirium* ou confusão mental**	Níveis de consciência flutuantes, oscilação dos sinais vitais (disautonomia), alterações sensoperceptivas (alucinações visuais) e cognitivas (principalmente da atenção). Pode ser do tipo agitado, apático ou misto.	Garantir segurança ao paciente. Identificar e tratar a causa subjacente. Administrar antipsicóticos menos sedativos para acalmar o paciente e para que a equipe de emergência continue o tratamento.
Delirium tremens	Todos os sinais de *delirium*, com tremores, com ou sem alucinações; intensa flutuação dos sinais vitais. Última ingestão de álcool há 24-72 h.	Se o paciente apresenta via aérea intacta, sedá-lo ostensivamente com benzodiazepínicos injetáveis até seu torpor, se possível. Providenciar monitoração em UTI, se necessário.
Abstinência de benzodiazepínicos/ barbitúricos	Similar à abstinência de álcool, mas sem alteração dos sinais vitais, pode se apresentar somente como um *delirium* com ou sem tremores. Alto risco de convulsões.	Descontinuar gradualmente o benzodiazepínico.
Hipoglicemia	Estado mental alterado com sudorese caracteristicamente fria, taquicardia, taquisfigmia, fraqueza, sonolência.	Se o paciente apresenta via aérea patente, usar glicose oral; caso contrário, usar dextrose a 50%.
Estados pós-ictais	Nível de consciência alterado, confusão, eventualmente agressividade, ataxia. Pode apresentar sinais de mordedura na língua ou liberação esfincteriana.	Garantir segurança ao paciente e observar futuras convulsões. Se a agitação exigir tratamento, usar benzodiazepínicos, pois neurolépticos podem diminuir o limiar convulsivo. Determinar a causa da convulsão.
Psicose/ mania/ transtorno psiquiátrico primário	Não costuma apresentar associação com desorientação, sem flutuações do nível de consciência e alerta, sem repercussões nos sinais vitais. Deve-se investigar outros sinais e história de doença psiquiátrica.	Garantir segurança ao paciente e oferecer medicamento oral ou medicamento intramuscular. Considerar contenção, se necessário.

Continua ▶

Quadro 15.3 *Continuação*
CAUSAS COMUNS DE AGITAÇÃO NA EMERGÊNCIA E SEU MANEJO

CAUSA	APRESENTAÇÃO CLÍNICA	MANEJO TERAPÊUTICO
Anormalidade estrutural cerebral	Varia com a lesão; déficit neurológico focal, estado mental alterado com cefaleia, sinais meníngeos ou deterioração neurológica progressiva.	Garantir via aérea patente. Solicitar tomografia computadorizada de emergência ou outro método de imagem.
Emergência toxicológica	Varia com os agentes, mas a ingestão de substâncias tóxicas pode levar a alterações do estado mental. Devem-se monitorar alterações pupilares, sudorese, sinais vitais ou outros sinais clínicos (hálito, urina, vômitos).	Tentar detectar o agente toxicológico. Entrar em contato com o Centro de Assistência Toxicológica.

UTI, unidade de terapia intensiva.

A técnica correta de contenção física pode ser visualizada nos Capítulos 5, Agressividade e agitação psicomotora, e 6, Contenção física.

Quando a agitação implica riscos imediatos a terceiros ou ao próprio paciente, medidas rápidas devem ser tomadas – geralmente, uso de psicotrópicos. É importante saber a etiologia da agitação para se assegurar uma escolha mais racional do tipo de agente farmacológico que deve ser administrado. A agitação no caso de uma catatonia hipercinética, por exemplo, responde bem à administração de benzodiazepínico intravenoso, mas pode responder mal ao uso de antipsicóticos. Já na agitação em contexto de *delirium*, o antipsicótico pode auxiliar o quadro, e o benzodiazepínico, agravá-lo.

A Tabela 15.1 informa sobre algumas opções farmacológicas para o manejo da agitação psicomotora.

MAUS-TRATOS E NEGLIGÊNCIA

EPIDEMIOLOGIA

Problemas de ordem social também justificam a visita de idosos em um serviço de urgência, sobretudo quando existem consequências à sua integridade física, as quais podem ser detectadas de modo direto pelo exame físico (lesões, hema-

Tabela 15.1
MEDICAMENTOS COMUMENTE USADOS NO MANEJO DA AGITAÇÃO PSICOMOTORA

MEDICAMENTO	DOSE/VIA	BENEFÍCIOS	RISCOS
Clozapina	25-100 mg, VO	Menos SEPs/ distonias; rápido efeito sedativo	• Cuidado em dislipidêmicos, tabagistas e obesos. • Não usar quando houver antecedente de AVC ou IAM. • Agranulocitose é raríssima
Aripiprazol	5-30 mg, VO	Menos SEPs/ distonias; menos sedativo	• Pode ocorrer acatisia, piorando a inquietação
Clorpromazina	25-100 mg, VO 25-50 mg, IM	Muito sedativa; menos SEPs/ distonias que outros agentes típicos	• Maior risco de hipotensão ortostática e toxicidade cardiovascular em idosos
Flufenazina	5-10 mg, VO ou IM	Sedativa; menos distonia que o haloperidol	• SEPs • Distonia
Haloperidol	5-50 mg, IV	Sedativo; início de ação rápido; baixo custo; o mais indicado para a agitação no *delirium*	• Raros SEPs na forma IV • Muito seguro do ponto de vista cardiovascular
Risperidona	0,25-3 mg, VO	Segurança cardiovascular	• Alta incidência de SEPs
Olanzapina	5-10 mg, VO (comprimido ou orodispersível) 5-10 mg, IM Até 20 mg/dia	Menos SEPs/ distonias; menos sedativa Apresentação dispersível ideal para idosos com dificuldades de deglutição	• Dose máxima rapidamente alcançável • Alto custo

Continua ▶

Tabela 15.1 *Continuação*
MEDICAMENTOS COMUMENTE USADOS NO MANEJO DA AGITAÇÃO PSICOMOTORA

MEDICAMENTO	DOSE/VIA	BENEFÍCIOS	RISCOS
Quetiapina	25-300 mg, VO	Menos SEPs/ distonias; rápido efeito sedativo.	• Pouco eficaz quando a agitação é devida a sintomas positivos (delírios e alucinações).
Lorazepam	1-4 mg, VO ou IM	Sem SEPs/ distonias; também usado para abstinência de álcool ou benzodiazepínicos; ideal para pacientes com função hepática comprometida.	• Agitação e desinibição paradoxal. • Depressão respiratória. Seguro em hepatopatas.
Diazepam	5-10 mg, VO ou IV lento; evitar IM (absorção errática)	Sem SEPs/ distonias; também usado para abstinência de álcool ou benzodiazepínicos.	• Depressão respiratória. • Metabólito ativo resultando em longo período de ação e problemático se há disfunção hepática.

AVC, acidente vascular cerebral; IAM, infarto agudo do miocárdio; IM, intramuscular; IV, intravenoso; SEPs, sintomas extrapiramidais; VO, via oral.

tomas) ou indireto pelo tipo de apresentação (higiene precária, desnutrição, assaduras). Maus-tratos e negligência constituem atos de omissão que resultam em danos ou ameaça de danos à saúde ou ao bem-estar dos idosos. Eles podem assumir muitas formas, incluindo abuso físico ou psicológico, negligência do cuidador, autonegligência e exploração financeira.[7]

Estima-se que mais de 2 milhões de idosos são maltratados por ano nos EUA.[15] Apesar do recente aumento no número de casos e da crescente conscientização, os maus-tratos e a negligência ainda são pouco denunciados.

O prejuízo cognitivo das vítimas pode impedi-las de prestar queixas. Em outros casos, elas podem hesitar em denunciar tais abusos por medo de piorar a situação. O agressor pode isolar a vítima ainda mais, o que tornaria o reconhecimento e a intervenção mais difíceis.

Comprometimentos cognitivo e funcional graves, bem como vida compartilhada com o agressor, são importantes fatores de risco para o abuso e a negligência. Outros fatores predisponentes são isolamento social, idade avançada e *status* de minoria.[7]

AVALIAÇÃO

Deve-se suspeitar de abuso naqueles pacientes idosos que apresentam lesões múltiplas em diferentes estágios de evolução ou inexplicáveis.[7] Cuidado deve ser tomado, entretanto, para não confundir equimoses por pequenos traumas acidentais (que idosos frequentemente apresentam pelo fato de sua pele ser muito frágil e sensível) com maus-tratos. Deve-se suspeitar de negligência quando uma pessoa idosa com recursos financeiros e com um cuidador designado se apresenta com desleixo significativo na higiene, na nutrição e nos cuidados médicos.

As complicações dos maus-tratos podem variar desde depressão a múltiplas lesões e até morte. O paciente deve ser entrevistado sozinho, longe da presença do presumido abusador. Se a suspeita de abuso for demasiada, a segurança do paciente deve ser assegurada pelo impedimento de seu retorno ao mesmo ambiente onde ocorre o abuso.

MANEJO

O reconhecimento dos maus-tratos e da negligência constitui o primeiro passo no manejo desses problemas em idosos, não importando quão intimidativo e constrangedor possa ser tal diagnóstico.

Há relutância por parte de muitos psiquiatras em denunciar os maus-tratos em idosos por causa do ceticismo de que isso vá melhorar a situação, por medo de irritar o agressor, pela dificuldade de solicitar o apoio de membros da família do paciente e, às vezes, pela falta de cooperação da própria vítima.[7] Sempre que possível, no entanto, o psiquiatra deve notificar as autoridades responsáveis sobre o ocorrido, e medidas protetivas devem ser adotadas.

ABUSO DE SUBSTÂNCIAS OU INTOXICAÇÕES

EPIDEMIOLOGIA

Intoxicações medicamentosas e exógenas estão entre os problemas psiquiátricos mais comuns em serviços de urgência. Como os idosos são mais vulneráveis aos efeitos colaterais de diversos psicotrópicos, além de mais predispostos a apresentar níveis plasmáticos mais altos de vários medicamentos por suas características farmacocinéticas peculiares, são candidatos preferenciais aos quadros de intoxicação. Além disso, idosos com dificuldades cognitivas e demência são especialmente vulneráveis a intoxicações acidentais. Outrossim, podem também apresentar intoxicação acidental ou intencional devida à tentativa de suicídio.

Calcula-se que em torno de 2 milhões de pessoas se intoxiquem por ano. Apesar de as crianças serem as mais expostas, as intoxicações nos adultos são mais letais. A maioria dos quadros (aproximadamente 85%) é acidental, enquanto 7,5% associam-se à tentativa de suicídio.[17] Os principais agentes envolvidos são listados no Quadro 15.4. Do ponto de vista estatístico, os mais letais foram analgésicos, antidepressivos, sedativos/hipnóticos/antipsicóticos, agentes cardiovasculares, produtos de base alcoólica, anticonvulsivantes, relaxantes musculares e pesticidas.[16]

IATROGENIAS

EPIDEMIOLOGIA

A iatrogenia constitui ocorrência muito comum em idosos e, na maior parte das vezes, não se associa o sintoma apresentado aos medicamentos utilizados, mesmo porque muitos deles ainda são considerados como substâncias inócuas (muitos prescritos em geriatria na forma de "pacote medicamentoso": medicamentos para dislipidemia, hormônios, vitaminas, suplementos, fitoterápicos, antidepressivos, etc.).

Os idosos são especialmente vulneráveis a iatrogenias, por diversos motivos, desde os sociais (os indivíduos são acompanhados por vários especialistas) até os biológicos (maior vulnerabilidade física a efeitos colaterais de medicamentos). Como em geral os idosos fazem vários acompanhamentos médicos

Quadro 15.4
AGENTES MAIS COMUMENTE ENVOLVIDOS EM INTOXICAÇÕES EM IDOSOS

• Analgésicos	• Pesticidas
• Produtos de limpeza	• Antidepressivos
• Cosméticos	• Produtos alimentares
• Corpos estranhos	• Álcool
• Plantas	• Hidrocarbonetos
• Xaropes	• Anti-histamínicos
• Sedativos/hipnóticos/antipsicóticos	• Antimicrobianos
• Agentes tópicos	• Outras substâncias químicas

Fonte: Riba e Ravindranath.[17]

em diferentes especialidades, e muitos médicos se sentem obrigados a prescrever algum fármaco, ao mesmo tempo em que não indagam sobre outros medicamentos usados, a tendência desses pacientes é acumular tanto mais medicamentos quanto mais profissionais frequentam.

A população geriátrica é particularmente suscetível a reações adversas de medicamentos, pois, além de alterações farmacocinéticas e farmacodinâmicas relacionadas à idade, é comum que esses indivíduos apresentem várias condições médicas coexistentes e, portanto, façam uso de polifarmácia.

AVALIAÇÃO

O paciente vítima de iatrogenia muitas vezes é de difícil avaliação, pois seu quadro pode se confundir com a própria doença de base. Além disso, definir qual dos medicamentos em uso é o responsável pelo quadro de emergência, em um caso de polifarmácia, pode constituir tarefa árdua e até impossível.

Em outras situações, a iatrogenia pode decorrer não dos efeitos colaterais de uma substância em particular, mas da interação entre elas, o que dificulta ainda mais o diagnóstico, pois não se identifica, em um primeiro momento, qualquer fármaco passível de culpa.[14,17] É muito comum também que os médicos responsáveis pelas iatrogenias tenham resistência em assumi-las ou mesmo omitam algumas informações sobre elas, retardando seu diagnóstico imediato e confundindo a avaliação em curso.

O psiquiatra deve interrogar sobre todos os medicamentos em uso, mesmo que não sejam psicotrópicos, e insistir em obter uma lista completa. Muitas vezes, são omitidos fármacos considerados inócuos ou "naturais", como fitoterápicos, suplementos, "vitaminas", hormônios, fortificantes, etc., mas que, na verdade, apresentam potencial iatrogênico[15] (Quadro 15.5).

Quadro 15.5
CAUSAS FREQUENTES E INFREQUENTES DE IATROGENIAS EM IDOSOS

CAUSAS FREQUENTES
Uso de substâncias consideradas inofensivas • **Antivertiginosos/antilabirínticos e antieméticos (metoclopramida):** podem produzir sintomas parkinsonianos, tremor, bradicinesia, apatia. • **Estatinas:** podem piorar a cognição e produzir dores difusas, sobretudo em membros, piorando a deambulação, e síndrome das pernas inquietas. • **Suplementos vitamínicos com 5-HT2:** precipitam a ativação bipolar em idosos com histórico de depressão. • **Cálcio:** produz obstipação e dores epigástricas, podendo agravar comportamentos, especialmente em idosos com demência.

Continua ▶

Quadro 15.5 *Continuação*
CAUSAS FREQUENTES E INFREQUENTES DE IATROGENIAS EM IDOSOS

- **Chás, ervas e outros fitoterápicos (valeriana), homeopatias:** muitas dessas substâncias têm propriedades psicoestimulantes e podem gerar ou agravar quadros de agitação psicomotora, ansiedade e insônia; alguns fitoterápicos podem produzir insuficiência hepática.
- **Anorexígenos (anfetamínicos, sibutramina):** podem induzir virada bipolar e sintomas de ativação (agitação psicomotora, ansiedade e insônia).
- **Inibidores da micção:** usados para incontinência urinária, são anticolinérgicos e, portanto, causam sintomas cognitivos, sobretudo amnésia.
- **Reposição hormonal:** em idosas, pode agravar as queixas de memória e está associada a risco aumentado de doença de Alzheimer.
- **Xaropes/antitussígenos:** causam sedação e confusão mental.

Psicotrópicos
- **ISRSs:** podem causar apatia (síndrome amotivacional) e sintomas parkinsonianos (tremor, bradicinesia).
- **Psicotrópicos para dor:** pregabalina e duloxetina podem induzir virada bipolar e sintomas de ativação (agitação psicomotora, ansiedade e insônia); amitriptilina e outros tricíclicos podem piorar as funções cognitivas, sobretudo a memória; topiramato para enxaqueca pode piorar funções cognitivas, principalmente a memória.
- **Levodopa:** pode piorar todo o quadro psiquiátrico, com vários sintomas mentais, desde insônia e agitação até psicose.

CAUSAS INFREQUENTES

- **Síndrome serotoninérgica:** pela associação de serotoninérgicos, por exemplo, 5-hidroxitriptofano com ISRSs, selegilina com outros antidepressivos.
- **Síndrome dopaminérgica:** por aumento das doses ou associações de agentes dopaminérgicos.
- **Síndrome noradrenérgica:** por aumento das doses ou associações de agentes noradrenérgicos.
- **Síndrome neuroléptica maligna:** reação idiossincrática a neurolépticos.
- **Hipertermia maligna:** reação idiossincrática a neurolépticos.
- **Discinesia tardia:** movimento involuntário, principalmente facial e orolingual, secundário ao uso crônico de neurolépticos clássicos ou típicos.

5-HT2, 5-hidroxitriptofano; ISRSs, inibidores seletivos da recaptação de serotonina.

Medicações anticolinérgicas são especialmente indutoras de *delirium*, e sua lista abrange quase todas as especialidades médicas. Medicamentos hipoglicemiantes em excesso podem gerar confusão mental no idoso associada a uma sudorese fria, sintomas que são experimentados sobretudo à noite ou durante a madrugada, após a última dose de insulina. Antiparkinsonianos (especialmente a levodopa) e corticoides podem gerar quadros psicóticos ou de agitação grave em idosos. Antidepressivos e inibidores de apetite podem ocasionar virada maníaca, ideação suicida, ansiedade ou outros sintomas de ativação.[16]

MANEJO

Diante da suspeita de iatrogenia, os medicamentos supostamente envolvidos devem ser descontinuados imediatamente, e o psiquiatra deve avisar o médico assistente responsável pela prescrição. Como regra, deve-se fazer um esforço para diminuir ao máximo a prescrição de medicamentos em idosos de forma responsável, descartando fármacos mal indicados ou sem evidência de benefício e associações de vários agentes manipulados na mesma cápsula. A família e o paciente devem ser orientados sobre os riscos de visitas frequentes e desnecessárias a vários especialistas, o que promove prescrições cumulativas e leva a interações medicamentosas não controladas.

Algumas iatrogenias podem ser prontamente corrigidas: efeitos colaterais extrapiramidais (p. ex., distonia) de antipsicóticos, antivertiginosos ou antieméticos podem ser tratados com prometazina injetável, havendo rápida reversão dos sintomas. Os efeitos hipoglicemiantes da insulina, por sua vez, podem ser eliminados com a adequação da dose.

REFERÊNCIAS

1. Quevedo J, Carvalho AF, organizadores. Emergências psiquiátricas. 3. ed. Porto Alegre: Artmed; 2014.
2. Tueth MJ, Zuberi P. Life-threatening psychiatric emergencies in the elderly: overview. J Geriatr Psychiatry Neurol. 1999;12(2):60-6.
3. Tueth MJ. Diagnosing psychiatric emergencies in the elderly. Am J Emerg Med. 1994;12(3): 364-9.
4. Kennedy GJ, Onuogu E, Lowinger R. Psychiatric emergencies: rapid response and life-saving therapies. Geriatrics. 1999;54(9):38-46.
5. Eriksson I, Gustafson Y, Fagerström L, Olofsson B. Urinary tract infection in very old women is associated with delirium. Int Psychogeriatr. 2011;23(3):496-502.
6. McDonald AJ, Abrahams ST. Social emergencies in the elderly. Emerg Med Clin North Am. 1990;8(2):443-59.
7. Piechniczek-Buczek J. Psychiatric emergencies in the elderly population. Emerg Med Clin North Am. 2006;24(2):467-90.
8. Caixeta L. Tratado de neuropsiquiatria, neurologia cognitiva e do comportamento e neuropsicologia. 2. ed. São Paulo: Atheneu; 2014.
9. Alencar A, Marcelo F, Nascimento AF, Souza MFM. O suicídio no Brasil. In: Brasil. Ministério da Saúde. Saúde Brasil 2006: uma análise da desigualdade em saúde [Internet]. Brasília, DF: MS; 2006 [capturado em 05 mar 2015]. p. 565-85. Disponível em: http://bvsms.saude.gov.br/bvs/publicacoes/10001021537.pdf.
10. Bharucha AJ, Satlin A. Late-life suicide: a review. Harv Rev Psychiatry. 1997;5(2):55-65.
11. Kennedy GJ, Lowinger R. Psychogeriatric emergencies. Clin Geriatr Med. 1993;9(3):641-53.

12. Volpe FM, Tavares AR Jr. Electroconvulsive therapy in Brazil: lack of assistance exposed. J ECT. 2013;29(1):75.
13. Coppen A. Lithium in unipolar depression and the prevention of suicide. J Clin Psychiatry. 1994;55 Suppl:37-45.
14. Glick RL, Berlin JS, Fishkind A, Zeller SL, editors. Emergency psychiatry: principles and practice. New York: Lippincott Williams & Wilkins; 2008.
15. Borja B, Borja CS, Gade S. Psychiatric emergencies in the geriatric population. Clin Geriatr Med. 2007;23(2):391-400.
16. Riba MB, Ravindranath D, editors. Clinical manual of emergency psychiatry. Washington: American Psychiatric; 2010.
17. Baldaçara L, Cordeiro DC. Emergências psiquiátricas. São Paulo: Roca; 2007.

LEITURAS RECOMENDADAS

Camus V, Gonthier R, Dubos G, Schwed P. Etiologic and outcome profiles in hypoative and hyperactive subtypes of delirium. J Geriatr Psychiatry Neurol. 2000;13(1):38-42.

Zinetti J, Daraux J, Ploskas F. Psychiatric emergencies in the elderly. Rev Prat. 2003;53(11):1197-200.

ATENDIMENTO DOMICILIAR E REMOÇÃO PSIQUIÁTRICA EMERGENCIAL

EDUARDO HOSTYN SABBI
LILIANE DIAS DE LIMA
JOÃO QUEVEDO

16

Os atendimentos domiciliares de crise constituem uma emergência e trazem riscos ao paciente e a terceiros, devendo ser realizados por uma equipe de profissionais devidamente treinados e capacitados para tal função. Trata-se de uma situação peculiar na qual se deve agir fora do *setting*, em condições diferentes do que se está habituado em consultório ou ambulatório. Em geral, as condições são mais estranhas e adversas ao profissional, os pacientes tendem a ser menos colaborativos e frequentemente há necessidade de remoção involuntária para outro serviço.

CONCEITOS

Em agosto de 2002, um grupo de psiquiatras da American Psychiatric Association publicou o resultado de uma força-tarefa que ainda é uma referência no estudo dos serviços psiquiátricos de emergência. Ela categoriza e estabelece uma série de recomendações sob a forma de modelos de programa para o atendimento das situações de crise.[1]

Nesse estudo, o serviço de atendimento domiciliar psiquiátrico de emergência (*mobile service*) é conceituado como aquele capaz de ir até a comunidade para iniciar o processo de avaliação e definição do tratamento externo ao hospital (incluindo a remoção para outro serviço).[1] Tal serviço deve estar preparado para manejar pacientes com extremo risco de lesar a si mesmos ou a outros, com notada debilidade em seu funcionamento e na presença de graves condições médicas, psiquiátricas e de abuso de substâncias.

EPIDEMIOLOGIA

As mudanças econômicas e políticas ocorridas nas últimas décadas tiveram efeito sobre os serviços de emergência psiquiátrica, não apenas pela criação de novos serviços, mas também em razão de uma reestruturação técnica e administrativa dos já existentes. A desinstitucionalização, o aumento na incidência do abuso de substâncias, o crescimento dos problemas sociais e uma menor tolerância de tais problemas são alguns dos fatores que incrementaram a procura por esses serviços. Um estudo feito nos Estados Unidos demonstrou que, das ligações telefônicas realizadas por pacientes ao seu psiquiatra, 1,5% deveu-se a uma situação de emergência, e 15%, a uma urgência.[2]

As emergências psiquiátricas mais frequentes decorrem de quadros de *delirium*, agressividade e agitação psicomotora, intoxicações por fármacos, (incluindo tentativas de suicídio), uso de substâncias e transtornos da personalidade (não obrigatoriamente nessa ordem), e são abordadas respectivamente nos Capítulos 4, 5, 7, 9 e 20. Os serviços especializados no atendimento domiciliar psiquiátrico de emergência são reduzidos em nosso meio, uma vez que o risco inerente e a necessidade de grande estrutura para funcionamento tornam a atividade pouco atrativa ao profissional e limitada a grandes centros. Como consequência, também se encontram poucas publicações sobre o assunto na literatura especializada.

AVALIAÇÃO DO PACIENTE

No sistema público do Brasil, a Política Nacional de Atenção às Urgências ratificou a responsabilidade desse atendimento ao Serviço de Atendimento Móvel de Urgência (SAMU).[3]

De maneira resumida, o atendimento no SAMU ocorre da seguinte forma:

1. O serviço é acionado por meio de chamada telefônica, atendida inicialmente pelo técnico auxiliar de regulação médica (TARM), que colhe os primeiros dados e transmite o caso para o médico regulador.
2. O médico regulador aciona uma viatura, que conta com um socorrista condutor e um técnico de enfermagem (suporte básico de vida) ou um socorrista condutor, um enfermeiro e um médico, para a realização de ações invasivas e de maior complexidade (suporte avançado de vida).

3. Ao chegar à cena da ocorrência, a equipe faz uma avaliação geral e, em seguida, procede à prestação dos cuidados pertinentes e ao encaminhamento para o tratamento definitivo.

Depois da chegada ao local e durante todo o transporte, é mantido contato com o médico regulador. A Portaria nº 2.048/MS/GM, de 5 de novembro de 2002, estabelece que o socorrista deverá receber um treinamento de 4 horas teóricas, não mencionando treinamento prático; o técnico de enfermagem deverá ter treinamento de 2 horas teóricas e de 4 horas práticas sobre as ocorrências psiquiátricas.[3] É necessário que os profissionais envolvidos nesse atendimento percebam o momento da crise como fundamental para propiciar acolhimento e avaliar a subjetividade do sofrimento do paciente; também é preciso que conciliem esses fatores ao conhecimento do adequado manejo farmacológico.

Importantes considerações a respeito da avaliação em situações de emergência foram descritas pela American Psychiatric Association[4] em seu manual para avaliação psiquiátrica de adultos e estão listadas no Quadro 16.1.

Quadro 16.1
CONSIDERAÇÕES DA AMERICAN PSYCHIATRIC ASSOCIATION SOBRE A AVALIAÇÃO DAS EMERGÊNCIAS PSIQUIÁTRICAS EM ADULTOS

1. **Sua necessidade se dá em resposta a:**
   - Ocorrência de pensamentos ou sentimentos intoleráveis para o paciente
   - Comportamentos que exijam medidas urgentes, como:
     - Conduta violenta ou autodestrutiva
     - Ameaça a si mesmo e aos outros
     - Impossibilidade de cuidar de si mesmo
     - Deterioração do estado mental
     - Conduta bizarra ou confusa – expressões de sofrimento intenso
2. **Objetiva identificar ou estabelecer:**
   - O diagnóstico provisório do transtorno mental
   - Outras possibilidades que demandem maior investigação
   - Fatores sociais, ambientais e culturais relevantes
   - A capacidade e a disposição do paciente para cooperar
   - As precauções necessárias diante do risco
   - A necessidade de tratamento involuntário
   - Um plano imediato de tratamento, encaminhamento e acompanhamento
3. **Fora das internações e dos ambulatórios, é afetada por:**
   - Volume das observações comportamentais disponíveis e sua respectiva qualidade
   - Existência de privacidade para a condução de entrevista
   - Disponibilidade de avaliações médicas gerais e testes diagnósticos
   - Segurança oferecida pelo ambiente
   - Probabilidade de compreensão e sigilo das informações deixadas nos registros desses locais

Fonte: American Psychiatric Association.[4]

Uma boa avaliação no atendimento domiciliar de uma crise psiquiátrica demanda a existência de:

- Infraestrutura adequada.
- Equipe capacitada.
- Contato prévio rico em informações.
- Cuidadosa abordagem no local.

INFRAESTRUTURA

Um atendimento domiciliar psiquiátrico emergencial deve funcionar 24 horas por dia com uma pessoa treinada em realizar triagem, avaliar e manejar ligações telefônicas de crise, procedendo com intervenções apropriadas ao nível de entendimento da pessoa que buscou a ajuda.

A interação com outros serviços, como a polícia, o corpo de bombeiros e hospitais de referência, deve ser uma rotina preestabelecida, para que possa ser usada com rapidez quando for necessário.

Uma ambulância é importante para que a presença da equipe no local não demore mais do que 1 hora a partir do chamado e deve conter recursos imprescindíveis para eventuais emergências clínicas, principalmente cardiorrespiratórias, além dos necessários à intervenção psiquiátrica, desde medicamentos até material apropriado para contenção física.

Protocolos de registro do atendimento e demais documentos devem ser armazenados de modo a garantir o sigilo das informações e a utilização posterior nas avaliações do serviço, no contato com o paciente, entre outros serviços.

EQUIPE

Uma equipe de atendimento psiquiátrico emergencial domiciliar deve ser constituída de, no mínimo, um psiquiatra e dois paramédicos, podendo haver necessidade de até quatro paramédicos. Todos os integrantes da equipe devem ser continuamente treinados de forma a estarem sempre habilitados para o serviço, tanto nas funções específicas de cada um como para o funcionamento do grupo como um todo. Além disso, uma boa comunicação entre os membros da equipe é essencial. As rotinas estabelecidas devem ser bem conhecidas, a ponto de um simples gesto, expressão ou frase combinada resultar em uma correspondente ação imediata desejada. O Caso clínico 1 descreve inusitada situação com integrante da equipe durante atendimento.

CONTATO PRÉVIO

O contato prévio permite a obtenção de informações imprescindíveis para um bom atendimento domiciliar, diminuindo muito seus riscos. Embora um

> **CASO CLÍNICO 1**
> Durante o atendimento de um jovem esquizofrênico em agitação psicomotora, os atendentes precisam fazer muita força física até finalmente conter o paciente. O médico que está conduzindo o atendimento solicita que seja feita medicação intramuscular e, enquanto um atendente aplica a medicação, sente falta do outro. No cômodo ao lado, o integrante da equipe encontra-se sentado e dispneico em função de forte crise asmática decorrente do esforço realizado. Ocorrem então atendimentos simultâneos: um paramédico medicando e monitorando o paciente, e o médico medicando o atendente em crise de asma. Felizmente, a maleta continha a medicação necessária para ambos.

contato pessoal com o responsável pelo paciente seja o mais adequado, nem sempre é algo possível de ser realizado, tendo em vista a premência da situação, sendo o telefone a via mais utilizada.

Essa fase consiste no ponto mais importante de um atendimento fora do *setting* médico e é com frequência o primeiro contato do paciente ou familiar com um profissional diante da situação de crise. É comum ocorrer certa pressão para que a entrevista cesse e uma ajuda imediata seja prestada, uma vez que o caráter emergencial da situação gera muita ansiedade. Entretanto, tais sentimentos não devem influenciar contratransferencialmente o profissional, e, sendo necessário, deve-se explicar que, sem algumas informações vitais, torna-se inviável o atendimento. Por vezes, o próprio detalhamento no contato é bastante elucidativo e até mesmo terapêutico para quem está procurando o serviço, ajudando em muito a diminuir o estresse e reorganizando uma situação até então caótica.

Algumas informações são fundamentais nessa fase:

Identificação: a identificação completa do paciente e do responsável, com nome, plano de saúde, endereço e telefones para contato, deve ser obtida antes do prosseguimento da entrevista. Dados como sexo, idade, peso e altura, prática de musculação, esporte ou arte marcial ajudam a formar uma ideia a respeito do porte físico do paciente, sendo úteis na estimativa dos riscos e na designação de maior ou menor aporte de pessoal para o atendimento.

Estabelecer o grau de parentesco ou responsabilidade da pessoa que está solicitando a ajuda, caso não se trate do próprio paciente, cria maior responsabilidade da parte solicitante e evita eventuais trotes telefônicos ou atuações de pacientes já em tratamento. Além disso, deve-se retornar a ligação imediatamente após a entrevista se a central telefônica da clínica não estiver equipada com reconhecedor de chamadas, de maneira a confirmar a solicitação.

História atual: a descrição do quadro atual deve incluir um breve exame das funções do estado mental (que mais tarde será revisado na entrevista pessoal), contendo informações que indiquem a síndrome que o paciente apresenta, sua gravidade, riscos inerentes à sua ideação ou comportamento e o tempo de evolução da crise. Devem ser avaliados uso de álcool e drogas, medicações clínicas e psicofármacos, bem como história de alergias e efeitos colaterais, atentando-se para a possibilidade de intoxicação ou abuso.

História pregressa: uma resumida história psiquiátrica e clínica prévia é fundamental, com especial atenção para a possibilidade de patologia orgânica que necessite de remoção para serviço de pronto-socorro ou internação psiquiátrica em hospital geral. A completa avaliação do quadro deve ser suficiente para o médico estabelecer as hipóteses diagnósticas.

Avaliação do local: a fim de garantir a segurança de todos os envolvidos no atendimento, é indispensável indagar sobre o porte ou a presença, no ambiente, de qualquer tipo de arma ou utensílio doméstico que o paciente possa utilizar para infligir auto ou heteroagressão, bem como sobre a presença de animais de estimação ou de guarda que possam oferecer algum risco. Caso existam, deve-se providenciar que tais objetos e animais sejam retirados do ambiente ou confinados a um local seguro antes da chegada da equipe ao local.

Também se deve averiguar o acesso ao local onde o paciente se encontra e a possibilidade de fuga ou risco de suicídio, para estabelecer uma melhor estratégia de abordagem. Muitas vezes, combinar um horário no qual sabidamente o paciente estará dormindo ou sob efeito de medicação facilita o processo e pode ser tentado. O Caso clínico 2 ilustra uma falha no planejamento logístico de um atendimento.

Se o paciente estiver telefonando para a equipe de atendimento e estiver sozinho, deve-se estimular a presença de alguém (vizinho, amigo ou familiar) até a chegada da equipe. O telefone de uma dessas pessoas deve ser solicitado, e o contato realizado, caso o paciente não esteja em condições de fazê-lo.

Necessidade de outros profissionais: a colaboração de profissionais de outras áreas para um atendimento conjunto fornece apoio e segurança à equipe e ao paciente, sendo importante em diversas situações, como exemplificado a seguir:

- Um **suporte policial** deve ser requisitado quando o paciente se encontrar armado ou em situações em que o médico avalie que o risco de agressão não possa ser controlado apenas com os recursos da equipe.

CASO CLÍNICO 2

Familiar entra em contato para atendimento de G.F., sexo masculino, 43 anos, que está gritando no pátio de sua casa sem roupa, atraindo a atenção de vizinhos e pessoas que circulam pela rua, aglomerando-se em frente ao domicílio. Após obtidos todos os dados, a equipe se dirige ao local combinando ponto de encontro com a mãe de G.F. na esquina da rua. No entanto, ao traçar rota errada, a equipe entra pela outra esquina, onde fica a residência, e o paciente, ao ver a ambulância, reage correndo em direção aos fundos. O médico dá a ordem para estacionar e ir atrás do paciente, fazendo isso e entrando na casa, mas a equipe se atrasa ao pegar a maleta de atendimento, ficando para trás. Diferente do imaginado, o paciente entrou na garagem, e não na casa, soltando um grande cachorro no pátio, avançando nos atendentes que recuaram até a calçada, fechando o portão de acesso. A equipe está separada: o médico dentro da casa sem poder sair, e os paramédicos na calçada sem poder entrar, separados pelo pátio onde está o cachorro feroz latindo. O paciente então avisa que vai entrar e pegar sua arma e se dirige à porta. O médico antecipa-se e o surpreende aparecendo e o chamando com voz alta e firme para entrar, causando um momento de confusão em que G.F. titubeia e para. Neste mesmo instante, a mãe chega, entra pelo portão e consegue prender o cachorro –, fração de tempo suficiente para a equipe entrar e conter o paciente, levando-o para dentro do imóvel e realizando o atendimento.

- O **corpo de bombeiros** deve ser acionado quando há risco de suicídio por precipitação no vazio, como, por exemplo, na ameaça de jogar-se pela janela de um andar alto, caso não possa ser contido pelos familiares até a chegada da equipe, as janelas não apresentem grades ou não haja garantia de que elas possam permanecer trancadas.
- Um **chaveiro** pode ser necessário para abrir uma fechadura trancada, o que deve ser solicitado pela família ou responsável. O ideal, nessa situação, é a obtenção de uma ordem judicial para uma ação conjunta com a polícia.

Antevendo a possibilidade de remoção para algum hospital ou clínica psiquiátrica após o atendimento, deve-se orientar a família a garantir uma vaga no serviço de sua preferência, além de contatar e contratar um médico assistente, condições necessárias para haver a remoção.

Outras informações: o contato prévio também tem a função de avaliar e combinar outros detalhes do atendimento, como definir quem estará presente e quem não deve estar (p. ex., em situações familiares conflitivas), minimizar eventuais sentimentos de culpa dos familiares e definir um responsável pelo paciente.

Um encontro imediatamente anterior ao atendimento para a obtenção de um termo de consentimento viabiliza legalmente a presença do médico no ambiente onde o paciente se encontra. Mesmo em situações nas quais o paciente combine e concorde com o atendimento, esse termo deve ser preenchido e assinado, para evitar problemas legais posteriores. Os honorários devem ser previamente combinados com o responsável pela chamada, com o acerto realizado antes, em outro local, ou ao fim do atendimento domiciliar ou remoção.

Ao final do contato prévio, o médico deve ter obtido informações suficientes para definir hipóteses diagnósticas sobre o quadro do paciente, bem como uma ideia clara do local e da situação em que ele se encontra, de modo a sentir-se seguro para o atendimento com sua equipe ou para solicitar a colaboração de outros profissionais. A Figura 16.1 resume a troca de informações necessária nessa fase.

AVALIAÇÃO NO LOCAL

Embora tendo obtido todas as informações necessárias por telefone, chegando ao local de atendimento, o médico pode se deparar com uma situação diferente

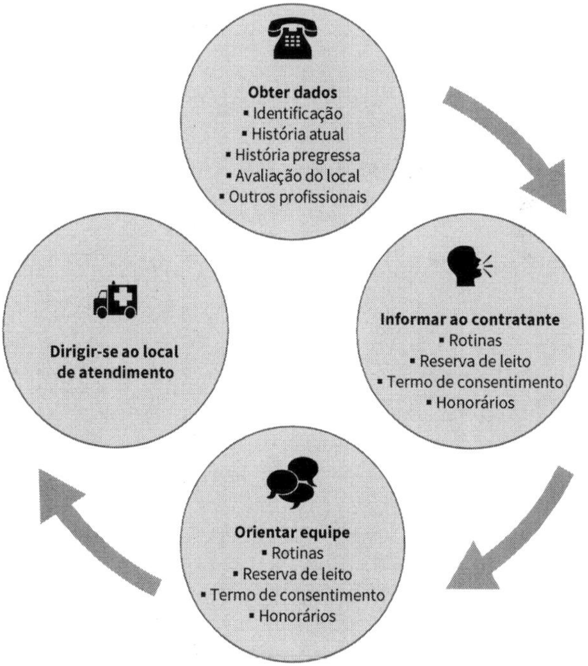

FIGURA 16.1
Procedimentos do contato prévio.

da prevista, seja por características peculiares do informante ou do quadro, seja pela evolução temporal da crise.

As informações adquiridas após a chegada ao local devem se somar àquelas do contato prévio para um rápido diagnóstico diferencial da situação, com o intuito de definir a melhor abordagem. Situações menos perigosas ou dramáticas possibilitam ao médico optar pelo melhor *setting* no qual entrevistar o paciente, que pode ser visto desde sozinho, em um ambiente fechado, até em um ambiente mais aberto, com a presença dos familiares e/ou demais membros da equipe. Já em situações extremas, como no risco de auto ou heteroagressão, a entrevista no local deve ser conduzida durante ou após a contenção do paciente. Uma rápida avaliação com vistas a descartar a patologia orgânica ou intoxicação deve ser conduzida, com exame clínico quando se fizer necessário.

MANEJO

Em geral, nas situações de atendimento domiciliar psiquiátrico emergencial, o paciente encontra-se agitado ou violento. Não obstante, o estabelecimento de uma rápida aliança terapêutica deve ser sempre tentado. Para tanto, é importante para o médico:

- Apresentar-se tranquilo e sob controle.
- Falar calmamente e de maneira não provocativa ou que expresse julgamento.
- Reassegurar ao paciente que ele será ajudado a se controlar.
- Evitar a confrontação direta, seja pelo olhar ou por intervenções.
- Explicar as intenções ao paciente e às demais pessoas presentes no ambiente.
- Ser claro, direto, não amedrontador e honesto (o que é de especial valia para os pacientes confusos e amedrontados).
- Posicionar-se ao lado do paciente, o que é menos ameaçador para ele e, ao mesmo tempo, mais seguro para o médico.
- Manter as mãos visíveis, de modo a demonstrar a inexistência de armas, e preferentemente junto ao corpo, para serem usadas como defesa caso necessário.

Durante todo o atendimento, deve-se ter uma postura segura e confiante, na qual fique claro que as intervenções visam ao benefício e à segurança do paciente e das demais pessoas no local. É importante atentar para a presença de sentimentos onipotentes na equipe diante da situação ou para o risco de se contagiar pela expectativa dos familiares em resolver a crise de forma mágica. Reações contratransferenciais ou outras reações inapropriadas, como negação do risco ou da gravidade do quadro, poderão interferir no efetivo manejo de um paciente em particular.

No momento da tomada da decisão terapêutica, recursos verbais, físicos ou farmacológicos podem ser empregados, de acordo com o diagnóstico realizado, como mostra o Quadro 16.2.

MEDIDAS CONSIDERADAS NA TOMADA DE DECISÃO TERAPÊUTICA

O manejo de episódios de agitação aguda pode exigir rápida tranquilização objetivando reduzir o sofrimento psicológico e/ou físico do paciente, bem como a manutenção do ambiente seguro, diminuindo o risco de ferir a si mesmo ou a terceiros. As medidas de contenção física devem ser usadas somente na falha do manejo verbal, igualmente visando sempre à segurança do paciente e das pessoas no local e até que outra ação terapêutica faça efeito (tranquilização verbal, contenção química, etc.).

Os medicamentos utilizados para a rápida tranquilização devem preferencialmente ter um baixo nível de efeitos colaterais e rápido início de ação, buscando "acalmar sem sedar", com monitoração dos sinais vitais do paciente. A redução da agitação com sedação média favorece a continuidade da interação, permitindo a acurácia do diagnóstico e a manutenção do engajamento do paciente na decisão de seu tratamento.

Quadro 16.2
ELEMENTOS PARA A TOMADA DA DECISÃO TERAPÊUTICA

	MANEJO VERBAL	CONTENÇÃO FÍSICA	MANEJO FARMACOLÓGICO
Transtorno mental orgânico	Geralmente ineficaz	Até elucidação diagnóstica, se violência ou risco iminente	Tratamento da condição médica subjacente; psicofármacos, se necessário
Psicose funcional (esquizofrênica, mania)	Em geral ineficaz	Se necessária, para medicar até se obter efeito químico	Psicofármacos como tratamento de escolha
Transtornos da personalidade	Boa resposta	De acordo com o grau de impulsividade	Psicofármacos, se Necessário

A abordagem farmacológica deve seguir as indicações específicas para cada patologia, com alguns cuidados:

- Usar medicação por via oral sempre que possível, passando para via parenteral quando não houver aceitação. Nos casos não psicóticos, não orgânicos (transtornos da personalidade), oferecer medicação ao paciente como opção pode ajudar a aumentar seu senso de autocontrole, favorecendo o vínculo.
- Estabelecer o tratamento injetável por via intramuscular somente após o paciente estar devidamente contido, evitando-se possíveis danos a ele, retomando a via oral assim que haja melhora do quadro agudo.
- Evitar clorpromazina intramuscular devido ao risco de hipotensão e cristalização nos tecidos.
- Evitar antipsicóticos de longa ação (incluindo acetato de zuclopentixol) nos pacientes não previamente expostos a eles.
- Evitar antipsicóticos nos pacientes com doença cardíaca, dando preferência aos benzodiazepínicos nos casos em que a administração por via oral é escolhida.
- Usar doses menores em pacientes idosos, pacientes não previamente expostos à substância, pacientes intoxicados por álcool ou drogas e pacientes com transtorno orgânico (*delirium*).
- No uso de antipsicóticos, ter à disposição substância antimuscarínica (como o biperideno) para o caso de distonia aguda.
- No uso de benzodiazepínicos, ter à disposição flumazenil, se houver depressão respiratória.

Considerações práticas para o emprego de psicofármacos com rápido início de ação e segurança terapêutica podem ser visualizadas na Tabela 16.1. De forma geral, o uso do haloperidol associado à prometazina intramuscular (em diferentes locais de aplicação), em intervalos de 30 minutos, conforme a necessidade, tem-se mostrado bastante difundido e eficaz nessas situações. Alternativas incluem os antipsicóticos de segunda geração e alguns benzodiazepínicos. Uma descrição mais detalhada da conduta farmacológica encontra-se no Capítulo 5, Agressividade e agitação psicomotora.

Quando necessária, a remoção (com a colaboração do paciente ou de forma involuntária) deve ser realizada somente após a devida resolução da crise e o estabelecimento de segurança. O serviço para o qual o paciente vai ser transferido deve ser informado e concordar em recebê-lo, evitando-se, assim, desgastes desnecessários tanto para o paciente quanto para a família e a equipe.

Após cada atendimento, como parte do treinamento contínuo, a equipe deve avaliar os procedimentos e as condutas tomadas, bem como as intercorrências

Tabela 16.1
CONSIDERAÇÕES PRÁTICAS PARA PREPARAÇÕES INTRAMUSCULARES COMUMENTE USADAS NA TRANQUILIZAÇÃO RÁPIDA

IM	HALOPERIDOL	OLANZAPINA	ARIPIPRAZOL
Dose	2-10 mg	2,5-10 mg	5,25-15,0 mg
Dose máxima diária	18 mg	20 mg	30 mg
Intervalo mínimo da dose	4-8 h	2-4 h (máx. 3 doses)	2 h
$t_{máx}$ IM/oral	20 min/2-6 h	15-45 min/6 h	30 min/2-5 h
Instruções do preparo	Pronto para uso, manter em temperatura ambiente	Dissolver em água esterilizada (5 mg/mL) e usar imediatamente (1 h)	Pronto para uso, manter em temperatura ambiente
Precauções especiais	Pode causar prolongamento do intervalo QT, sendo contraindicado em pacientes com doença cardíaca significativa	Não recomendada com injeção simultânea de benzodiazepínico	No caso de injeção simultânea de benzodiazepínico, o paciente deve ser monitorado pela sedação excessiva e hipotensão ortostática

IM, intramustular; $t_{máx}$, tempo para atingir a máxima concentração plasmática.
Fonte: Elaborado com base em Gonzalez e colaboradores.[5]

e seu manejo, discutindo os sentimentos relacionados e as alternativas a serem adotadas nessas situações.

É interessante fazer um contato posterior, para a atualização de como ocorreu o restante do tratamento, para manter um vínculo e para fins de avaliação do atendimento. A Figura 16.2 ilustra o manejo da crise psiquiátrica no local do atendimento.

ASPECTOS ÉTICO-LEGAIS

Implicações éticas e legais não podem ser desconsideradas no atendimento domiciliar. A minuciosa avaliação dos riscos e da relação risco-benefício deve estar sempre presente e claramente documentada.

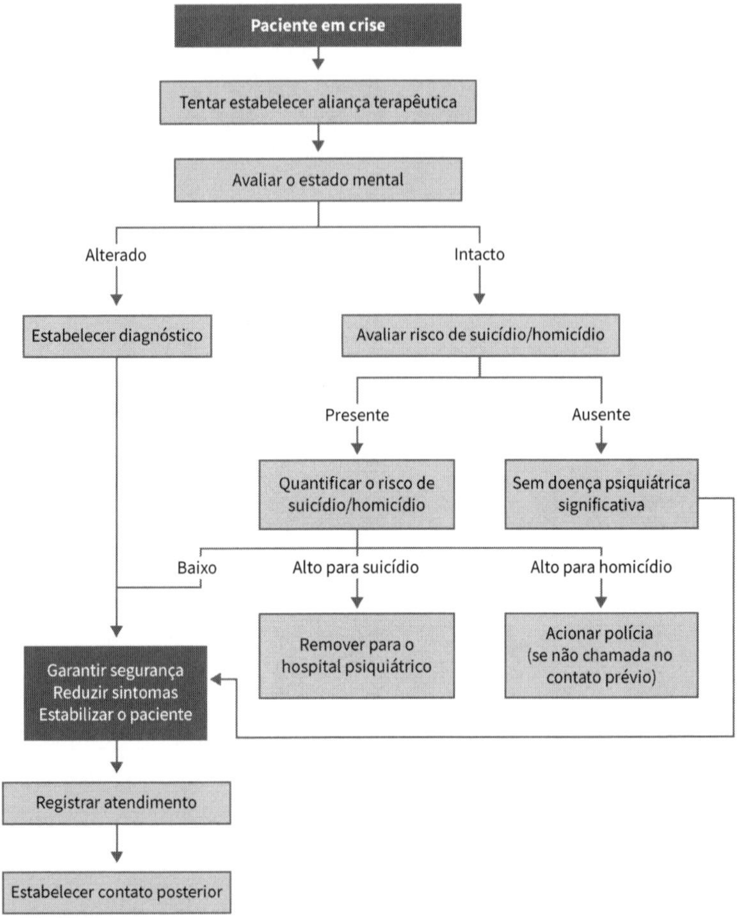

FIGURA 16.2
Algoritmo para o manejo da crise psiquiátrica no local do atendimento.
Fonte: Elaborada com base em Kavan e colaboradores.[6]

A obtenção de um termo de consentimento esclarecido antes do atendimento é mandatória, devendo haver espaço para a complementação ou outro termo se houver remoção. Ele pode ser assinado pelo paciente ou por seu responsável legal, considerando-se os casos em que haja incapacidade do paciente em decidir ou em situações de emergência médica que requerem providências terapêuticas instantâneas.

A não comunicação de algumas informações pode ser realizada por **privilégio terapêutico**, ou seja, quando sua revelação pode trazer riscos ou consequências negativas ainda maiores ao paciente, e também deve ser bem explicitada por escrito. Todo atendimento deve ser devidamente registrado em prontuário específico de modo imediato após sua conclusão, de forma que toda e qualquer conduta tomada esteja adequadamente justificada.

A internação involuntária de adultos dependentes de *crack* vem sendo amplamente discutida nos últimos anos entre o Poder Executivo e o Ministério Público, contando com a participação de entidades médicas como a Associação Brasileira de Psiquiatria e ampla divulgação em meios de comunicação. Em 5 de junho de 2019, o presidente do Brasil, Jair Bolsonaro, sancionou a Lei nº 13.840, alterando o Sistema Nacional de Políticas Públicas sobre Drogas e permitindo a internação involuntária de usuários ou dependentes de drogas para tratamento,[7] como mostra o Quadro 16.3.

Quadro 16.3
INTERNAÇÃO VOLUNTÁRIA E INVOLUNTÁRIA DE USUÁRIOS OU DEPENDENTES DE DROGAS CONFORME SEÇÃO IV DA LEI Nº 13.840, DE 5 DE JUNHO DE 2019

§ 4º A internação voluntária:

- I - deverá ser precedida de declaração escrita da pessoa solicitante de que optou por este regime de tratamento;
- II - seu término dar-se-á por determinação do médico responsável ou por solicitação escrita da pessoa que deseja interromper o tratamento.

§ 5º A internação involuntária:

- I - deve ser realizada após a formalização da decisão por médico responsável;
- II - será indicada depois da avaliação sobre o tipo de droga utilizada, o padrão de uso e na hipótese comprovada da impossibilidade de utilização de outras alternativas terapêuticas previstas na rede de atenção à saúde;
- III - perdurará apenas pelo tempo necessário à desintoxicação, no prazo máximo de 90 (noventa) dias, tendo seu término determinado pelo médico responsável;
- IV - a família ou o representante legal poderá, a qualquer tempo, requerer ao médico a interrupção do tratamento.

§ 6º A internação, em qualquer de suas modalidades, só será indicada quando os recursos extra-hospitalares se mostrarem insuficientes.

§ 7º Todas as internações e altas de que trata esta Lei deverão ser informadas, em, no máximo, de 72 (setenta e duas) horas, ao Ministério Público, à Defensoria Pública e a outros órgãos de fiscalização, por meio de sistema informatizado único, na forma do regulamento desta Lei.

Continua ▶

Quadro 16.3 *Continuação*
INTERNAÇÃO VOLUNTÁRIA E INVOLUNTÁRIA DE USUÁRIOS OU DEPENDENTES DE DROGAS CONFORME SEÇÃO IV DA LEI Nº 13.840, DE 5 DE JUNHO DE 2019

§ 8º É garantido o sigilo das informações disponíveis no sistema referido no § 7º e o acesso será permitido apenas às pessoas autorizadas a conhecê-las, sob pena de responsabilidade.

§ 9º É vedada a realização de qualquer modalidade de internação nas comunidades terapêuticas acolhedoras.

§ 10º O planejamento e a execução do projeto terapêutico individual deverão observar, no que couber, o previsto na Lei nº 10.216, de 6 de abril de 2001, que dispõe sobre a proteção e os direitos das pessoas portadoras de transtornos mentais e redireciona o modelo assistencial em saúde mental.

Fonte: Brasil.[7]

CONSIDERAÇÕES FINAIS

A evolução tecnológica tem trazido importantes avanços para a medicina, e surgem interessantes iniciativas para o gerenciamento de pacientes em momentos críticos, sendo essencial uma postura aberta aos novos recursos que tendem a surgir.

Desde o uso de *websites* aos sensores em telefone celular, as intervenções móveis são ferramentas adicionais para promover mudanças de comportamento que possam ser úteis em conjunto com os recursos existentes.[8] Estudos com o uso de aplicativos que possibilitam a troca de mensagens de texto pelo telefone celular na intervenção assistida de pacientes com risco de suicídio demonstraram o potencial de reconectar esses indivíduos com serviços de apoio a crises durante e após a ideação.[9]

Outro aspecto importante que merece atenção é o árduo e cada vez mais necessário trabalho para desenvolver a coparticipação de várias áreas (profissionais de saúde, policiais, gestores, membros da comunidade, pacientes, serviços de referência, políticos, etc.) na construção de estratégias robustas no atendimento das situações de emergência domiciliar, de forma a se chegar a um sistema abrangente e integrado de saúde mental que possa ser mais eficaz e valorizado por todas as partes.[10,11]

REFERÊNCIAS

1. Allen MH, Forster P, Zealberg J, Currier G; American Psychiatric Association Task Force on Psychiatric Emergency Services. Report and recommendations regarding psychiatric emer-

gency and crisis services: a review and model program descriptions [Internet]. Washington: APA; 2002 [capturado em 14 jul. 2019]. Disponível em: http://citeseerx.ist.psu.edu/viewdoc/download?doi=10.1.1.473.167&rep=rep1&type=pdf
2. Maritz J, Holroyd S. Characteristics of telephone calls in a psychiatric outpatient practice. J Psychiatr Pract. 2006;12(3):195-9.
3. Brasil. Ministério da Saúde. Portaria nº 2.048, de 5 de novembro de 2002. Aprova o regulamento técnico dos sistemas estaduais de urgência e emergência [Internet]. Brasília: MS; 2002 [capturado em 14 jul. 2019]. Disponível em: http://bvsms.saude.gov.br/bvs/saudelegis/gm/2002/prt2048_05_11_2002.html
4. American Psychiatric Association. Diretrizes para avaliação psiquiátrica de adultos. In: American Psychiatric Association. Diretrizes para o tratamento de transtornos psiquiátricos: compêndio 2004. Porto Alegre: Artmed; 2005. p. 19-32.
5. Gonzalez D, Bienroth M, Curtis V, Debenham M, Jones S, Pitsi D, et al. Consensus statement on the use of intramuscular aripiprazole for the rapid control of agitation in bipolar mania and schizophrenia. Curr Med Res Opin. 2013;29(3):241-50.
6. Kavan MG, Guck TP, Barone EJ. A practical guide to crisis management. Am Fam Physician. 2006;74(7):1159-65.
7. Brasil. Lei nº 13.840, de 05 de junho de 2019. Altera as Leis nos 11.343, de 23 de agosto de 2006, 7.560, de 19 de dezembro de 1986, 9.250, de 26 de dezembro de 1995, 9.532, de 10 de dezembro de 1997, 8.981, de 20 de janeiro de 1995, 8.315, de 23 de dezembro de 1991, 8.706, de 14 de setembro de 1993, 8.069, de 13 de julho de 1990, 9.394, de 20 de dezembro de 1996, e 9.503, de 23 de setembro de 1997, os Decretos-Lei nos 4.048, de 22 de janeiro de 1942, 8.621, de 10 de janeiro de 1946, e 5.452, de 1º de maio de 1943, para dispor sobre o Sistema Nacional de Políticas Públicas sobre Drogas e as condições de atenção aos usuários ou dependentes de drogas e para tratar do financiamento das políticas sobre drogas [Internet]. Brasília: Presidência da República; 2019 [capturado em 14 jul. 2019]. Disponível em: http://www.planalto.gov.br/ccivil_03/_ato2019-2022/2019/lei/L13840.htm
8. Ben-Zeev D, Schueller SM, Begale M, Duffecy J, Kane JM, Mohr DC. Strategies for mHealth research: lessons from 3 mobile intervention studies. Adm Policy Ment Health. 2015;42(2):157-67.
9. Berrouiguet S, Larsen ME, Mesmeur C, Gravey M, Billot R, Walter M, et al. Toward mHealth brief contact interventions in suicide prevention: case series from the suicide intervention assisted by messages (SIAM) randomized controlled trial. JMIR Mhealth Uhealth. 2018;6(1):e8.
10. Kirst M, Francombe PK, Narrandes R, Matheson F, Young L, Niedra K, et al. Examining implementation of mobile, police-mental health crisis intervention teams in a large urban center. J Ment Health. 2015;24(6):369-74.
11. Morant N, Lloyd-Evans B, Lamb D, Fullarton K, Brown E, Paterson B, et al. Crisis resolution and home treatment: stakeholders' views on critical ingredients and implementation in England. MC Psychiatry. 2017;17(1):254.

LEITURAS RECOMENDADAS

Alencar SF, Cavalcanti LVTF, Lima MS, Oliveira NS, Oliveira GF. Atendimento domiciliar em saúde mental ao usuário do CAPS [Internet]. Rev Psicol. 2013;7(21):85-93 [capturado em 14 jul. 2019]. Disponível em: https://idonline.emnuvens.com.br/id/article/download/253/306

American Psychiatric Association. Avaliação e tratamentos de pacientes com comportamento suicida. In: American Psychiatric Association. Diretrizes para o tratamento de transtornos psiquiátricos: compêndio 2004. Porto Alegre: Artmed; 2005. p. 550-668.

Atakan Z, Davies T. ABC of mental health: mental health emergencies. BMJ. 1997;314(7096):1740-2.

Binder RL, McNiel DE. Emergency psychiatry: contemporary practices in managing acutely violent patients in 20 psychiatric emergency rooms. Psychiatr Serv. 1999;50(12):1553-4.

Brown JF. Psychiatric emergency services: a review of the literature and a proposed research agenda. Psychiatric Q. 2005;76(2):139-65.

Currier GW, Allen MH. Emergency psychiatry: physical and chemical restraint in the psychiatric emergency service. Psychiatr Serv. 2000;51(6):717-9.

Del-Ben CM, Marques JMA, Sponholz Jr A, Zuardi AW. Políticas de saúde mental e mudanças na demanda de serviços de emergência. Rev Saúde Pública. 1999;33(5):470-6.

Hyman SE. Telephone evaluations. In: Hyman SE, Tesar GE, editors. Manual of psychiatric emergencies. Boston: Little, Brown; 1994. p. 19-20.

Huf G, Coutinho ES, Adams CE. Rapid tranquillisation in psychiatric emergency settings in Brazil: pragmatic randomised controlled trial of intramuscular haloperidol versus intramuscular haloperidol plus promethazine. BMJ. 2007;335(7625):869.

Jobe TH, Winner JA. O paciente violento. In: Flaherty JA, Davis JM, Janicak PG, organizadores. Psiquiatria: diagnóstico e tratamento. Porto Alegre: Artes Médicas; 1995. p. 347-56.

Mackinnon RA, Michels R. O papel do telefone na entrevista psiquiátrica. In: Mackinnon RA, Michels R. A entrevista psiquiátrica na prática diária. Porto Alegre: Artes Médicas; 1987. p. 349-63.

McGlynn P. Crisis resolution and home treatment: a practical guide [Internet]. London: Sainsbury Centre for Mental Health; 2006 [capturado em 14 jul. 2019]. Disponível em: https://www.centreformentalhealth.org.uk/sites/default/files/crisis_resolution_and_home_treatment_guide.pdf

Park M, Tang JH. Evidence-based guideline: changing the practice of physical restraint use in acute care. J Gerontol Nurs. 2007;33(2):9-16.

Puryear DA. Proposed standards in emergency psychiatry. Hosp Community Psychiatry. 1992;43(1):14-5.

Sar V, Koyuncu A, Ozturk E, Yargic LI, Kundakci T, Yazici A, et al. Dissociative disorders in the psychiatric emergency ward. Gen Hosp Psychiatry. 2007;29(1):45-50.

Taborda JGV. Psiquiatria legal. In: Taborda JGV, Prado-Lima P, Busnello EDA, organizadores. Rotinas em psiquiatria. Porto Alegre: Artmed; 1996. p. 280-96.

Tardiff K. Management of the violent patient in a emergency situation. Psychiatr Clin North Am. 1988;11(4): 539-49.

Tardiff K. The current state of psychiatry in the treatment of violent patients. Arch Gen Psychiatry. 1992;49(6):493-9.

Zealberg JJ, Christie SD, Puckett JA, McAlhany D, Durban M. A mobile crisis program: collaboration between emergency psychiatric services and police. Hosp Community Psychiatry. 1992;43(6):612-5.

EMERGÊNCIAS PSIQUIÁTRICAS NA GESTAÇÃO, NO PUERPÉRIO E NA AMAMENTAÇÃO

JOEL RENNÓ JR.
RENAN ROCHA

17

O médico deve estar sempre atento à possibilidade de gravidez ao longo da menacme – o período de vida reprodutiva entre a menarca e a menopausa. Ocorre que cerca de 50% das gestações são não desejadas ou não planejadas, o que diminui a percepção a respeito de uma possível gravidez. Durante o período perinatal, a mulher pode apresentar manifestações psiquiátricas agudas e, portanto, buscar atendimento emergencial. Diante dessa paciente, o médico necessita atuar de modo particularmente cuidadoso e a partir das evidências científicas mais atuais e seguras. Este capítulo auxiliará o profissional nas abordagens e condutas de emergência psiquiátrica para a grávida, a puérpera e a lactante.

Cada mulher responde de maneira singular às transformações fisiológicas, afetivas e sociais perinatais. O estresse materno e as exacerbações psiquiátricas podem acontecer relacionados a vários fatores: poucos recursos materiais, alta demanda ocupacional, responsabilidades domésticas intensas, relações familiares conflituosas e complicações obstétricas e puerperais. As reações da gestante estão vinculadas a alterações metabólicas, sobretudo no eixo hipotálamo-hipófise-suprarrenal, que de modo peculiar podem influenciar o feto.

A exposição do feto a um ambiente uterino desfavorável tem sido associada a aumento significativo de doenças na idade infantil e adulta, fenômeno denominado programação fetal. A programação fetal envolve alterações epigenéticas associadas ao *imprinting* gênico, à metilação do DNA e a modificações na cromatina. Pesquisas recentes sugerem que a programação perinatal tem consequências crônicas, possivelmente vinculadas a manifestações comportamentais e psiquiátricas ao longo da vida.[1]

DEPRESSÃO NA GESTAÇÃO

Infelizmente, manifestações francamente depressivas ao longo da gestação, em geral, não são percebidas e avaliadas de forma adequada. Esta desvalorização de sintomas e sinais depressivos por parte das próprias gestantes, dos familiares e dos médicos tem relação com o mito de que a gestação deva ser necessariamente um período de bem-estar mental e, portanto, protetor de doenças psiquiátricas. Nesse contexto cultural, muitas gestantes sentem-se culpadas por não estarem felizes, o que lamentavelmente as afasta ainda mais da busca por ajuda profissional médica e psicológica.

Os fatores de risco mais relevantes para a depressão na gestação incluem episódio depressivo prévio, estresse, suporte social ou familiar inadequados e violência doméstica. A prevalência de depressão maior durante a gravidez fica em torno de 12%, com prevalência mais alta no segundo e terceiro trimestres (7,4% no primeiro, 12,8% no segundo e 12% no terceiro trimestre).[2]

A paciente com depressão na gestação apresenta uma gravidez de alto risco, de acordo com a Federação Brasileira das Associações de Ginecologia e Obstetrícia (Febrasgo). Entretanto, apenas 14% das grávidas com depressão realizam algum tipo de tratamento. É comum a suspensão de antidepressivos após a descoberta da gravidez, o que predispõe a exacerbações e recorrência de episódios depressivos.

Na gestação, a depressão está associada a maior risco de crescimento intrauterino restrito, pré-eclâmpsia, diabetes melito gestacional, prematuridade, baixo peso ao nascer, escores de Apgar mais baixos, prejuízos no desenvolvimento infantil (cognitivos, sociais, afetivos), dificuldades na amamentação, vínculo inseguro entre mãe e criança, depressão pós-natal, uso materno de álcool, tabaco e outras drogas, abortamento e suicídio materno.[3]

O médico deve estar atento a certas manifestações depressivas em particular, como humor depressivo, anedonia e isolamento social devido à sobreposição de algumas queixas típicas da gravidez com certos sintomas depressivos (p. ex., distúrbios do sono e do apetite, fadiga). Assim, a Escala de Depressão Pós-Parto de Edimburgo pode ser utilizada para aperfeiçoar a anamnese na suspeita ou no seguimento de depressão também durante a gravidez.

DEPRESSÃO PÓS-PARTO

A depressão pós-parto é uma entidade clínica heterogênea que costuma se referir a um episódio depressivo presente nos primeiros dias, semanas ou meses após o parto. De fato, a maior vulnerabilidade da mulher aos sintomas e sinais depressivos persiste no mínimo por 6 meses depois do nascimento dos filhos. Nas primeiras 4 e 12 semanas após o nascimento, a prevalência da depressão pós-parto é de 15 e 20%, respectivamente. Especificamente, o episódio de depressão maior demonstra prevalência de 7% no primeiro trimestre pós-parto.[4]

Dentre os principais fatores de risco da depressão pós-parto, destaca-se o episódio depressivo na gravidez. Efetivamente, 60% das mulheres com depressão pós-parto já apresentavam depressão na gestação. Outros fatores de risco significativos são baixa autoestima, estresse no cuidado materno, manifestações psiquiátricas de ansiedade no pré-natal, eventos estressores e suporte social inadequado. Em mulheres com história de episódio de depressão maior pós-parto, há risco de recorrência de 25% em uma gestação subsequente. Recentemente, um estudo sugeriu importante influência de fatores genéticos na depressão pós-parto, devido a uma forte associação entre o gene hemicentina-1 e sintomas de humor no pós-parto.

Os novos critérios da classificação nosológica do *Manual diagnóstico e estatístico de transtornos mentais*, 5ª edição (DSM-5) não reconhecem a depressão pós-parto como um diagnóstico particular.[5] A quinta edição do Manual estabelece o termo especificador de início perinatal para referência ao episódio de depressão maior com início na gestação ou em até 4 semanas depois do parto. De maneira diversa, a décima edição da *Classificação internacional de doenças e problemas relacionados à saúde*, 10ª edição (CID-10) identifica sob o código F53 os "transtornos mentais e de comportamento associados ao puerpério", iniciados "dentro de 6 semanas após o parto", incluindo a "depressão pós-natal" ou "depressão pós-parto".[6] A Escala de Depressão Pós-Parto de Edimburgo e a Escala de Triagem para Depressão Pós-Parto podem ser utilizadas para auxiliar a anamnese na suspeita do diagnóstico ou em seu seguimento.[7]

O médico deve estar atento para sintomas e sinais de mania ou hipomania, pois o período pós-parto é de alto risco para episódio de transtorno bipolar. Além disso, deve-se considerar a investigação clínica e laboratorial de hipotireoidismo, anemia e deficiências de micronutrientes (vitaminas D, B_9, B_{12}).

TRANSTORNO BIPOLAR PERINATAL

A gestação é um período de maior vulnerabilidade para recorrência de episódios do transtorno bipolar, sobremaneira em mulheres que apresentam história de tratamento psiquiátrico hospitalar, comorbidades psiquiátricas em curso ou suspensão da medicação pertinente durante a gravidez. Aquelas gestantes que realizam suspensão abrupta dos medicamentos demonstram maior morbidade do transtorno. Fatores de risco para recorrência de episódios de transtorno bipolar na gravidez incluem gestação não planejada, idade jovem no início da doença, maior número de episódios por ano, episódio recente, uso de antidepressivos e uso de anticonvulsivantes como alternativa ao lítio. A comorbidade com transtornos de ansiedade e de uso de substâncias é particularmente frequente.

Independentemente da terapia medicamentosa, o transtorno bipolar na gestação está associado a maiores riscos de uso de álcool, tabaco e outras drogas, malformações congênitas (p. ex., microcefalia), prematuridade, baixo peso ao nascer, placenta prévia, hemorragias e prejuízos no desenvolvimento infantil (cognitivos, sociais, afetivos). A ausência ou a inadequação de tratamento medicamentoso estão associadas a maior chance de complicações obstétricas e neonatais, bem como são seguidas por um incremento da recorrência do transtorno bipolar no puerpério. Primiparidade e presença de episódio depressivo nas primeiras 4 semanas após o nascimento também indicam maior risco de episódio de transtorno bipolar pós-parto, durante o qual há maior risco de suicídio e infanticídio.

Os seguintes elementos sugerem maior possibilidade de transtorno bipolar pós-parto:[7]

- Início de manifestações depressivas imediatamente após o parto.
- Pensamentos acelerados ou sintomas psicóticos.
- Familiares de primeiro grau com história de transtorno bipolar.
- Respostas atípicas a antidepressivos.

A psicose puerperal ocorre a partir de 0,2% dos partos. Embora rara, trata-se de uma gravíssima emergência psiquiátrica, cujo principal fator de risco é o transtorno bipolar e com o qual frequentemente está associada, em episódios depressivos, maníacos ou mistos. Os sintomas da psicose puerperal, em geral, manifestam-se nas primeiras 4 semanas após o parto. Podem incluir delírio de homicídio altruísta, no qual a mãe acredita que esta atitude salvaria a criança de um destino ainda mais trágico. De maneira peculiar, a distinção entre delírios e pensamentos obsessivos pode ser uma tarefa difícil, porém essencial para a conduta apropriada. Portanto, a manutenção ou mesmo o início do tratamento farmacológico de prevenção à recorrência de transtorno bipolar durante o período perinatal é uma conduta pertinente a ser considerada.[2,3]

TRANSTORNO DE ANSIEDADE GENERALIZADA PERINATAL

É compreensível que a mulher apresente leve ansiedade em relação à gravidez em curso, à saúde da criança e aos cuidados puerperais. Entretanto, preocupações intensas e intrusivas sobre esses mesmos temas podem se desenvolver no dia a dia. Assim, manifestações ansiosas associadas às atividades maternas podem se estabelecer em um contexto global.

A prevalência do transtorno de ansiedade generalizada fica em torno de 2 a 6% na população geral; a prevalência mínima é de 8,5% na gravidez e 4,4% no pós-parto. Fatores de risco importantes são gravidez não planejada, suporte social ineficiente e conflitos com o parceiro. Estudos mostram que a ansiedade durante a gestação é fator de risco independente para trabalho de parto prematuro e depressão pós-parto. Outras consequências são baixo peso ao nascer, maior necessidade de analgésicos durante o parto e dificuldade de amamentar.[8]

TRANSTORNO DE PÂNICO E TRANSTORNO OBSESSIVO-COMPULSIVO NA GESTAÇÃO E TRANSTORNO DE ESTRESSE PÓS-TRAUMÁTICO PÓS-PARTO

Na população geral, a prevalência do transtorno de pânico é de 2,7%, e na gestação, de 1 a 2%. Algumas pacientes conseguem ter certa melhora dos sintomas durante a gravidez, mas ainda não está provado que a gestação seja um fator protetor. Durante a gravidez, o transtorno de pânico está associado à prematuridade, bebês pequenos para a idade gestacional, polidrâmnio, anemia e descolamento de placenta.

O transtorno obsessivo-compulsivo está presente em 2 a 5% das gestantes, e a gravidez está associada à exacerbação de seus sintomas e sinais em 33% das grávidas. A piora das manifestações associada à primeira gestação indica um risco substancial para exacerbações em futuras gestações. Em pacientes com quadro clínico severo, os pensamentos obsessivos graves podem parecer semelhantes a delírios psicóticos.[9]

Algumas gestantes podem apresentar um medo intenso do parto, denominado tocofobia. Especificamente, recente metanálise identificou uma prevalência na comunidade de 3% para o transtorno de estresse pós-traumático pós-parto. Assim, o parto cesáreo pode ser visto por certas pacientes como um recurso para atenuar o sofrimento oriundo de sintomas ansiosos ou depressivos associados a expectativas negativas sobre o parto vaginal. De fato, estudos indicam que mulheres submetidas à cesariana a pedido apresentam maior frequência de manifestações psicopatológicas e doenças psiquiátricas. Fatores associados à cesariana a pedido materno incluem gravidez complicada anterior, experiência adversa no trabalho de parto ou parto, traços de personalidade ansiosa ou evitativa e história de abuso sexual.[10]

ABORDAGEM PERINATAL EM EMERGÊNCIAS PSIQUIÁTRICAS

Como já mencionado, deve-se considerar que, diante de uma mulher em idade reprodutiva, o médico precisa estar sempre muito atento à possibilidade de gravidez presente. As condições psiquiátricas que envolvem risco à mulher no período perinatal são semelhantes às de outros pacientes, como intenção suicida, agitação psicomotora, auto/heteroagressividade e exposição social.

No entanto, durante a gestação e no pós-parto, deve-se avaliar também a presença de:[11-13]

- Ideação abortiva.
- Risco de infanticídio.
- Sintomas e sinais psiquiátricos relacionados à própria gestação (p. ex., medo intenso do parto) e puerpério (p. ex., medo intenso de inaptidão para a rotina materna).
- Pensamentos ou atitudes hostis para com o feto e o bebê.
- Ideias delirantes em relação à gravidez e ao pós-parto.

São exemplos de abordagens na avaliação:[13]

- Perguntar ativamente sobre ideação abortiva.

  Por exemplo, "Você tem vontade de perder o bebê?".
  Se sim, avaliar planos associados à ideia:

  - "Você provocaria um aborto?"
  - "Quais métodos usaria?"
  - "Quais seriam as consequências do ato?"
  - "Já tentou no passado?"
  - "Arrependeu-se?"
  - "Quais são suas crenças religiosas e o que elas dizem em relação ao aborto?"
  - "O pai do bebê está ciente?"
- Investigar delírios em relação à gestação e ao feto, incluindo negação da gestação e risco de infanticídio.
- Avaliar se a gestante coloca em risco sua própria vida ou a do feto por meio de uso de álcool e drogas, nutrição inadequada, comportamento sexual de risco (p. ex., não utilização de preservativos ou uso incorreto).
- Avaliar presença de agitação psicomotora, alterações de humor, distúrbios do sono e agressividade.

Nos casos de menor risco, intervenções verbais objetivas e empáticas são efetivas para que a paciente se contenha, acalme-se gradualmente e aceite a terapia indicada.

Para a própria proteção da paciente, pode ser necessário que ela permaneça por certo tempo em um espaço mais seguro, com menos estímulos sensoriais e sem objetos periculosos.

Caso a paciente seja violenta, agrida outros, a própria criança ou a si mesma – principalmente na região abdominal, quando grávida –, deverá ser encaminhada para avaliação psiquiátrica de modo célere e, no pós-parto, deverá ser considerado o afastamento temporário entre a mãe e a criança.

Em casos de hostilidade e muita agitação associadas à recusa do tratamento proposto, é obrigatória a intervenção médica por meio de orientações simples e claras, contenção espacial, uso de medicações e, em último caso, contenção física. Portanto, podem ser necessárias as contenções medicamentosa e física. Para essas pacientes, tais condutas também são importantes a fim de permitir uma avaliação mais minuciosa pelo médico.[13]

No caso específico de paciente gestante, evita-se restringi-la em decúbito dorsal, se estiver no segundo ou terceiro trimestre, pois há risco de redução do retorno venoso. Se deitada, a gestante deve permanecer em decúbito lateral, de preferência esquerdo, ou deve ser colocado um apoio para elevar o quadril do lado esquerdo. É fundamental mudar frequentemente a gestante de posição para diminuir a possível obstrução da veia cava inferior.[14]

TRATAMENTO MEDICAMENTOSO DE EMERGÊNCIAS PSIQUIÁTRICAS NA GESTAÇÃO, NO PUERPÉRIO E NA AMAMENTAÇÃO

A cada ano, novos medicamentos são introduzidos no mercado farmacêutico, e muitas bulas trazem somente informações incipientes sobre a segurança das substâncias durante a gestação ou amamentação. No entanto, gestantes e lactantes apresentam doenças para as quais o tratamento farmacológico é essencial, de forma que médico e paciente necessitam ponderar sobre o risco de uma terapia insuficiente para a mãe, o risco da toxicidade para seu filho e outras importantes questões relacionadas ao uso de medicamentos no período perinatal.[15]

Ao longo dos últimos 30 anos, houve um incremento de 60% na prescrição de fármacos no primeiro trimestre da gravidez. Atualmente, cerca de 80% das mulheres usam ao menos um medicamento durante a gravidez. Concomitantemente, as graves consequências teratogênicas do uso da talidomida durante a gestação aumentaram de maneira significativa a percepção de risco geral, de modo que alguns médicos e pacientes buscam evitar a utilização de qualquer medicamento no período perinatal, mesmo em condições médicas graves.

Em função de questões relativas à segurança embrionária, fetal e pós-natal da criança, a decisão de manter ou iniciar terapia psicofarmacológica durante a gravidez ou a amamentação deve considerar a relação entre os potenciais ganhos e os possíveis danos para mãe e filho. Deve-se considerar que episódios psiquiátricos não tratados estão associados a uma probabilidade maior de importantes intercorrências obstétricas, maternas, neonatais e puerperais, com implicações negativas no desenvolvimento da criança e nas relações familiares. Independentemente do uso de medicamentos, cerca de 3% de todos os neonatos apresentam malformação congênita maior, lamentavelmente. Portanto, na ausência de uma alternativa terapêutica apropriada, evitar o uso pertinente de medicamento psiquiátrico como meio de garantir gravidez ou amamentação livre de riscos é uma estratégia contestável.[16]

Embora não exista decisão terapêutica sem risco, as escolhas mais adequadas podem ser identificadas. Assim, a respeito de determinado medicamento psiquiátrico, é essencial avaliar com a paciente a relevância dos seus benefícios atuais ou prováveis, em curto e longo prazos, principalmente quando as demais opções terapêuticas são insatisfatórias, indisponíveis ou inexistentes. Nesse processo de tomada de decisão, são critérios importantes as respostas individuais a tratamentos específicos e a intensidade das manifestações clínicas prévias e atuais.[17]

As categorias de risco farmacológico na gravidez da Food and Drug Administration (FDA), em geral, expressam de modo insatisfatório o conhecimento médico disponível a respeito de certa substância, de maneira que a própria agência manifestou a necessidade e a intenção de elaborar um novo modelo de classificação. Na classificação vigente a partir de 1979, certos medicamentos colocados em uma mesma categoria de risco possuem, na verdade, características de segurança reprodutiva bastante distintas de acordo com a literatura científica. Além disso, importantes particularidades clínicas permanecem ausentes nas bulas e, lamentavelmente, informações farmacológicas questionáveis e frágeis, muitas vezes, não são substituídas pelas melhores evidências disponíveis.

Em dezembro de 2014, a FDA apresentou novas normas para o uso de medicamentos na gravidez e na lactação, cujo valor legal teve início em 30 de junho de 2015. As novas normas substituirão de forma gradual a classificação por categorias – hoje presente na maioria das bulas – estabelecida em 1979 (A, B, C, D, X). Tais categorias serão progressivamente substituídas por um conjunto de novas informações, um resumo dos riscos perinatais do medicamento, discussão das evidências pertinentes e uma síntese dos dados mais relevantes para a tomada de decisões na prescrição. Também estarão presentes orientações essenciais sobre a identificação de gravidez, contracepção e infertilidade. O objetivo final das novas normas é facilitar o processo de prescrição por meio do oferecimento de um conjunto de informações consistentes e bem estruturadas a respeito do uso de medicamentos nos períodos da gravidez e lactação.[18]

Embora as pesquisas na área progridam, ainda não há respostas definitivas a determinadas questões para as quais os estudos ainda são insuficientes ou inconclusivos. De fato, é muito difícil sustentar cientificamente a perfeita segurança de qualquer substância durante a gestação ou a amamentação. Como consequência, complexos dilemas clínicos, éticos e legais se apresentam e exigem do médico uma conduta.

Médicos especialistas não psiquiatras costumam superestimar o risco reprodutivo relacionado a medicamentos neuropsiquiátricos, enquanto médicos psiquiatras demonstram uma percepção de risco reprodutivo em maior conformidade com o conhecimento médico concernente. Ambos, em geral, deparam-se com as seguintes situações, entre outras, a respeito do uso de medicamentos psiquiátricos na gestação e na amamentação:[19]

- Informações e recomendações divergentes na literatura médica especializada.
- Viés de pesquisa contra a hipótese nula, ou seja, distorções favoráveis à hipótese da existência de associação entre medicamentos (p. ex., antidepressivos) e desfechos adversos.
- Dificuldade de alguns médicos em interpretar de modo correto importantes aspectos epidemiológicos, bioestatísticos e metodológicos das pesquisas e estudos perinatais.
- Expressão frequentemente insatisfatória ou inadequada do conhecimento médico a respeito da segurança reprodutiva de determinada substância (p. ex., as categorias de risco farmacológico na gravidez da própria FDA presentes nas bulas norte-americanas).
- Informações incompletas ou incorretas nos meios de comunicação.
- Psicofobia perinatal.
- Ansiedade antecipatória da paciente.
- Conceitos ou condutas tecnicamente equivocados de médicos ou outros profissionais.

A pertinência do conhecimento profissional do médico sobre os possíveis riscos do uso materno de quaisquer medicamentos durante a gravidez ou a lactação demanda, necessariamente, constante dedicação à atualização. Os resultados de estudos de associação devem ser recebidos com particular cautela, principalmente em função de potenciais vieses e fatores de confundimento, entre outros elementos metodológicos de validade interna. Para melhor compreensão das possíveis implicações clínicas, devem-se avaliar os prováveis riscos também a partir dos números absolutos dos sujeitos de pesquisa e da magnitude dos efeitos observados. O significado médico dos achados de pesquisa somente pode ser identificado no trabalho com a realidade singular de cada paciente.[17,19]

ANTIPSICÓTICOS

Em emergências psiquiátricas, os antipsicóticos são particularmente indicados para agitação psicomotora vinculada a episódio psicótico e a exacerbações agudas de transtorno afetivo bipolar, esquizofrenia ou depressão maior.

Para sintomas e sinais maníacos, são considerados particularmente efetivos e eficazes o haloperidol, a olanzapina, a risperidona e a quetiapina. Estudos sobre a segurança reprodutiva de tais medicamentos não têm identificado associação significativa com malformações congênitas maiores. Durante a gravidez, determinados antipsicóticos podem ser considerados opções estratégicas para episódios de transtorno bipolar, em função de suas propriedades estabilizadoras do humor e de risco teratogênico inferior aos do lítio, do ácido valproico e da carbamazepina. Dos antipsicóticos referidos, haloperidol, olanzapina e risperidona estão disponíveis no Brasil para administração intramuscular.[20]

Em casos de manifestações psicóticas associadas à depressão maior, a quetiapina apresenta algumas características favoráveis: propriedades antidepressivas significativas, medicamento adjunto de escolha em depressão refratária e menores níveis de passagem placentária do que haloperidol, olanzapina e risperidona.[21]

Dentre os antipsicóticos típicos ou de primeira geração de baixa potência mais disponíveis, a clorpromazina apresenta segurança reprodutiva favorável, sem associação significativa com malformações maiores. Outra fenotiazina disponível, a prometazina, recomendada em alguns protocolos de emergência psiquiátrica, é considerada de uso seguro durante a gestação.[22,23]

Na lactação, antipsicóticos típicos, como o haloperidol, não foram vinculados a efeitos adversos frequentes ou graves nos lactentes. Dentre os atípicos, destaca-se a olanzapina, em função de recentes estudos que demonstram efeitos adversos geralmente ausentes ou discretos, bem como pequena quantidade no leite materno.[9,24]

BENZODIAZEPÍNICOS

Em emergências psiquiátricas, os benzodiazepínicos são especialmente indicados para manifestações ansiosas agudas intoleradas pela paciente, que em geral são exacerbações de diferentes transtornos, como o transtorno de pânico, o transtorno de ansiedade generalizada ou um episódio de intoxicação ou abstinência de substâncias.[25]

As pesquisas sobre a segurança reprodutiva dos benzodiazepínicos têm produzido alguns resultados divergentes e controversos. Os estudos mais recentes e a maioria das pesquisas indicam a ausência de maior risco de malformações congênitas associadas a benzodiazepínicos. Em relação à fissura orofacial, estudos prospectivos e retrospectivos recentes não identificaram associação de benzodiazepínicos com essa malformação específica. Quanto ao lorazepam, embora apresente certas características farmacocinéticas e farmacodinâmicas relativamente favoráveis à segurança reprodutiva, duas pesquisas concluíram que haveria associação entre o seu uso na gravidez e atresia anal.

Como regra para todos os benzodiazepínicos, recomenda-se que, caso exista indicação de uso na gestante, seja utilizada a menor dosagem terapêutica pelo período mais breve possível, respeitando-se as peculiaridades médicas de cada caso. Durante a lactação, os efeitos sedativos dos benzodiazepínicos em crianças costumam ser mínimos ou ausentes. De particular importância no contexto das emergências médicas é a ausência de risco na lactação quando houver administração de uma única dose, uso intermitente ou terapia de curto prazo (até 72 h).[26]

LÍTIO

Alguns estudos indicam que o lítio durante a gravidez está associado a maior risco de malformações congênitas. Com relação às alterações anatômicas associadas ao lítio, destaca-se a anomalia de Ebstein, um defeito congênito da valva tricúspide e do ventrículo direito em que os anexos dos folhetos da valva septal e posterior apresentam deslocamento apical. Embora o risco absoluto para a anomalia de Ebstein seja considerado pequeno por alguns especialistas, recomenda-se cautela no emprego do lítio para a gestante, sobretudo no primeiro trimestre.

De modo mais prudente, outros pesquisadores e especialistas avaliam que, ao menos momentaneamente, o lítio deveria ser considerado um teratógeno relevante. Assim, perante uma paciente com episódio de transtorno bipolar de intensidade leve a moderada, pondera-se a suspensão gradual do lítio e seu possível uso depois do período embrionário ou posteriormente ao primeiro trimestre, pois, a partir do início do segundo trimestre, malformações cardíacas não poderiam ser causadas. Por outro lado, a manutenção do lítio no primeiro trimestre é particularmente indicada em gestante que apresenta transtorno bipolar com manifestações atuais ou passadas moderadas a graves e com impactos funcionais intensos.[25,26]

Durante a lactação, a utilização do lítio é desestimulada, devido à possibilidade de intoxicação e outros eventos adversos. Se houver imperiosa necessidade médica e desejo esclarecido da paciente, realiza-se seguimento clínico e laboratorial do lactente de modo minucioso e intenso, incluindo-se monitoração de litemia, sinais vitais e alterações comportamentais.

ÁCIDO VALPROICO, CARBAMAZEPINA E LAMOTRIGINA

Ácido valproico e carbamazepina são considerados substâncias teratógenas. Ambos estão associados a um importante risco de anomalias congênitas, notadamente os defeitos do tubo neural. O ácido valproico na gravidez deve ser considerado apenas em mulheres com transtorno bipolar francamente grave cuja única resposta terapêutica satisfatória ocorreu somente com esse fármaco. A carbamazepina deve ser evitada no primeiro trimestre, sempre que possível. Para a lactação, ácido valproico e carbamazepina apresentam recomendações de segurança favoráveis em razão de seus baixos níveis no leite materno e poucos eventos adversos. São considerados fármacos compatíveis com a amamentação.[27]

A lamotrigina, por sua vez, não está associada a risco superior de malformações congênitas maiores. Em comparação com os principais estabilizadores do humor, demonstra um perfil de segurança na gestação mais favorável. Devido à alteração em seu metabolismo, ao longo da gravidez, os níveis séricos da lamotrigina costumam diminuir e podem exigir incrementos de dosagem. Porém, logo após o parto, há importante elevação de seus níveis e consequente necessidade de uma redução atenta e gradual de doses, bem como monitoração para prevenção de intoxicação. Seu uso na lactação apresenta maior risco de *rash* cutâneo à criança.[26,27]

REFERÊNCIAS

1. Rennó Jr J, Ribeiro HL. Aspectos gerais da saúde mental da mulher. In: Rennó Jr J, Ribeiro HL, organizadores. Tratado de saúde mental da mulher. São Paulo: Atheneu; 2012.
2. Cohen LS, Wang B, Nonacs R, Viguera AC, Lemon EL, Freeman MP. Treatment of mood disorders during pregnancy and postpartum. Psychiatric Clin N Am. 2010;33(2): 273-93.
3. O'Hara MW, Wisner KL. Perinatal mental illness: definition, description and aetiology. Best Pract Res Clin Obstet Gynaecol. 2014;28(1):3-12.
4. Hübner-Liebermann B, Hausner H, Wittmann M. Recognizing and treating peripartum depression. Dtsch Arztebl Int. 2012;109(24):419-24.
5. American Psychiatric Association. Manual diagnóstico e estatístico dos transtornos mentais: DSM-5. 5. ed. Porto Alegre: Artmed; 2014.
6. World Health Organization. Classificação de transtornos mentais e de comportamento da CID-10: descrições clínicas e diretrizes diagnósticas. Porto Alegre: Artmed; 1993.
7. Gold KJ, Marcus SM. Effect of maternal mental illness on pregnancy outcomes. Expert Rev of Obstet Gynecol. 2008;2(3):391-401.

8. Zambaldi CF, Cantilino A. Transtorno de ansiedade na gestação e pós-parto. In: Rennó Jr J, Ribeiro HL, organizadores. Tratado de saúde mental da mulher. São Paulo: Atheneu; 2012. p. 183-192.
9. Guglielmi V, Vulink NC, Denys D, Wang Y, Samuels JF, Nestadt G. Obsessive-compulsive disorder and female reproductive cycle events: results from the OCD and reproduction collaborative study. Depress Anxiety. 2014;31(12):979-87.
10. Sydsjö G, Möller L, Lilliecreutz C, Bladh M, Andolf E, Josefsson A. Psychiatric illness in women requesting caesarean section. BJOG. 2015;122(3):351-8.
11. Khan SJ, Fersh ME, Ernst C, Klipstein K, Albertini ES, Lusskin SI. Bipolar disorder in pregnancy and postpartum: principles of management. Curr Psychiatry Rep. 2016;18(2):13.
12. Di Florio A, Forty L, Gordon-Smith K, Heron J, Jones L, Craddock N, et al. Perinatal episodes across the mood disorder spectrum. JAMA Psychiatry. 2013;70(2):168-75.
13. Wilson MP, Nordstrom K, Shah AA, Nordstrom K, Shah AA, Vilke GM. Psychiatric emergencies in pregnant women. Emerg Med Clin North Am. 2015;33(4):841-51.
14. Ladavac AS, Dubin WR, Ning A, Stuckeman PA. Emergency management of agitation in pregnancy. Gen Hosp Psychiatry. 2007;29(1):39-41.
15. Koren G, Gadot Y. Medication use in pregnancy; treating the mother: protecting the unborn. In: Harrison-Wollrich M. Medicines for women. New York: Springer; 2015.
16. Ramoz LL, Patel-Shori NM. Recent changes in pregnancy and lactation labeling: retirement of risk categories. Pharmacotherapy. 2014;34(4):389-95.
17. Kalfoglou AL. Ethical and clinical dilemmas in using psychotropic medications during pregnancy. AMA J Ethics. 2016;18(6):614-23.
18. Pearlstein T. Use of psychotropic medication during pregnancy and the postpartum period. Womens Health (Lond Engl). 2013;9(6):605-15.
19. Koren G, Madjunkova S, Maltepe C. Bias against the null hypothesis: scaring pregnant women about drugs in pregnancy. Can Fam Physician. 2014;60(5):441-2.
20. Zeller SL, Citrome L. Managing agitation associated with schizophrenia and bipolar disorder in the emergency setting. West J Emerg Med. 2016;17(2):165-72.
21. Ennis ZN, Damkier P. Pregnancy exposure to olanzapine, quetiapine, risperidone, aripiprazole and risk of congenital malformations. A systematic review. Basic Clin Pharmacol Toxicol. 2015;116(4):315-20.
22. Hogan CS, Freeman MP. Adverse effects in the pharmacologic management of bipolar disorder during pregnancy. Psychiatr Clin North Am. 2016;39(3):465-75.
23. Zhou X, Ravindran AV, Qin B, Del Giovane C, Li Q, Bauer M, et al. Comparative efficacy, acceptability, and tolerability of augmentation agents in treatment-resistant depression: systematic review and network meta-analysis. J Clin Psychiatry. 2015;76(4):487-98.
24. Galbally M, Snellen M, Power J. Antipsychotic drugs in pregnancy: a review of their maternal and fetal effects. Ther Adv Drug Saf. 2014;5(2):100-9.
25. Mavrogiorgou P, Brüne M, Juckel G. The management of psychiatric emergencies. Dtsch Arztebl Int. 2011;108(13):222-30.
26. Chisolm MS, Payne JL. Management of psychotropic drugs during pregnancy. BMJ. 2016;532:h5918.
27. Davanzo R, Dal Bo S, Bua J, Copertino M, Zanelli E, Matarazzo L. Antiepileptic drugs and breastfeeding. Ital J Pediatr. 2013;39:50.

LEITURA RECOMENDADA

Meltzer-Brody S, Jones I. Optimizing the treatment of mood disorders in the perinatal period. Dialogues Clin Neurosci. 2015;17(2):207-18.

RISCOS ASSOCIADOS AO COMPORTAMENTO SEXUAL

CARMITA H. N. ABDO
MARCO DE TUBINO SCANAVINO
FLÁVIO JOSÉ GOSLING

18

O abuso sexual, a violência sexual e o comportamento sexual de risco são importantes problemas sociais e de saúde pública, cuja prevenção, assistência e tratamento requerem equipe multidisciplinar, na qual o psiquiatra ocupa papel de destaque. Além do risco de doenças sexualmente transmissíveis (DSTs) e de gravidez indesejada, há impacto negativo sobre a saúde mental e a qualidade de vida do paciente vitimizado, bem como de seu agressor. Ambos inspiram cuidados médico-psicológicos e trabalho de reinserção social.

Este capítulo apresenta o tema em 3 seções distintas, para torná-lo mais didático. A primeira seção aborda o abuso sexual na infância e na adolescência, enquanto a segunda trata da violência sexual na vida adulta. A terceira seção é dedicada aos principais comportamentos sexuais de risco. Nessas seções, os diferentes quadros relativos ao abuso e à violência sexual são descritos separadamente, nos aspectos que assim o exijam, sendo agrupados quando houver tópicos comuns a ambos.

ABUSO SEXUAL NA INFÂNCIA E NA ADOLESCÊNCIA

Abuso sexual contra crianças e adolescentes é definido como qualquer ação que sirva à gratificação ou à satisfação sexual de adultos ou adolescentes com mais idade, os quais podem ou não possuir algum vínculo familiar ou de relacionamento atual ou anterior com as vítimas. O abuso inclui desde toques, manipulação dos genitais, das mamas ou do ânus, exploração sexual, *voyeurismo*, pornografia, exibicionismo, até o contato sexual, com ou sem penetração.[1]

A criança desconhece as limitações sociais às diversas práticas sexuais, mas é dever do adulto conhecer e respeitar esses limites, e é sempre dele a responsabilidade sobre os atos realizados. A violência sexual pode ser definida como qualquer tipo de atividade de natureza erótica ou sexual que desrespeita a escolha de um dos envolvidos, neste caso, a criança. Ela poderá ser praticada mediante coação, ascendência ou abuso da imaturidade da vítima.[2]

O termo "abuso sexual" é utilizado na medicina legal e no Estatuto da Criança e do Adolescente (ECA). Entretanto, não faz parte da tipificação de crimes no Código Penal Brasileiro, modificado pela Lei nº 12.015, de 7 de agosto de 2009: estupro, violação sexual mediante fraude, estupro de vulnerável (conjunção carnal ou qualquer ato libidinoso contra vítima menor de 14 anos), assédio sexual e corrupção de menores. Além disso, está em vigor a Lei nº 13.431, de 4 de abril de 2017, que determina um sistema de garantias de direitos de crianças e adolescentes vítimas e testemunhas de violência visando a estabelecer princípios de cuidados a quem é vítima dessa situação.[3]

EPIDEMIOLOGIA

Uma metanálise que reuniu estudos de 24 países estima que 8 a 31% das meninas e 3 a 17% dos meninos são vítimas de algum tipo de abuso sexual. Em cada 100 indivíduos menores de 18 anos, 9 meninas e 3 meninos são forçados ao intercurso sexual.[4]

No Brasil, segundo dados da Secretaria de Vigilância em Saúde do Ministério da Saúde, no período entre 2011 e 2017, foram notificados 184.524 casos de violência sexual, sendo 31,5% contra crianças e 45% contra adolescentes. Comparando-se os anos de 2011 e 2017, notou-se um aumento de 64,6% de notificações para casos de crianças vítimas de violência sexual e 83,2% contra adolescentes. Dessas crianças, 74,2% eram do sexo feminino, 51,2% nas faixas de 1 a 5 anos, 45,5% da raça/cor da pele negra e 3,3% possuíam alguma deficiência ou transtorno.[5]

Embora tenham ocorrido avanços no processo de notificação nos últimos anos, sabe-se que muitos casos de abuso sexual na infância e na adolescência ainda não são adequadamente notificados. Os fatores responsabilizados pela subnotificação são sentimento de culpa ou vergonha por parte da criança, falta de discernimento da vítima de que a prática sexual a que foi submetida é inadequada, proteção familiar ao abusador e descrédito quanto ao relato da criança. Somam-se a esses fatores a relutância de profissionais de saúde em reconhecer e notificar o abuso aos órgãos de proteção, bem como a dificuldade de coletar evidências físicas que norteiem o laudo pericial.[6]

CARACTERÍSTICAS DO ABUSO SEXUAL

VULNERABILIDADE

Meninas estão mais sujeitas ao abuso sexual do que meninos.[7,8] Contudo, há evidências de que abusos contra meninos são menos notificados. O constrangimento e o estigma da homossexualidade são complicadores dessa situação. Adolescentes do sexo masculino são mais relutantes a descrever o abuso, mesmo quando estão sob tratamento.[7]

O abuso sexual ocorre majoritariamente na residência da vítima ou do abusador, sendo o local do abuso de 83,4% das meninas entre 1 e 4 anos e 73,3% daquelas entre 10 e 14 anos.[9] No atendimento às vítimas de abuso sexual, 42,3% relatam que o abuso ocorre na residência da criança e 28,2%, na do abusador.[10]

O risco de abuso sexual é maior para crianças e adolescentes que vivem em ambiente familiar no qual há violência física, negligência, mãe com saúde física ou psicológica debilitada, lar monoparental, relacionamentos conflituosos e outras formas de abuso.[11] Esse risco aumenta 3 vezes em adolescentes com necessidades especiais físicas e/ou mentais.[12]

FREQUÊNCIA E DURAÇÃO

Crianças submetidas ao abuso sexual têm maior chance de sofrer novo abuso e abusos de repetição, que em geral se prolongam por vários anos, podendo haver mais de um agressor. Casos isolados são menos frequentes e, muitas vezes, não são levados aos serviços de saúde.[1,8] Das crianças entre 7 e 12 anos abusadas sexualmente, 72,6% relatam essa violência após um mês do ocorrido e 19,8% após um ano. Idade, proximidade e lealdade com o abusador e ameaças são fatores que influem no adiamento da revelação da violência por parte da criança.[13]

O AGRESSOR SEXUAL

A maioria dos abusos sexuais de crianças ocorre no meio intrafamiliar. Pai biológico, padrasto, tio e avô são agressores em 21,7%, 16,7%, 11,6% e 10% dos casos, respectivamente.[10] Outros parentes, vizinhos, conhecidos da família e namorados das mães também são identificados pelas vítimas como autores de abuso. Mães e madrastas têm sido identificadas como abusadoras sexuais em 2,3 a 4,5% dos casos.[5,9] Abusadores podem ser menores de idade, mas a maioria deles se concentra entre 31 e 45 anos (38,2%).[5]

Um estudo em hospital de referência para atendimento a mulheres vítimas de violência sexual constatou que 84,5% das crianças conhecem o agressor sexual, enquanto 72,3% das adolescentes mais velhas relatam abuso por desconhecidos.[10]

TIPOS DE ABUSO

O abuso sexual ocorre com ou sem contato íntimo, sendo estas as formas mais frequentes:[8]

- **Sem contato:** exposição da vítima aos genitais de adultos ou à atividade sexual (incluindo pornografia); exposição ou observação do corpo da criança/adolescente, com finalidade de excitação; indução de atividade sexual entre crianças/adolescentes (incluindo pornografia); discurso obsceno, para chocar a criança ou nela criar curiosidade a respeito da atividade sexual.
- **Com contato:** manipulação de genitais, ânus e/ou mamas; contato orogenital; masturbação; introdução de objetos em ânus ou vagina; penetração peniana ou digital.

SINAIS E SINTOMAS DE ABUSO SEXUAL NA INFÂNCIA E NA ADOLESCÊNCIA

Embora não exista uma síndrome específica pós-abuso, alguns sinais e sintomas contribuem para a suspeita de violência sexual, os quais são descritos na sequência.

LESÕES FÍSICAS

Na maioria dos casos de abuso sexual em crianças, as lesões físicas não são evidentes, devido à demora em revelar o abuso e à baixa ocorrência de uso de força ou de violência. Em adolescentes, entretanto, são comuns, dado que a violência sexual é perpetrada majoritariamente por desconhecidos que empregam contenção ou agressão física.[2,14]

As lesões mais associadas a possível abuso sexual são:

- Escoriações, edemas, hematomas ou lacerações em região genital e entorno, tanto em meninas quanto em meninos.
- Equimoses, hematomas, marcas de mordidas ou lacerações em mamas, pescoço, parte interna e/ou superior das coxas, baixo abdome e/ou região do períneo.
- Lesões dermatológicas sugestivas de DST (deve ser descartada DST por infecção congênita ou transmissão perinatal).
- Secção himenal cicatrizada.

- Sangramento vaginal ou anal em crianças pré-púberes, acompanhado de dor, não decorrente de condições médicas.
- Atenção: prolapso anal ou uretral, rompimento de hímen, eritema, inflamação e fissura em tecido vulvar e perianal nem sempre são sinais evidentes de abuso, podendo ser resultado de outras condições médicas.

COMPORTAMENTO SEXUALIZADO

Masturbação e toque nos genitais de outras crianças fazem parte do desenvolvimento infantil normal. O comportamento sexualizado após o abuso, porém, indica conduta inadequada para a idade e o desenvolvimento da criança. O relacionamento com outra criança, com brinquedos ou com um adulto torna-se erotizado, a criança começa a exibir sua genitália e simula atividade sexual. Inclui, ainda, introdução de dedos ou objetos na vagina ou no ânus, contato orogenital com outras crianças e uso de terminologia sexual.[15] É estimado que 28 a 53% das crianças que tenham experiência sexual inadequada exibam esse comportamento, porém ele não é específico do quadro de abuso.[16,17]

QUADROS PSIQUIÁTRICOS E COMPORTAMENTAIS

Sintomas sugestivos de transtorno de estresse pós-traumático (TEPT) são comuns em crianças abusadas sexualmente, podendo cursar com depressão, distimia e problemas de comportamento.[18]

O abuso sexual na infância tem sido associado a início precoce de episódios depressivos e resposta alterada ao tratamento. Tipo de abuso (com contato *versus* sem contato; com penetração *versus* sem penetração) e relacionamento próximo com o abusador parecem afetar o desenvolvimento e a gravidade da depressão.[19] Sequelas podem persistir até a vida adulta. Mulheres depressivas com história de abuso sexual na infância tentam mais o suicídio, têm mais lesões autoprovocadas, apresentam mais sintomas de pânico e história recente de violência sexual, quando comparadas a mulheres com a mesma gravidade de depressão não abusadas na infância.[20]

O abuso sexual pode ser considerado um fator preditivo de tentativa de suicídio. Índices de suicídio e comportamentos autodestrutivos (automutilação, uso de drogas ilícitas, abuso de álcool, tabagismo precoce) são mais frequentes entre as vítimas de abuso sexual na infância. Tais comportamentos no final da adolescência e na vida adulta estão associados a sexo de risco.[21-23] Adolescentes depressivas vitimizadas por abuso referem mais ideação suicida (73%) do que aquelas não abusadas (25%).[24]

O sentimento de culpa pode ser desenvolvido pela criança, bem como tristeza, choro sem motivo aparente, mutismo, prostração, sonolência diurna, desconfiança ou medo exagerado de adultos (habitualmente do mesmo gênero do abusador). Agressividade, hostilidade, tiques, comportamentos regressivos (enurese ou encoprese) e baixa autoestima também podem integrar a reação ao abuso.[16,17] Dificuldades de aprendizado decorrem da falta de concentração durante as aulas e em outras atividades educacionais.[8]

DOENÇAS SEXUALMENTE TRANSMISSÍVEIS

Crianças submetidas a abuso sexual estão expostas a DSTs. No entanto, estas também podem ser resultado de transmissão perinatal, infecção congênita ou infecção pós-natal adquirida por autoinoculação ou inoculação acidental.[25]

A análise do agente etiológico, do período de incubação, da idade do paciente e da região em que a infecção se manifesta pode confirmar que a DST é consequência de abuso sexual, sobretudo em crianças mais velhas, embora o parecer não seja conclusivo.[25]

Testes sorológicos em meninas (0-13 anos) que sofrem abuso sexual detectam pelo menos uma DST em 8,2% delas.[26] No Brasil, em crianças com suspeita ou confirmação de abuso sexual (média etária de 10,8 anos), foram encontrados casos de condiloma acuminado, vaginose bacteriana, gonorreia, candidíase, tricomoníase, sífilis e herpes genital. Por outro lado, crianças sem história de abuso também podem apresentar alguma DST.[27]

GRAVIDEZ DECORRENTE DE ABUSO SEXUAL

Gravidez e aborto (espontâneo ou provocado) podem resultar de abuso sexual. A gestação em meninas abusadas, com idades entre 12 e 15 anos, ocorre em 21% delas.[28] No Brasil, um estudo com 366 mulheres vítimas de violência sexual (50% adolescentes e 3% menores de 15 anos) mostrou que em 30% dos casos houve gestação, 63% dos quais com interrupção.[29]

O Quadro 18.1 sintetiza os principais indicadores de abuso sexual em crianças e adolescentes.

AVALIAÇÃO E MANEJO DE CRIANÇAS E ADOLESCENTES

O abuso sexual pode ser dividido em agudo e crônico, em função das demandas específicas de cada uma dessas categorias em relação aos serviços de saúde.

O abuso agudo acomete mais as adolescentes, em geral o agressor é desconhecido, e envolve ameaça ou violência física, o que demanda atendimento em serviço médico de urgência. Já crianças são mais vulneráveis ao abuso crônico ou repetitivo, em que o abusador é seu conhecido, as ameaças são veladas, a frequência de abuso aumenta com o passar do tempo e geralmente a vítima não é encaminhada a serviços de emergência.[2]

Um dos aspectos mais complexos, tanto para o médico quanto para os meios de proteção legal, é a comprovação do abuso sexual sem a evidência de

Quadro 18.1
PRINCIPAIS INDICADORES DE ABUSO SEXUAL EM CRIANÇAS E ADOLESCENTES

PSÍQUICOS	FÍSICOS
• Sintomas ansiosos (fóbicos ou compulsivos) • Depressão • Agressividade e hostilidade sem motivo aparente • Dificuldade de concentração e déficit de linguagem e aprendizagem • Comportamento sexual precoce ou exacerbado • Temor a exames médicos de rotina • Alterações no apetite e no sono • Consumo de álcool e/ou uso de drogas • Interesse por contracepção • Automutilação • Tentativa de suicídio	• Equimoses e fissuras anais ou genitais • Corrimento vaginal inespecífico • Infecções urinárias de repetição • Sangramento vaginal ou anal não devido a uma condição médica • Dores ao urinar ou evacuar • Doenças sexualmente transmissíveis • Gravidez ou aborto

lesão física, como é comum no abuso crônico, sobretudo em crianças. Nesses casos, o diagnóstico é feito por meio de sinais indiretos do estado emocional e das alterações de comportamento ou pela descrição do abuso relatada pela vítima e/ou por alguma testemunha.[30]

Portanto, a obtenção da história é a parte mais importante na avaliação do abuso sexual.[30]

O apoio médico pode representar a primeira oportunidade para que a criança relate o abuso que vem sofrendo. O estabelecimento da confiança e da receptividade é vital para que a vítima se sinta segura e coopere com a investigação clínica. Vale ressaltar que a criança pode ser previamente instruída a contar alguma história para despistar ou encobrir um parente próximo. Nesses casos, as histórias são inconsistentes e contêm contradições.[30]

A anamnese deve ser cautelosa e detalhada, de modo a evitar que a criança ou o adolescente tenha que repetir o relato para vários profissionais, o que é bastante desconfortável e traumático. A escuta deve ser aberta, atenciosa, acolhedora, sem juízo de valor, sem interrupções ou solicitações de detalhes desnecessários, em espaço físico que preserve a privacidade dos envolvidos, registrando de maneira imparcial a história contada. O diagnóstico não é fechado nesse momento.[2]

A investigação de quadros ansiosos, depressivos, dissociativos, de estresse pós-traumático, confusão mental e ideação suicida deve ser conduzida, bem como a obtenção de história de transtornos psiquiátricos familiares. Quanto mais precocemente essas condições forem reconhecidas e tratadas, menor é o risco de cronificação e o impacto negativo na vida adulta.[31]

Avalia-se, também, a necessidade de profilaxia para vírus da imunodeficiência humana (HIV)/DSTs, hepatite B e contracepção de emergência. Tanto no abuso sexual crônico como no agudo, pode haver gravidez, o que deve ser investigado.

Os pacientes e/ou seus cuidadores sempre devem ser informados sobre cada etapa do atendimento e declarar seu consentimento. Também não se promete o que não é possível garantir, como, por exemplo, que a criança nunca mais será abusada.[1]

Todos os dados devem ser registrados em prontuário, seguindo normas éticas e de sigilo profissional. A esse respeito, o Código de Ética Médica, art. 74, estabelece que "é vedado ao médico revelar sigilo profissional relacionado a paciente menor de idade, inclusive a seus pais ou representantes legais, desde que o menor tenha capacidade de discernimento, salvo quando a não revelação possa acarretar dano ao paciente".[32]

O prontuário fornece subsídios para a elaboração do laudo indireto de exame de corpo de delito. Portanto, o registro deve ser o mais próximo possível da história relatada, de maneira extensa, sem termos técnicos, identificando os diferentes relatores, a fim de permitir a análise posterior de possíveis contradições e omissões. É importante observar e anotar o comportamento da vítima e de seus cuidadores antes, durante e após a anamnese.[2]

MANEJO

O atendimento às vítimas de abuso sexual é multidisciplinar. Assim, o pediatra é o profissional habilitado para fazer o exame físico, a coleta de material e a solicitação de hemograma e testes sorológicos para as principais DSTs. No atendimento de urgência, o exame ginecológico é obrigatório, podendo ser necessária sedação ou anestesia da vítima. Em caso de lesões, podem ser necessárias cirurgias de emergência. Tais procedimentos estão descritos nas normas técnicas da Sociedade Brasileira de Pediatria e do Ministério da Saúde.[2,33]

Após a coleta do material (Quadro 18.2), é instituída imediatamente a profilaxia para DST, HIV, hepatite B, tétano e contracepção de emergência (em vítimas do gênero feminino).[2,33] O esquema profilático é apresentado na Tabela 18.1.

Os procedimentos requerem autorização prévia dos responsáveis, mas nos casos em que os abusadores sejam os pais, o Conselho Tutelar dará a autorização.[2]

Para fins de processo judicial e proteção à vítima, é necessária a comprovação da agressão sexual ou do abuso, bem como testes laboratoriais que levem

Quadro 18.2
COLETA DE MATERIAL PARA REALIZAÇÃO DE EXAMES

Coleta de material	Secreção vaginal, uretral, faríngea, anal, de acordo com o local da violência • Gram • Bacterioscópico de secreção vaginal • Imunofluorescência direta para *Chlamydia* • Cultura geral • Cultura para gonococo (Thayer-Martin) • Cultura para fungos	Sorologias: • HIV • HBV • HCV • HTLV I e II • Herpes simples tipo 1 e 2 • Sífilis • Imunofluorescência indireta para *Chlamydia*	Teste de gravidez (β-HCG)

HIV, vírus da imunodeficiência humana; HBV, vírus da hepatite B; HCV, vírus da hepatite C; HTLV, vírus linfotrópico da célula T humana; β-HCG, gonadotrofina coriônica humana.

Tabela 18.1
PROFILAXIA DOS AGRAVOS DECORRENTES DE VIOLÊNCIA SEXUAL

PROFILAXIAS	INDICAÇÃO	MEDICAÇÃO E DOSE	DURAÇÃO
DSTs não virais		**Adultos** • Ceftriaxona, 1 g, IM • Azitromicina, 1 g, VO • Penicilina G benzatina, 2,4 milhões UI (1,2 milhão UI em cada nádega), IM **Crianças** • Ceftriaxona, 250 mg, IM • Azitromicina, 20 mg/kg, VO • Penicilina G benzatina, 50 mil UI/kg (dose máxima: 2,4 milhões UI), IM	Dose única para todos os medicamentos
Contracepção de emergência		Levonorgestrel, 1,5 mg, VO Levonorgestrel, 0,75 mg, VO	Dose única 2 doses, 12/12 h
HIV*	• Penetração anal e/ou vaginal	**Adultos** • AZT + 3TC + Lopinavir/R • AZT 300 mg + 3TC, 150 mg, 1 cp., 12/12 h	Fornecer *kit* inicial para 7 dias

Continua ▶

Tabela 18.1 *Continuação*

PROFILAXIA DOS AGRAVOS DECORRENTES DE VIOLÊNCIA SEXUAL

PROFILAXIAS	INDICAÇÃO	MEDICAÇÃO E DOSE	DURAÇÃO
	• Penetração oral com ejaculação (avaliar risco e benefício) • Até 72 h do ocorrido	• Lopinavir/R, 200/50 mg, 2 cp., 12/12 h **Crianças** • AZT + 3TC + Lopinavir/R • AZT 180 mg/m^{2}, 12/12 h + 3TC, 4 mg/kg, 12/12 h, + Lopinavir/R – 7-15 kg: 12/3 mg/kg, 12/12 h; 15-40 kg: 10/2,5 mg/kg, 12/12 h; > 40 kg: igual a adultos • Superfície corporal em m^{2}: – (peso kg × 4) + 7 – peso kg + 90	Manter por 4 semanas
Hepatite B	• Penetração anal, vaginal ou oral • Pacientes não vacinadas ou esquema incompleto	Imunoglobulina para hepatite B – 0,06 mg/kg Vacina para hepatite B – 1 mL, IM (3 doses)	1 g – dose única até 14º dia Vacina: dia 0, 1 mês, 6 meses
Tétano	• Ferimentos ou traumas associados e dependendo do estado vacinal prévio	Anatox tetânico – 1 amp. ou 0,5 mL, IM + imunoglobulina humana antitetânica, 250-500 UI, IM	A depender do estado vacinal prévio

*Sorologia do agressor, sob seu consentimento informado: HIV (teste rápido, HCV, HBsAg, VDRL). Tempo de seguimento da vítima: 6 meses (não doar sangue/órgãos, não engravidar, não amamentar neste período).

3TC, lamivudina, AZT, zidovudina; DSTs, doenças sexualmente transmissíveis, HBsAg, antígeno de superfície do vírus da hepatite B, IM, intramuscular; UI, unidades internacionais; VDRL, do inglês *venereal disease research laboratory*; VO, via oral;

Fonte: Elaborado com base em Brasil[33] e Levin e colaboradores.[50]

à identificação do autor. Responsáveis devem fazer boletim de ocorrência em Distrito Policial, o qual requisitará o laudo ao Instituto Médico-Legal. Na recusa dos responsáveis, será obrigatória a presença do Conselho Tutelar, assumindo o poder de tutela provisória da vítima e o apoio às ações protetoras necessárias.

Caso não haja Conselho Tutelar local, a Vara da Infância e da Juventude deve ser acionada.[1]

Na presença de quadros psiquiátricos, avalia-se a necessidade de intervenção medicamentosa ou de encaminhamento para psicoterapia, principalmente quando há TEPT.[34,35]

A estratégia de tratamento deve também considerar o suporte à família, a qual pode estar desorganizada, apresentando sentimentos de culpa, vergonha e medo, sobretudo se o abusador é do ambiente familiar.[1]

VIOLÊNCIA SEXUAL NA VIDA ADULTA

A Organização Mundial da Saúde define violência sexual como quaisquer atos, sexuais ou tentativas de realizar um ato sexual, comentários ou investidas sexuais não consentidos, por meio de coerção ou uso de força física, praticados por qualquer pessoa, independentemente de sua relação com a vítima, em qualquer ambiente, seja doméstico ou não. Estão incluídos, nesta definição, o estupro (penetração forçada) por desconhecidos ou parceiros íntimos, as práticas sexuais sem penetração e o assédio sexual.[36]

No Brasil, as diferentes expressões de violência sexual constituem crime. Nesse sentido, pelas alterações ocorridas no capítulo dos Crimes Contra a Dignidade Sexual, em 2009, o Código Penal reconfigura as tipificações referentes a esses crimes. O *estupro* passou a ser definido, no artigo 213, como ato de "constranger alguém, mediante violência ou grave ameaça, a ter conjunção carnal ou a praticar ou permitir que com ele se pratique outro ato libidinoso". A *violação sexual mediante fraude* (artigo 215) é tipificada como "ter conjunção carnal ou praticar outro ato libidinoso com alguém, mediante fraude ou outro meio que impeça ou dificulte a livre manifestação de vontade da vítima". O artigo 216-A, por sua vez, define *assédio sexual* como o ato de "constranger alguém com o intuito de obter vantagem ou favorecimento sexual, prevalecendo-se o agente da sua condição de superior hierárquico ou ascendência inerentes ao exercício de emprego, cargo ou função".[3]

A partir de 2011, o Ministério da Saúde tornou obrigatória a notificação da violência por meio do Sistema de Informação de Agravos de Notificação (SINAN).[37]

EPIDEMIOLOGIA

No Brasil, um estudo sobre o atendimento de vítimas de violência sexual em hospital geral encontrou 44,4% de casos de estupro (violência sexual com penetração) e 26,4% de atentado violento ao pudor (violência sexual sem penetração). As formas de constrangimento mais utilizadas foram grave ameaça

(23,5%), violência presumida (23%), força física (20,6%) e formas combinadas (31%). A agressão ocorreu na residência da vítima ou do agressor em 52,5% dos casos. A idade média das mulheres era de 19 anos, e 24,7% buscaram atendimento médico 7 dias após o estupro.[38]

Em uma coorte retrospectiva de vítimas de violência sexual atendidas na emergência de um hospital geral, 80% das vítimas eram mulheres, autodeclaradas brancas, com mediana de idade de 22 (intervalo interquartil: 15-29) anos.[39] No Sistema Único de Saúde (SUS), dos atendimentos resultantes de vários tipos de violência, a sexual foi responsável por 33,3% deles em 2007. Em 2008, somadas todas as formas de violência, a sexual vitimou 39% de mulheres e 13,8% de homens.[40] Já em 2011, o SUS atendeu 13.096 mulheres por violência sexual, das quais 41,6%, maiores de 15 anos.[41]

Em mulheres com mais de 16 anos, o parceiro ou ex-parceiro foi responsável pela violência sexual em 10% dos casos em São Paulo e 14% na Zona da Mata pernambucana.[42] Em uma comunidade periférica de Brasília, 28,8% das mulheres relataram violência sexual do parceiro pelo menos uma vez na vida e 16%, nos últimos 12 meses.[43]

Segundo o National Intimate Partner and Sexual Violence Survey, 18,3% das mulheres norte-americanas reportam pelo menos uma tentativa de estupro ou estupro. Na projeção populacional, 1:5 mulheres e 1:71 homens sofrem algum tipo de violência sexual ao longo da vida. Por sua vez, o Departamento Nacional de Justiça estima que apenas 26% dos estupros são notificados.[44]

Em pacientes psiquiátricos, a prevalência de violência sexual é maior (em mulheres e homens) do que na população geral. Os agressores mais frequentes das mulheres são os parceiros, e a violência ocorre no ambiente doméstico, enquanto os homens são mais vitimados por estranhos, no espaço público.[45]

ATENDIMENTO DE EMERGÊNCIA À VÍTIMA DE VIOLÊNCIA SEXUAL

O atendimento integral às vítimas de violência sexual requer equipe multidisciplinar, composta por médicos, psicólogos, enfermeiros e assistentes sociais. Em centros de referência, há também assistência jurídica. Essa equipe deve oferecer um acolhimento humanizado à vítima, em ambiente adequado, com empatia, receptividade e escuta respeitosa. Tal postura é vital para que a vítima se sinta segura no serviço de saúde e facilite sua cooperação durante a avaliação clínica.[33] Deve-se levar em consideração, ainda, que a violência sexual também atinge populações especiais, como pacientes psiquiátricos graves, portadores de necessidades especiais, homossexuais e idosos, merecendo cada um o acolhimento humanizado e sem julgamentos preconceituosos.

Devido à elevada prevalência de violência sexual contra mulheres, os protocolos, os procedimentos e as normas técnicas para atendimento nos serviços de saúde são padronizados para o gênero feminino. Entretanto, homens adultos também sofrem violência sexual e, em geral, são atendidos em serviços de referência de saúde da mulher. O atendimento-padrão (clínico, profilático e legal) também se aplica a eles, exceto o manejo de condições próprias da mulher, como a contracepção de emergência. A violência sexual contra homens habitualmente ocorre em contexto de vulnerabilidade física ou mental da vítima, na intoxicação por drogas ou álcool, no estupro de homossexuais por motivação homofóbica e na violência sexual entre parceiros.[46]

Imediatamente após a violência sexual, as primeiras reações psicológicas incluem insensibilidade, choque, negação, culpa, raiva e isolamento. As sequelas da vitimização, por sua vez, são físicas e psicológicas, causando impacto negativo sobre várias áreas da vida.[47]

A avaliação clínica inicial é guiada pelos princípios da emergência psiquiátrica. O foco é a triagem e a intervenção aguda, priorizando a segurança e a estabilização do paciente, com especial atenção a eventuais psicoses e efeitos de substâncias. Devem ser investigados os sintomas atuais, o histórico de vitimização e os antecedentes de saúde mental familiar. Transtornos psiquiátricos preexistentes devem ser tratados, para diminuir o risco de descompensação psiquiátrica. É necessário conhecer a dinâmica do trauma e ter o cuidado para não retraumatizar o paciente ou fazê-lo vivenciar novamente a dinâmica perpetrador–vítima.[48]

Durante a entrevista da vítima, é necessário registrar dados específicos sobre a violência sexual sofrida e quais providências foram tomadas para sua proteção e o encaminhamento. Esses dados, relacionados no Quadro 18.3, compõem a notificação compulsória de casos de violência sexual ao Ministério da Saúde.[33] O registro deve ser único, ao qual tenham acesso os diferentes profissionais de saúde envolvidos no atendimento, de modo que a vítima não se sinta constrangida em relatar os detalhes da violência sofrida.[49]

A vítima deve ser informada em detalhes, sempre que possível, acerca do que será realizado em cada etapa do atendimento e da importância de cada medida. Sua autonomia deve ser respeitada, acatando-se a eventual recusa de algum procedimento.[33]

No atendimento à mulher em situação de violência sexual, deve-se informar também sobre medidas terapêuticas e amparadas em lei para prevenir gravidez (decorrente de estupro) ou interrompê-la. Nessa etapa, atitude isenta de julgamentos e respeito às crenças e aos valores da vítima são indispensáveis. Deve-se esclarecer que a mulher tem o direito tanto de decidir pela interrupção

Quadro 18.3
REGISTRO INICIAL DO ATENDIMENTO A VÍTIMAS DE VIOLÊNCIA SEXUAL

História da violência (registrar em prontuário)
- Local, dia e hora aproximada da violência sexual
- Tipo de violência sexual sofrida
- Forma de constrangimento utilizada
- Tipificação e número dos autores da violência
- Órgão que realizou o encaminhamento

Providências instituídas (verificar eventuais medidas já adotadas)
- Atendimento de emergência em outro serviço de saúde e medidas de proteção tomadas
- Realização do boletim de ocorrência policial
- Realização do exame pericial de corpo de delito e conjunção carnal
- Outras medidas legais cabíveis

Acesso à rede de apoio
- Cuidados relativos a acesso e necessidade da vítima às diferentes possibilidades de apoio familiar e social, incluindo abrigos de proteção

Fonte: Adaptado de Brasil.[33]

da gravidez como de levá-la adiante, contando com assistência pré-natal e possibilidade de entrega da criança para adoção.[33] Em hospital de referência, houve gestação em 30% dos casos, dos quais em 63% ocorreu interrupção. Nos casos em que a gravidez evoluiu, 75% dos recém-nascidos foram para adoção e 25% ficaram com as mães.[29]

Tal como descrito no atendimento ao abuso sexual em crianças, nos casos que envolvem adultos, todos os dados e procedimentos devem ser documentados em prontuário, seguindo normas éticas e de sigilo profissional.[32]

MANEJO

Os casos atendidos por equipe de emergência, e no seguimento inicial ambulatorial, que apresentem sintomas psiquiátricos importantes devem ser encaminhados para avaliação psiquiátrica. Após a avaliação psiquiátrica, acompanhamento psicoterapêutico deve ser oferecido ao paciente, que geralmente tende a recusá-lo, no atendimento inicial. Todavia, é recomendado seguir indicando psicoterapia nas consultas de seguimento.[47] A prescrição de psicotrópicos da classe dos inibidores seletivos da recaptação de serotonina (ISRSs) é recomendada para intervenção em sintomas agudos (TEPT, humor depressivo, pensamentos intrusivos, impulsividade, ideação suicida), alertando o paciente para possíveis efeitos adversos, síndromes de abstinência e abandono.[48]

O manejo da vítima de violência sexual prossegue com a intervenção de ginecologista, urologista ou médico-legista, resumida a seguir.

Nos casos de violência sexual aguda, em geral cometida por agressores desconhecidos, o ideal é que a vítima compareça ao serviço de saúde sem banho e com as mesmas vestes do momento da agressão. Isso permite a coleta de material para a perícia, que pode levar à identificação do perpetrador.[33]

A coleta imediata de sangue e de amostra do conteúdo vaginal, realizada no momento de admissão da mulher, é necessária para identificar presença de sífilis, hepatite B e C, HIV, *Chlamydia*, gonorreia, *Trichomonas*, vírus do papiloma humano (HPV) ou gravidez prévias à violência sexual. Também podem ser coletadas amostras de secreção uretral, anal e da faringe, de acordo com os tipos de violência relatados pela vítima. O diagnóstico é fechado com os resultados da anamnese, dos testes laboratoriais e do exame ginecológico.[33]

A prevalência de DST adquirida por violência sexual varia entre 4 e 30% das mulheres, dependendo de cada agente específico e segundo a faixa etária.[51,52] O risco de adquirir DST depende do tipo de violência sofrida (vaginal, anal ou oral); do número de agressores; da ocorrência de lesões genitais; da idade e suscetibilidade da mulher; da condição himenal; da presença de DST ou úlcera genital prévia, e da forma de constrangimento utilizada pelo agressor. As grávidas que sofrem violência sexual têm risco aumentado de adquirir DST, quando comparadas às não grávidas.[51,53]

No atendimento de emergência, é feita profilaxia para DSTs não virais, não existindo, ainda, profilaxia para as virais, como HPV e herpes simples (ver Tabela 18.1). A profilaxia em grávidas atende a normas específicas.[33]

Mais da metade dos casos de violência sexual ocorre durante o período reprodutivo da vida da mulher, resultando em cerca de 5% de gravidez, por episódio de estupro.[54] A profilaxia contra gravidez indesejada é prescrita a todas as mulheres expostas à gravidez, por meio de contato vaginal com sêmen (confirmado ou não), que tenham tido a primeira menstruação, que não estejam na menopausa, que não utilizem contraceptivos de elevada eficácia, independentemente do período do ciclo menstrual em que se encontrem no momento da exposição.[33] A contracepção de emergência evita 3 de cada 4 gestações que ocorreriam após a violência sexual, sobremaneira quando administrada em até 24 horas.[55]

A infecção pelo HIV ocorre em 0,8 a 2,7% dos casos de violência sexual, risco este semelhante à exposição sexual única (heterossexual) ou em acidentes perfurocortantes entre profissionais de saúde. Tipo de violência sexual (anal, vaginal, oral), número de agressores, suscetibilidade da vítima, rotura himenal, exposição a secreções sexuais e/ou sangue, presença de DST ou úlcera genital prévia e carga viral do agressor são fatores que elevam o risco de infecção pelo HIV.[33]

A profilaxia pós-exposição sexual ao HIV nos casos de violência é realizada de rotina após avaliação cuidadosa quanto ao tipo de violência, bem como quanto ao tempo decorrido desde o crime até a chegada da vítima ao serviço de saúde. Essa medida está recomendada, entretanto, em todos os casos em que houver penetração vaginal e/ou anal, nas primeiras 72 horas após a violência, conhecido ou não o *status* sorológico do agressor. A contraindicação ocorre nos casos de violência sexual com exposição crônica e repetida ao mesmo agressor ou uso de preservativo durante a violência.[33,57]

Em situações de violência sexual em que haja exclusivamente ejaculação na cavidade oral, ainda não existem evidências da indicação profilática de antirretrovirais. A decisão cabe à vítima, que deve ser esclarecida sobre o risco de infecção, caso apresente lesão na cavidade oral e/ou se o *status* sorológico do agressor for positivo.[33]

A imunoprofilaxia para hepatite B está indicada nos casos em que houver exposição a sêmen, sangue ou outros fluidos corporais do agressor. Em condições de desconhecimento ou dúvida sobre o estado vacinal da vítima, deverá ser efetuada a profilaxia. A gravidez em qualquer idade gestacional não contraindica a imunização para a hepatite B nem a oferta de imunoglobulina humana anti-hepatite B (IGHAHB). Além disso, devido à chance elevada de transmissão vertical, é necessária a vacinação da criança nas 12 horas iniciais de vida, associada à IGHAHB.[33,58] Não deverão receber imunoprofilaxia para hepatite B mulheres vítimas de violência sexual crônica e repetida pelo mesmo agressor, mulheres cujo agressor seja sabidamente vacinado ou quando houver uso de preservativo.[33]

Havendo lesões ou traumas associados à violência sexual e sendo o estado vacinal da vítima deficitário ou desconhecido, a profilaxia para tétano se impõe.[33]

Nos serviços de emergência, é seguido um protocolo para prevenção de agravos decorrentes da violência sexual. Esse protocolo determina profilaxia para DSTs não virais, contracepção de emergência, HIV, hepatite B e tétano.[33,50] Ver resumo do esquema profilático apresentado na Tabela 18.1.

Completam o atendimento de emergência, as intervenções da assistência social e jurídica, avaliando o risco de revitimização, encaminhando os casos à rede de apoio e proteção e orientando quanto ao direito à denúncia da violência sofrida. O Ministério da Saúde estabeleceu as etapas que compõem o fluxo completo de atendimento às vítimas de violência sexual, conforme mostra a Figura 18.1.

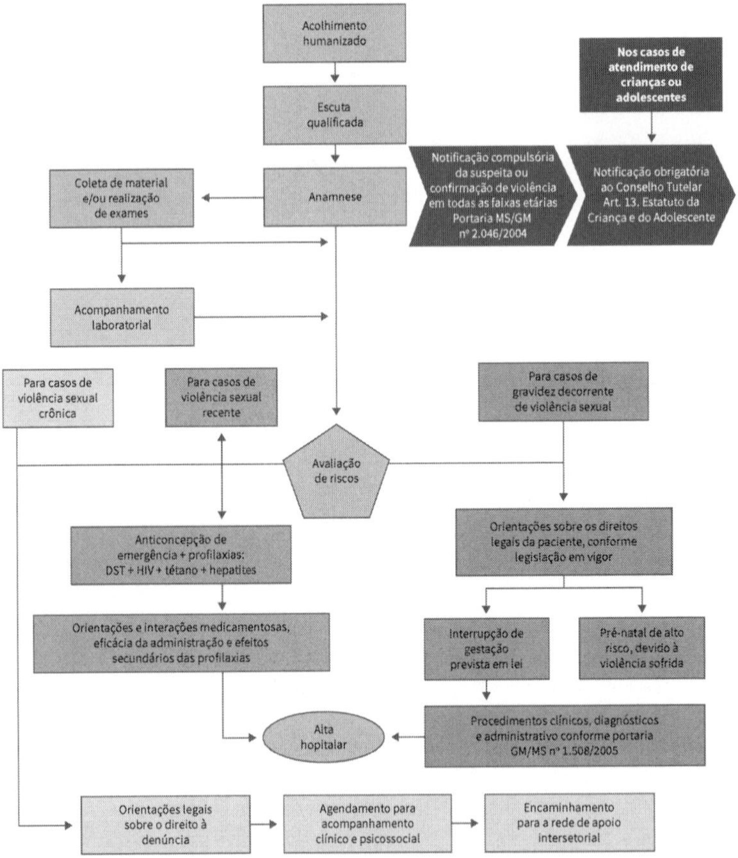

FIGURA 18.1
Fluxo de atendimento em saúde para mulheres e adolescentes em situação de violência sexual.
DST, doença sexualmente transmissível; HIV, vírus da imunodeficiência humana.
Fonte: Adaptada de Brasil.[70]

QUADROS PSIQUIÁTRICOS ASSOCIADOS À VIOLÊNCIA SEXUAL

As principais consequências da violência sexual (agudas ou crônicas) são TEPT, depressão, ansiedade, fobia, queixas somáticas inespecíficas, dificuldade de concentração, tontura, distúrbios alimentares, baixa qualidade do sono, disfunções sexuais, abuso de álcool, uso de drogas ilícitas, sentimento de desesperança, vergonha, vulnerabilidade e tentativa de suicídio. Essas manifestações podem se dissipar com o tempo ou retornarem de modo intermitente, anos após o episódio de violência sexual.[59-62]

Sintomas de TEPT são encontrados em 94% das mulheres, em até 2 semanas após o estupro, prevalecendo em 50% delas após 3 meses.[59] Em 30 a 50% dos casos de TEPT decorrentes de violência sexual, ocorre depressão associada.[63] O uso abusivo de álcool é 4,7 vezes maior entre mulheres sexualmente vitimizadas.[64] Em indivíduos submetidos à violência sexual na vida adulta, há maior risco de desejo sexual hipoativo e transtorno da excitação (1,21-1,62) em mulheres, enquanto ejaculação retardada é 2,1 vezes maior em homens.[65]

Homens e mulheres que sofrem abuso sexual na infância e/ou violência sexual na vida adulta recorrem com mais frequência, ao longo da vida, aos serviços de emergência e ambulatoriais, tanto por comprometimento físico como psíquico.[7]

A resposta ao abuso e à violência sexual costuma ser diferente em homens e mulheres adultos: eles tendem a se identificar com o agressor, tornando-se abusadores.[66] Elas, por sua vez, estabelecem relacionamentos futuros com abusadores físicos, emocionais e/ou sexuais.[67] Ou seja, há diferenças de significado da experiência para ambos os gêneros, quanto à percepção e à expressão de agressão e dependência, bem como para o desenvolvimento e a preservação da autoestima.

COMPORTAMENTO SEXUAL DE RISCO

CONSUMO DE ÁLCOOL, USO DE DROGAS E SEXO SEM PROTEÇÃO

O abuso sexual na infância ou adolescência é fator de risco para engajamento em atividade sexual de risco na vida adulta. Sexo vaginal e/ou anal sem proteção, infecção por HIV/DSTs, múltiplos parceiros nos últimos 3 meses, sexo por dinheiro, relacionamento com parceiros portadores de HIV/DSTs ou usuários de drogas injetáveis, não utilização de contraceptivos, primeiro intercurso consensual antes dos 15 anos de idade e sexo sob influência de álcool ou drogas são comportamentos sexuais de risco frequentemente encontrados.[68] Portanto, além do atendimento de emergência aos pacientes submetidos à violência sexual, o encaminhamento precoce à psicoterapia e ao tratamento medicamentoso (quando necessário) auxilia na prevenção de situações deletérias à saúde física e mental desses pacientes na vida adulta.

No Brasil, o Estudo da Vida Sexual do Brasileiro (EVSB) verificou que 29,2% das mulheres e 36,6% dos homens utilizam preservativo em todas as relações sexuais, o que mostra a baixa adesão à prática do sexo seguro.[69] Consumo de álcool e drogas ilícitas são fatores de risco para o uso inconsistente de preservativos. Sexo não protegido, sob influência de álcool, é relatado por 11% das mulheres e 15% dos homens.[71] Em indivíduos vivendo com HIV/aids, o consumo de álcool eleva em 2 vezes o risco de intercurso sem preservativo.[72] O uso de drogas ilícitas é associado a comportamento sexual de risco, alta prevalência de DSTs[73] e soropositividade de HIV (*razão de chances* [RC] = 4,178).[74]

O uso inconsistente de preservativos em indivíduos com maior risco para HIV/aids não difere significativamente daqueles com menor risco.[75] Já pacientes psiquiátricos com graves transtornos mentais são mais vulneráveis ao sexo de risco, com relato de mais parceiros sexuais, menos uso de preservativo, mais sexo por dinheiro e menos suporte social.[76] Em indivíduos soropositivos, por sua vez, o sexo desprotegido pode conduzir à superinfecção com espécies virais diferentes, de modo que o uso de preservativos constitui um fator de proteção tanto aos parceiros quanto aos portadores de HIV.[56] Os escores de risco de transmissão do HIV em práticas sexuais não protegidas são apresentados no Quadro 18.4.

Apesar de rara, a transmissão do HIV pode ocorrer pelo sexo oral. Vale destacar, entretanto, que DSTs decorrentes de sexo oral podem favorecer a contaminação secundária pelo HIV.[77]

Quadro 18.4
RISCO PARA TRANSMISSÃO DO HIV EM PRÁTICAS SEXUAIS NÃO PROTEGIDAS

COMPORTAMENTO SEXUAL	ESCORE DE RISCO
Intercurso anal ou vaginal ativo desprotegido com parceria com o mesmo *status* sorológico	**1**
Intercurso anal ou vaginal passivo desprotegido com parceria com o mesmo *status* sorológico	**2**
Intercurso anal ou vaginal ativo desprotegido com parceria com *status* sorológico diferente ou desconhecido	**3**
Intercurso anal ou vaginal passivo desprotegido com parceria com *status* sorológico diferente ou desconhecido	**4**

Nota: Intercurso anal ou vaginal ativo refere-se àquele em que o pênis é introduzido; intercurso anal ou vaginal passivo, àquele em que o pênis é recebido.

Fonte: Adaptado de Stein e colaboradores.[56]

MANEJO

O aconselhamento para adoção de medidas para o sexo seguro e redução de danos em usuários de drogas são os pilares da prevenção de HIV/DSTs. Deve-se orientar sobre a importância do uso de preservativos em todas as relações sexuais e alertar que o consumo de álcool e o uso de drogas ilícitas comprometem a capacidade crítica, o que aumenta a vulnerabilidade ao sexo sem proteção. É essencial informar, também, que preservativos estão disponíveis na rede pública de saúde, bem como os *kits* de redução de danos (seringas, agulhas, potes para dissolução, algodão de desinfecção para o local da aplicação, preservativo e material educativo) para usuários de drogas.[78]

A quimioprofilaxia de HIV/aids e DSTs é feita de acordo com normas técnicas do Ministério da Saúde. Para indivíduo-fonte sabidamente HIV-positivo (casais sorodiscordantes), recomenda-se a quimioprofilaxia com esquema de 3 fármacos. Nas situações de exposição sexual em que a sorologia do parceiro é desconhecida, a quimioprofilaxia deve ser avaliada, considerando-se riscos e benefícios de sua indicação, conforme o tipo de exposição e o risco potencial da contaminação.[53]

É essencial que o profissional de saúde reforce a importância da manutenção de práticas sexuais seguras durante e posteriormente à quimioprofilaxia do HIV/aids, evitando exposição do parceiro não infectado.[53]

Recentemente tem surgido o conceito de prevenção combinada, na qual são enfocadas as prevenções ao HIV, às DSTs e às hepatites virais, considerando características e a fase da vida da pessoa. Nesse sentido, diversos métodos fazem parte, a saber: a testagem para o HIV; a prevenção da transmissão vertical; o tratamento das DSTs e das hepatites virais; a imunização para as hepatites A e B; programas de redução de danos para usuários de álcool e outras substâncias; profilaxia pré-exposição, a qual consiste no uso regular de um medicamento antirretroviral fornecido pela rede pública de saúde para os indivíduos que decidem não usar consistentemente o preservativo; profilaxia pós-exposição, a qual consiste no uso de antirretrovirais de acordo com protocolo específico, oferecido também pela rede pública no caso de exposição acidental ao HIV, e o tratamento de pessoas que já vivem com HIV.[79]

COMPULSÃO SEXUAL

O compulsivo sexual apresenta pulsões sexuais, pensamentos e fantasias sexuais intrusivas e comportamentos sexuais intensos e recorrentes que não podem ser evitados. Embora as práticas sexuais sejam socialmente aceitáveis, o engajamento em episódios repetitivos de busca por sexo se torna o foco principal, causando dificuldade interpessoal, prejuízo a áreas de funcionamento social e/ou ocupacional do indivíduo até a perpetração de crime contra os direitos e a dignidade sexual.[80]

A compulsão sexual é preponderante em homens, iniciando na adolescência e evoluindo com curso crônico ou episódico.[81]

A exacerbação do comportamento sexual manifesta-se predominantemente por busca compulsiva de novas parcerias (múltiplos parceiros, incluindo desconhecidos); masturbação compulsiva; dependência de prostituição e pornografia; uso compulsivo de *sites* da internet para obter excitação sexual ou de salas para prática de sexo virtual. Práticas sexuais associadas às parafilias, como *voyeurismo* e exibicionismo, podem estar presentes.[82]

O início do quadro, também conhecido como adicção sexual ou impulso sexual excessivo, frequentemente é acompanhado por alguma egossintonia e ausência de sofrimento, o que influi no adiamento da busca por tratamento. A negação, característica da compulsão sexual, favorece que o indivíduo oculte ou minimize as dificuldades, o que também contribui para o atraso na procura por auxílio médico. Quando o faz, a qualidade de vida já está bastante comprometida, podendo haver risco de suicídio.[83,84]

A relação entre abuso sexual na infância e compulsão sexual na idade adulta pode ser devida à reação de estresse pós-traumático desencadeada pelo abuso, o que implica dissociação, confusão, ansiedade e desconfiança. Em decorrência disso, é gerado um padrão de pouca adaptação ao estresse e menor capacidade para enfrentar situações críticas. O comportamento compulsivo torna-se, então, uma forma de alívio para a ansiedade.[83]

A compulsão sexual não é um transtorno classificado no *Manual diagnóstico e estatístico de transtornos mentais*, 5ª edição (DSM-5),[85] e tem sido debatido se pertenceria ao espectro dos transtornos do controle de impulsos, aditivos, disfunções sexuais ou à categoria do transtorno obsessivo-compulsivo e transtornos relacionados.

A 11ª versão da *Classificação internacional de doenças e problemas relacionados à saúde* (CID-11)* propõe a inclusão do transtorno do comportamento sexual compulsivo definido como um padrão persistente de falha no controle dos impulsos sexuais intensos, repetitivos ou insistentes, resultando em comportamento sexual repetitivo. Os sintomas podem incluir atividades sexuais repetitivas tornando-se um foco central da vida da pessoa a ponto de negligenciar a saúde e cuidados pessoais ou outros interesses, atividades e responsabilidades; numerosos esforços infrutíferos para reduzir significativamente o comportamento sexual repetitivo,

---

*Até o momento da publicação desta edição, a CID-11 não havia sido oficialmente publicada pela OMS.

e continuidade do comportamento sexual repetitivo, apesar das consequências adversas ou de pouca ou nenhuma satisfação obtida a partir dele.[86]

O sexo de risco está associado à compulsão sexual. Atividade sexual com múltiplos parceiros ou com anônimos, recurso frequente à prostituição e urgência de engajamento em práticas sexuais são fatores que levam ao sexo sem proteção. Consumo de álcool e uso de drogas ilícitas (principalmente psicoestimulantes) estão incorporados aos rituais de busca por sexo em cerca de 40% dos compulsivos sexuais, o que ajuda a inibir o uso consistente de preservativos.[83]

Comorbidades psiquiátricas são comuns em compulsivos sexuais, principalmente ansiedade, depressão, transtornos alimentares e transtornos da personalidade.[80]

A abordagem terapêutica envolve fármacos, psicoterapia e terapia de casal ou familiar, oferecidos por tempo indeterminado. Os fármacos mais indicados são os ISRSs (fluoxetina, sertralina e paroxetina) e os estabilizadores de humor (topiramato e lamotrigina). A psicoterapia visa a fortalecer os mecanismos de autorregulação e a capacidade para estabelecer relações interpessoais significativas e estáveis.[80]

CONSIDERAÇÕES FINAIS

O atendimento às vítimas de abuso ou violência sexual em serviços de urgência é multidisciplinar, cabendo ao psiquiatra papel fundamental no acolhimento humanizado ao paciente e à família, bem como a escuta cuidadosa e a habilidade para obter a história para avaliação da violência sofrida. Confidencialidade, sigilo, isenção de juízo de valores e respeito ao paciente são essenciais.

Violência intrafamiliar (abuso psicológico, físico e negligência), consumo de álcool e uso de drogas ilícitas são fatores que aumentam a vulnerabilidade à violência sexual.

TEPT, depressão, ansiedade, dependência de álcool, uso de drogas, DSTs, gravidez indesejada, disfunções sexuais, transtornos alimentares, comportamento sexual de risco, ideação suicida e tentativa de suicídio são consequências no curto e longo prazo da violência sexual.

O atendimento inicial é medicamentoso e/ou psicoterápico, dependendo de cada caso. Deve-se considerar, também, em vista das possíveis sequelas emocionais, o encaminhamento para tratamento psiquiátrico de longo prazo.

Indivíduos que adotam comportamento sexual de risco na vida adulta ou são compulsivos sexuais devem ser orientados quanto ao uso consistente de preservativos. Álcool e drogas predispõem a menos sexo protegido e a maior vulnerabilidade às DSTs.

REFERÊNCIAS

1. Pfeiffer L, Salvagni EP. Visão atual do abuso sexual na infância e adolescência. J Pediatr. 2005;81(5):197-204.
2. Sociedade de Pediatria de São Paulo. Manual de atendimento às crianças e adolescentes vítimas de violência. Brasília: Conselho Federal de Medicina; 2018.
3. Martins A. Violência sexual contra crianças: a proteção integral e a materialidade dos crimes sexuais [dissertação]. Porto Alegre: Pontifícia Universidade Católica do Rio Grande do Sul; 2017.
4. Barth J, Bermetz L, Heim E, Trelle S, Tonia T. The current prevalence of child sexual abuse worldwide: a systematic review and meta-analysis. Int J Public Health. Int J Public Health. 2013;58(3):469-83.
5. Brasil. Ministério da Saúde. Secretaria de Vigilância em Saúde. Boletim Epidemiológico 27 [Internet]. 2018;49 [capturado em 16 jul. 2019]. Disponível em: http://portalarquivos2.saude.gov.br/images/pdf/2018/junho/25/2018-024.pdf
6. Gonçalves HS, Ferreira AL. A notificação da violência intrafamiliar contra crianças e adolescentes por profissionais da saúde. Cad Saude Publica. 2002;18(1):315-9.
7. Arnow BA. Relationships between childhood maltreatment, adult health and psychiatric outcomes, and medical utilization. J Clin Psychiatry. 2004;65 Suppl 12:10-5.
8. Glaser D. Child sexual abuse. In: Rutter M, Taylor E. Child and adolescent psychiatry. Oxford: Blackwell Science; 2002. p. 340-58.
9. Brasil. Ministério da Saúde. Abuso sexual é o segundo maior tipo de violência [Internet]. Blog da Saúde; 2012 [capturado em 16 jul. 2019]. Disponível em: http://www.blog.saude.gov.br/index.php/promocao-da-saude/30223-abuso-sexual-e-o-segundo-maior-tipo-de-violencia
10. Drezett J, Caballero M, Juliano Y, Prieto ET, Marques JA, Fernandes CE. [Study of mechanisms and factors related to sexual abuse in female children and adolescents]. J Pediatr (Rio J). 2001;77(5):413-9.
11. Walker EC, Holman TB, Busby DM. Childhood sexual abuse, other childhood factors, and pathways to survivors' adult relationship quality. J Fam Viol. 2009;24(6):397-406.
12. Skarbek D, Hahn K, Parrish P. Stop sexual abuse in special education: an ecological model of prevention and intervention strategies for sexual abuse in special education. Sex Disabil. 2009;27(3):155-64.
13. Hershkowitz I, Lanes O, Lamb ME. Exploring the disclosure of child sexual abuse with alleged victims and their parents. Child Abuse Negl. 2007;31(2):111-23.
14. Adams JA. Medical evaluation of suspected child sexual abuse: 2011 update. J Child Sex Abus. 2011;20(5):588-605.
15. Putnam FW. Ten-year research update review: child sexual abuse. J Am Acad Child Adolesc Psychiatry. 2003;42(3):269-78.
16. Chromy S. Sexually abused children who exhibit sexual behaviour problems: victimization characteristics. Brief Treat Crisis Interv. 2007;7(1):25-33;
17. Friedrich WN. Sexual victimization and sexual behavior in children: a review of recent literature. Child Abuse Negl. 1993;17(1):59-66.
18. Ackerman PT, Newton JE, McPherson WB, Jones JG, Dykman RA. Prevalence of post traumatic stress disorder and other psychiatric diagnoses in three groups of abused children (sexual, physical, and both). Child Abuse Negl. 1998;22(8):759-74.
19. Trickett PK, Noll JG, Reiffman A, Putnam FW. Variants of intrafamilial sexual abuse experience: implications for short- and long-term development. Dev Psychopathol. 2001;13(4):1001-19.
20. Gladstone GL, Parker GB, Mitchell PB, Malhi GS, Wilhelm K, Austin MP. Implications of childhood trauma for depressed women: an analysis of pathways from childhood sexual abuse to deliberate self-harm and revictimization. Am J Psychiatry. 2004;161(8):1417-25.

21. Hornor G. Child sexual abuse: consequences and implications. Pediatr Health Care. 2010;24(6):358-64.
22. Aded NL, Dalcin BL, Moraes TM, Cavalcanti MT. Abuso sexual em crianças e adolescentes: revisão de 100 anos de literatura. Rev Psiquiatr Clín. 2006;33(4):204-13.
23. Cohen LR, Tross S, Pavlicova M, Hu MC, Campbell AN, Nunes EV. Substance use, childhood sexual abuse, and sexual risk behavior among women in methadone treatment. Am J Drug Alcohol Abuse. 2009;35(5):305-10.
24. Martin G, Bergen HA, Richardson AS, Roeger L, Allison, S. Sexual abuse and suicidality: gender differences in a large community sample of adolescents. Child Abuse Negl. 2004;28(5):491-503.
25. Thomas A, Forster G, Robinson A, Rogstad K; Clinical Effectiveness Group Association of Genitourinary Medicine; Medical Society for the Study of Venereal Diseases. National guideline for the management of suspected sexually transmitted infections in children and young people. Arch Dis Child. 2003;88(4):303-11.
26. Girardet RG, Lahoti S, Howard LA, Fajman NN, Sawyer MK, Driebe EM, et al. Epidemiology of sexually transmitted infections in suspected child victims of sexual assault. Pediatrics. 2009;124(1):79-86.
27. Ribas CB, Cunha Mda G, Schettini AP, Ribas J, Santos JE. Clinical and epidemiological profile of sexually transmitted diseases in children attending a referral center in the city of Manaus, Amazonas, Brazil. An Bras Dermatol. 2011;86(1):80-6.
28. Holmes MM, Resnick HS, Kilpatrick DG, Best CL. Rape-related pregnancy: estimates and descriptive characteristics from a national sample of women. Am J Obstet Gynecol. 1996;175(2):320-4.
29. Mattar R, Abrahão AR, Andalaft Neto J, Machado SJ, Mancini S, Vieira BA, et al. Assistência multiprofissional à vítima de violência sexual: a experiência da Universidade Federal de São Paulo. Cad Saude Publica. 2007;23(2):459-64.
30. McDonald KC. Child abuse: approach and management. Am Fam Physician. 2007;75(2):221-8.
31. Kini N, Brady WJ, Lazoritz S. Evaluating child sexual abuse in the emergency department: clinical and behavioral indicators. Acad Emerg Med. 1996;3(10):966-76.
32. Conselho Federal de Medicina (BR). Código de Ética Médica: Resolução CFM nº 1.931, de 17 de setembro de 2009 [Internet]. Brasília: CFM; 2010 [capturado em 16 jul. 2019]. Disponível em: https://portal.cfm.org.br/images/stories/biblioteca/codigo%20de%20etica%20medica.pdf
33. Brasil. Ministério da Saúde. Secretaria de Atenção à Saúde. Prevenção e tratamento dos agravos resultantes da violência sexual contra mulheres e adolescentes: norma técnica. 3. ed. Brasília, DFF: MS; 2010.
34. World Health Organization. Guidelines for medicolegal care for victims of sexual violence [Internet]. Geneva: WHO; 2003 [capturado em 16 jul. 2019]. Disponível em: https://apps.who.int/iris/bitstream/handle/10665/42788/924154628X.pdf;jsessionid=6C8C79BB15658EF5260C015A90004DD6?sequence=1
35. Deblinger E, Mannarino AP, Cohen JA, Steer RA. A follow-up study of a multisite, randomized, controlled trial for children with sexual abuse-related PTSD symptoms. J Am Acad Child Adolesc Psychiatry. 2006;45(12):1474-84.
36. Krug E, Dahlberg LL, Mercy JA, Zwi AB, Lozano R. World report on violence and health. Geneva: World Health Organization; 2002.
37. Cerqueira DC, Lima RS, Bueno S, Neme C, Ferreira H, Coelho D, et al. Atlas da violência 2018 [Internet]. Rio de Janeiro: IPEA; 2018 [capturado em 16 jul. 2019]. Disponível em: http://repositorio.ipea.gov.br/bitstream/11058/8398/1/Atlas%20da%20viol%C3%AAncia_2018.pdf
38. Madi SR, Knob L, Lorencetti J, Marcon NO, Madi JM. Violência sexual. Experiência do Programa de Atendimento às Vítimas de Violência Sexual PRAVIVIS, do Hospital Geral de Caxias do Sul, RS, Brasil. Rev AMRIGS. 2010;54:13-8.

39. Nisida IVV. Cuidado integral a vítimas de violência sexual em serviço de referência de São Paulo: caracterização de usuários atendidos em até 72 horas após a agressão, adesão à profilaxia pós-exposição da infecção por HIV e retenção no cuidado [tese]. São Paulo: USP; 2018.
40. Brasil. Ministério da Saúde. Secretaria de Vigilância em Saúde. VIVA: vigilância de violências e acidentes, 2008 e 2009. Brasília: MS; 2010.
41. Brasil. Ministério da Saúde. Sistema de Informação de Agravos de Notificação (SINAN) [Internet]. Brasília, DF: MS, [c2019] [capturado em 16 jul. 2019]. Disponível em: http://www.portalsinan.saude.gov.br/
42. Garcia-Moreno C, Jansen HA, Ellsberg M, Watts CH. WHO Multi-country study on women's health and domestic violence against women study team. Prevalence of intimate partner violence: findings from the WHO multi-country study on women's health and domestic violence. Lancet. 2006;368(9543):1260-9.
43. Moura LB, Gandolfi L, Vasconcelos AM, Pratesi R. Intimate partner violence against women in an economically vulnerable urban area, Central-West Brazil. Rev Saude Publica. 2009;43(6):944-53.
44. Centers for Disease Control and Prevention. The National Intimate Partner and Sexual Violence Survey [Internet]. CDC; 2019 [capturado em 16 jul. 2019]. Disponível em: http://www.cdc.gov/violenceprevention/nisvs/.
45. de Oliveira HN, Machado CJ, Guimarães MD. Factors associated with self-report of sexual violence against men and women with mental disorders in Brazil. Soc Psychiatry Psychiatr Epidemiol. 2012;47(10):1567-79.
46. McLean IA. The male victim of sexual assault. Best Pract Res Clin Obstet Gynaecol. 2013;27(1):39-46.
47. Hales RE, Yudofsky SC, Gabbard GO, editors. The American Psychiatric Publishing textbook of clinical psychiatry. 5th ed. Washington, DC: American Psychiatric Publishing; 2008. p. 1421.
48. Butterfield MI, Panzer PG, Forneris CA. Victimization of women and its impact on assessment and treatment in the psychiatric emergency setting. Psychiatr Clin North Am. 1999;22(4):875-96.
49. Faúndes A, Rosas CF, Bedone AJ, Orozco LT. Violência sexual: procedimentos indicados e seus resultados no atendimento de urgência de mulheres vítimas de estupro. Rev Bras Ginecol Obstet. 2006;28(2):126-35.
50. Levin AS, Dias MB, Oliveira MS, Lobo RD. Guia de utilização de anti-infecciosos e recomendações para prevenção de infecções hospitalares: 2009-2010. São Paulo: Hospital das Clínicas; FMUSP. p. 135.
51. Kawsar M, Anfield A, Walters E, McCabe S, Forster GE. Prevalence of sexually transmitted infections and mental health needs of female child and adolescent survivors of rape and sexual assault attending a specialist clinic. Sex Transm Infect. 2004;80(2):138-41.
52. Martin SL, Matza LS, Kupper LL, Thomas JC, Daly M, Cloutier S. Domestic violence and sexually transmitted diseases: the experience of prenatal care patients. Public Health Rep. 1999;114(3):262-8.
53. Brasil. Ministério da Saúde. Secretaria de Vigilância em Saúde. Programa Nacional de DST e Aids: recomendações para terapia anti-retroviral em adultos e adolescentes infectados pelo HIV. Brasília, DF: MS; 2006.
54. Holmes MM, Resnick HS, Kilpatrick DG, Best CL. Rape-related pregnancy: estimates and descriptive characteristics from a national sample of women. Am J Obstet Gynecol. 1996;175(2):320-5.
55. Cheng L, Gulmezoglu AM, Oel CJ, Piaggio G, Ezcurra E, Look PF. Interventions for emergency contraception. Cochrane Database Syst Rev. 2004;(3):CD001324.
56. Stein M, Herman DS, Trisvan E, Pirraglia P, Engler P, Anderson BJ. Alcohol use and sexual risk behavior among human immunodeficiency virus-positive persons. Alcohol Clin Exp Res. 2005;29(5):837-43.

57. Martin SL, Young SK, Billings DL, Bross CC. Health care-based interventions for women who have experienced sexual violence: a review of the literature. Trauma Violence Abuse. 2007;8(1):3-18.
58. Rovi S, Shimoni N. Prophylaxis provided to sexual assault victims seen at US emergency departments. J Am Med Womens Assoc. 2002;57(4):204-7.
59. Rothbaum BO, Foa EB, Riggs DS, Murdock T, Walsh W. A prospective evaluation of post-traumatic stress disorder in rape victims. J Traumatic Stress. 1992;5(3):455-75.
60. Briere J, Jordan CE. Violence against women: outcome complexity and implications for assessment and treatment. J Interpers Violence. 2004;19(11):1252-76.
61. Campbell R. The psychological impact of rape victims. Am Psychol. 2008;63(8):702-17.
62. Walsh K, Galea S, Koenen KC. Mechanisms underlying sexual violence exposure and psychosocial sequelae: a theoretical and empirical review. Clin Psychol (New York). 2012;19(3):260-75.
63. Kessler RC, Sonnega A, Bromet E, Hughes M, Nelson CB. Posttraumatic stress disorder in the National Comorbidity Survey. Arch Gen Psychiatry. 1995;52(12):1048-60.
64. McCauley J, Kern DE, Kolodner K, Dill L, Schroeder AF, DeChant HK, et al. Clinical characteristics of women with a history of childhood abuse: unhealed wounds. JAMA. 1997;277(17):1362-8.
65. Steel JL, Herlitz CA. Risk of sexual dysfunction in a randomly selected nonclinical sample of the Swedish population. Obstet Gynecol. 2007;109(3):663-8.
66. Salter D, McMillan D, Richards M, Talbot T, Hodges J, Bentovim A, et al. Development of sexually abusive behaviour in sexually victimised males: a longitudinal study. Lancet. 2003;361(9356):471-6.
67. Desai S, Arias I, Thompson MP, Basile KC. Childhood victimization and subsequent adult revictimization assessed in a nationally representative sample of women and men. Violence Vict. 2002;17(6):639-53.
68. Senn TE, Carey MP, Vanable PA. Childhood and adolescent sexual abuse and subsequent sexual risk behavior: evidence from controlled studies, methodological critique, and suggestions for research. Clin Psychol Rev. 2008;28(5):711-35.
69. Abdo CH. Descobrimento sexual do Brasil. São Paulo: Summus; 2004.
70. Brasil. Ministério da Saúde. Fluxo de atendimento em saúde para mulheres e adolescentes em situação de violência sexual [Internet]. Brasília: MS; 2011 [capturado em 10 abr. 2013]. Disponível em: http://bvsms.saude.gov.br/bvs/cartazes/fluxo_atendimento_situacao_violencia_sexual.pdf.
71. Cashell-Smith ML, Connor JL, Kypri K. Harmful effects of alcohol on sexual behaviour in a New Zealand university community. Drug Alcohol Rev. 2007;26(6):645-51.
72. Shuper PA, Joharchi N, Irving H, Rehm J. Alcohol as a correlate of unprotected sexual behavior among people living with HIV/AIDS: review and meta-analysis. AIDS Behav. 2009;13(6): 1021-36.
73. Gálvez-Buccollini JA, DeLea S, Herrera PM, Gilman RH, Paz-Soldan V. Sexual behavior and drug consumption among young adults in a shantytown in Lima, Peru. BMC Public Health. 2009;9:23.
74. Anderson JE, Wilson R, Doll L, Jones TS, Barker P. Condom use and HIV risk behaviors among U.S. adults: data from a national survey. Fam Plann Perspect. 1999;31(1):24-8.
75. Bassols AM, Boni Rd, Pechansky F. Alcohol, drugs, and risky sexual behavior are related to HIV infection in female adolescents. Rev Bras Psiquiatr. 2010;32(4):361-8.
76. Bishop TM, Maisto SA, Spinola S. Cocaine use and sexual risk among individuals with severe mental illness. J Dual Diagn. 2016;12(3-4):205-17.
77. Bouscarat F. [Sexually transmitted infections. Current clinical and therapeutic data]. Med Mal Infect. 2005;35(5):290-8.
78. Brasil. Ministério da Saúde. Secretaria de Atenção à Saúde. HIV/Aids, hepatites e outras DSTs. Brasília: Ministério da Saúde; 2006.

79. Brasil. Ministério da Saúde. Secretaria de Vigilância em Saúde. Prevenção combinada do HIV: sumário executivo. Brasília, DF: MS; 2017.
80. Scanavino M de T, Ventuneac A, Abdo CH, Tavares H, do Amaral ML, Messina B, et al. Compulsive sexual behavior and psychopathology among treatment-seeking men in São Paulo, Brazil. Psychiatry Res. 2013;209(3):518-24.
81. Kuzma JM, Black DW. Epidemiology, prevalence, and natural history of compulsive sexual behavior. Psychiatr Clin North Am. 2008;31(4):603-11.
82. Carnes P, Schneider JP. Recognition and management of addictive sexual disorders: Guide for the primary care clinician. Lippincotts Prim Care Pract. 2000;4(3):302-18.
83. Scanavino MDT, Ventuneac A, Abdo CHN, Tavares H, Amaral MLS, Messina B, et al. Sexual compulsivity, anxiety, depression, and sexual risk behavior among treatment-seeking men in São Paulo, Brazil. Braz J Psychiatry. 2018;40(4):424-31.
84. Cooper A, Marcus ID. Men who are not in control of their sexual behavior. In: Levine SB, Risen CB, Althof SE, editors. Handbook of clinical sexuality for mental health professionals. New York: Brunner-Routledge; 2003. p. 311-32.
85. American Psychiatric Association. Manual diagnóstico e estatístico de transtornos mentais: DSM-5. 5. ed. Porto Alegre: Artmed; 2014.
86. World Health Organization. ICD-11 for Mortality and Morbidity Statistics (Version : 04 / 2019) [Internet]. Geneva: WHO; 2019 [capturado em 16 jul. 2019]. Disponível em: https://icd.who.int/browse11/l-m/en#/http%3A%2F%2Fid.who.int%2Ficd%2Fentity%2F1630268048

MANEJO DE SITUAÇÕES DE TRAUMA AGUDO

MARCELO FEIJÓ DE MELLO
ANDREA FEIJÓ MELLO

19

Trauma é um conceito bastante abrangente e multifacetado. Os eventos traumáticos no decorrer da vida são inúmeros e muito prevalentes. Vários eventos podem, assim, ser considerados traumáticos, dificultando a elaboração de protocolos de manejo. Pesquisadores e clínicos norte-americanos responsáveis pelo novo capítulo de transtornos relacionados ao trauma e estresse do *Manual diagnóstico e estatístico de transtornos mentais*, 5ª edição (DSM-5) lidaram com este problema, modificando os critérios A para os diagnósticos tanto de transtorno de estresse agudo (TEA) como de transtorno de estresse pós-traumático (TEPT).[1] São considerados eventos traumáticos, para esses diagnósticos, aqueles que levam a situações em que a vida ou a integridade física estejam ameaçadas. O indivíduo pode ser tanto a própria vítima quanto expectador do evento, ou saber que o evento ocorreu com um outro significativo.

Os quadros de TEA e TEPT são mais prevalentes em situações de violência interpessoal, o que explica as altas prevalências do TEPT no Brasil.[2] De maneira geral, ao redor de 10% dos indivíduos que sofrem um evento traumático com as características do critério A desenvolverão um quadro patológico.[3] Contudo, dependendo do tipo de evento traumático ou da repetição de eventos traumáticos (revitimização), essas proporções são mais elevadas. Assim, é fundamental que o médico, bem como outros profissionais que atendam vítimas de violência, estejam aptos a detectar casos de risco, ou, para aqueles que já desenvolveram um quadro de TEA, possam dar-lhes um encaminhamento adequado.

Não existem muitos estudos que falem da prevalência do TEA. Alguns estudos com vítimas de acidentes automobilísticos mostram uma prevalência entre 16,1 e 21%.[4,5] Pode-se, neste caso específico de acidentes de tráfego, estimar uma prevalência no Brasil de TEA devido a acidentes automobilísticos a partir do número de internações hospitalares por acidentes no Sistema Único de Saúde (SUS): das 170.805 internações em 2013, teríamos em torno de 30 mil casos/ano.[6] O diagnóstico de TEA implica intervenções apropriadas com a meta da remissão sintomática, pois é o maior fator de risco para o desenvolvimento de TEPT.[7]

Os pacientes que chegam aos prontos-socorros devem ser assistidos com relação às suas emergências clínicas e cirúrgicas, assim como deve-se garantir, por meio do serviço social, a localização e o contato com familiares ou outros responsáveis, nos casos de pessoas envolvidas em situações de catástrofes ou violências, com o intuito de se prover o melhor suporte social possível. É fundamental reforçar nessas pessoas o sentimento de que estão sendo cuidadas e amparadas. O profissional deve atentar à necessidade da notificação (compulsória) em casos de violência interpessoal. Apesar desses cuidados iniciais, é extremamente importante que a avaliação do estado emocional não seja negligenciada na busca de sintomatologia psiquiátrica, para que, caso sejam feitos diagnósticos como o TEA, possam ser iniciados os protocolos de conduta adequados. O tratamento precoce do TEA deve prevenir a cronificação do quadro com a instalação do TEPT e suas comorbidades.

O objetivo deste capítulo é sensibilizar os profissionais da emergência para investigar, identificar e manejar de modo adequado o paciente em situação de estresse agudo que desenvolve reação patológica, objetivando identificar os fatores de risco, minimizar condutas potencialmente prejudiciais, prevenir e reduzir a incidência de transtornos mentais crônicos e incapacitantes e intervir de forma rápida em fases precoces do quadro patológico associado ao trauma.

CONCEITOS

O TEA é um diagnóstico recente, introduzido na 4ª edição do DSM, caracterizado como uma reação patológica em indivíduos que passavam por uma situação considerada traumática.[8] Na edição atual, o DSM-5, o diagnóstico de TEA é feito pela presença de 8 sintomas de uma lista que contém 14 (Quadro 19.1).[1]

No DSM-IV, havia um maior peso na presença de sintomas dissociativos, seja da consciência ou afetivos. No DSM-5, eles podem estar presentes, mas não são mais necessários para o diagnóstico de TEA. Um paciente com um número mínimo de 8 sintomas, que podem ser intrusivos, evitativos e de hipervigilância, pode receber o diagnóstico de TEA. A questão importante é que

Quadro 19.1
CRITÉRIOS A PARA DIAGNÓSTICOS PARA TRANSTORNO DE ESTRESSE AGUDO DE ACORDO COM O DSM-5

A. Exposição a episódio concreto ou ameaça de morte, lesão grave ou violação sexual em uma (ou mais) das seguintes formas:

1. Vivenciar diretamente o evento traumático.
2. Testemunhar pessoalmente o evento ocorrido a outras pessoas.
3. Saber que o evento ocorreu com familiar ou amigo próximo. **Nota:** Nos casos de morte ou ameaça de morte de um familiar ou amigo, é preciso que o evento tenha sido violento ou acidental.
4. Ser exposto de forma repetida ou extrema a detalhes aversivos do evento traumático (p. ex., socorristas que recolhem restos de corpos humanos, policiais repetidamente expostos a detalhes de abuso infantil).

Nota: Isso não se aplica à exposição por intermédio de mídia eletrônica, televisão, filmes ou fotografias, a menos que tal exposição esteja relacionada ao trabalho.

B. Presença de 9 (ou mais) dos seguintes sintomas de qualquer uma das cinco categorias de intrusão, humor negativo, dissociação, evitação e excitação, começando ou piorando depois da ocorrência do evento traumático:

Sintomas de intrusão

1. Lembranças angustiantes recorrentes, involuntárias e intrusivas do evento traumático. **Nota:** Em crianças, pode ocorrer a brincadeira repetitiva na qual temas ou aspectos do evento traumático são expressos.
2. Sonhos angustiantes recorrentes nos quais o conteúdo e/ou o afeto do sonho estão relacionados ao evento. **Nota:** Em crianças, pode haver pesadelos sem conteúdo identificável.
3. Reações dissociativas (p. ex., *flashbacks*) nas quais o indivíduo sente ou age como se o evento traumático estivesse acontecendo novamente. (Essas reações podem ocorrer em um *continuum*, com a expressão mais extrema sendo uma perda completa de percepção do ambiente ao redor.) **Nota:** Em crianças, a reencenação específica do trauma pode ocorrer nas brincadeiras.
4. Sofrimento psicológico intenso ou prolongado ou reações fisiológicas acentuadas em resposta a sinais internos ou externos que simbolizem ou se assemelhem a algum aspecto do evento traumático.

Humor negativo

1. Incapacidade persistente de vivenciar emoções positivas (p. ex., incapacidade de vivenciar sentimentos de felicidade, satisfação ou amor).

Sintomas dissociativos

1. Senso de realidade alterado acerca de si mesmo ou do ambiente ao redor (p. ex., ver-se a partir da perspectiva de outra pessoa, estar entorpecido, sentir-se como se estivesse em câmera lenta).
2. Incapacidade de recordar um aspecto importante do evento traumático (geralmente devido à amnésia dissociativa, e não a outros fatores, como traumatismo craniano, álcool ou drogas).

Sintomas de evitação

1. Esforços para evitar recordações, pensamentos ou sentimentos angustiantes acerca do, ou fortemente relacionados ao, evento traumático.

Continua ▶

Quadro 19.1 *Continuação*
CRITÉRIOS A PARA DIAGNÓSTICOS PARA TRANSTORNO DE ESTRESSE AGUDO DE ACORDO COM O DSM-5

2. Esforços para evitar lembranças (pessoas, lugares, conversas, atividades, objetos, situações) que despertem recordações, pensamentos ou sentimentos angustiantes acerca do, ou fortemente relacionados ao, evento traumático.

Sintomas de excitação

1. Perturbação do sono (p. ex., dificuldade de iniciar ou manter o sono, sono agitado).
2. Comportamento irritadiço e surtos de raiva (com pouca ou nenhuma provocação) geralmente expressos como agressão verbal ou física em relação a pessoas ou objetos.
3. Hipervigilância.
4. Problemas de concentração.
5. Resposta de sobressalto exagerada.

C. A duração da perturbação (sintomas do Critério B) é de 3 a 30 dias depois do trauma.
Nota: Os sintomas começam geralmente logo após o trauma, mas é preciso que persistam no mínimo 3 dias e até 1 mês para satisfazerem os critérios do transtorno.

D. A perturbação causa sofrimento clinicamente significativo e prejuízo no funcionamento social, profissional ou em outras áreas importantes da vida do indivíduo.

E. A perturbação não se deve aos efeitos fisiológicos de uma substância (p. ex., medicamento ou álcool) ou a outra condição médica (p. ex., lesão cerebral traumática leve) e não é mais bem explicada por um transtorno psicótico breve.

Fonte: American Psychiatric Association.[1]

esses pacientes necessitam de cuidados especiais e urgentes, pois há o risco de que os sintomas se tornem crônicos com todo o sofrimento que impõem.

EPIDEMIOLOGIA

O contato da população com eventos violentos é frequente. Estudos realizados na América do Norte mostram homens (60,7%) e mulheres (51,2%) expostos a uma ou mais situações traumáticas no decorrer da vida. A repetição de eventos também é muito comum, sendo que 56,3% dos homens e 48,7% das mulheres passaram por dois ou mais eventos traumáticos na vida.[9]

No mesmo estudo, apesar da alta exposição (cerca de 60%), a taxa de prevalência do TEPT é de cerca de 8%, variando de 10,4% nas mulheres a 5,0% nos homens. O tipo de trauma sofrido também é decisivo para o desenvolvimento da doença. Neste contexto, diante de estupro como situação traumática, a prevalência de adoecimento chega a 46% para os homens e 65% para as mulheres. No Brasil, a prevalência ao longo da vida de um indivíduo passar por um evento traumático nos grandes centros urbanos como São Paulo chega a assustadores 90%, sendo que os homens também são mais expostos ao longo da vida do que as mulheres. A prevalência do TEPT em São Paulo é de 10,2%, sendo que a prevalência por gênero é de 14,5% para o sexo feminino e 4,2% para o sexo masculino.[2]

Alguns estudos avaliaram a prevalência do TEA. Harvey e Bryant[10] constataram que 13% dos pacientes tinham TEA em internações por acidentes automobilísticos. Os mesmos autores, estudando a prevalência de TEA em diferentes eventos como acidentes automobilísticos, assaltos e incêndios, encontraram prevalências que iam de 10 a 19%.[11] Brewin e colaboradores[12] verificaram que 19% das vítimas de assalto apresentavam TEA.

A presença de todos os grupos de sintomas de TEA é um fator de risco preditivo importante para o TEPT, sendo que 78% destes pacientes desenvolvem TEPT crônico.[13]

Uma revisão sistemática feita por Visser e colaboradores[14] encontrou dados interessantes sobre o aparecimento dos sintomas pós-trauma imediato. No primeiro dia, 66% dos pacientes internados persistem reexperimentando o trauma e apresentando um estado de alerta aumentado. Esse índice aumenta para 95% na terceira semana. A evitação persistente em ter pensamentos, sentimentos ou por lugares que lembrem o evento traumático começa mais lentamente e aumenta até 62% na terceira semana. No total, 36% dos pacientes apresentam sintomas de TEA na primeira semana pós-trauma, e 22% têm sintomas de TEPT (sem considerar o critério tempo de 30 dias). Após 1 mês, as prevalências permanecem em 24% e 34,4%, respectivamente. O pico de prevalência acontece com 30 dias e diminui para 17,5% após 4 meses do trauma. Na maioria dos casos, o TEPT se desenvolveu com 3 meses do trauma, e os sintomas diminuíram após 1 ano, por uma remissão natural.

MANEJO

PREVENÇÃO DO DESENVOLVIMENTO DE TRANSTORNOS MENTAIS APÓS EVENTOS TRAUMÁTICOS

INTERVENÇÕES PSICOLÓGICAS E FARMACOLÓGICAS

As diretrizes terapêuticas do Reino Unido – por meio do National Institute of Clinical Excellence (NICE) – identificaram 10 estudos que investigaram tratamentos não farmacológicos usados em sobreviventes no primeiro mês após o evento traumático.[15] Quatro tipos diferentes de intervenções precoces foram reconhecidos: educação, cuidado colaborativo, aconselhamento focado no trauma e *debriefing* psicológico.

Os dados destes essudos controlados mostraram que o *debriefing* não foi melhor do que as intervenções-controle para evitar o aparecimento de sintomas de TEPT. Dessa forma, intervenções como o *debriefing*, nas quais haja técnicas de promoção de expressão de emoções, ou a renarração dos eventos devem ser evitadas de maneira rotineira. Ao contrário, aconselha-se que os profissionais mantenham uma atitude de observação associada a procedimentos de primeiros socorros psicológicos de acordo com as necessidades individuais.

O NICE entende como primeiros socorros psicológicos o fornecimento de informações, assim como o suporte emocional e instrumental para o paciente. Assistências adicionais podem ser incluídas aos poucos de acordo com as necessidades individuais. Embora a expressão emocional não seja indicada, algumas pessoas podem sentir necessidade de falar, o que pode ser feito com a avaliação da tolerância do indivíduo ao sofrimento que essa narração lhe causa. Quando se percebe que um indivíduo adulto desenvolve um intenso sofrimento após exposição a traumas, ou está em risco para si mesmo ou para outros, os profissionais de saúde devem intervir emergencialmente para a crise, e talvez com uso de intervenções psiquiátricas.

Uma revisão sistemática da literatura com metanálise avaliou tratamentos farmacológicos utilizados na prevenção do desenvolvimento de TEA ou TEPT após eventos traumáticos.[16] Essa revisão encontrou 15 estudos (1.765 indivíduos) e demonstrou que os tratamentos propostos foram mais efetivos do que o placebo, porém, quando se consideraram somente os estudos controlados e randomizados (10 estudos com 300 pacientes), não houve diferenças. A hidrocortisona mostrou um tamanho de efeito considerado grande na redução do risco de desenvolvimento do TEPT,[16] mostrando ser um potencial tratamento preventivo.

Quanto ao tratamento farmacológico do TEA, as evidências também não são tão substanciais como as intervenções psicológicas. Algumas medicações foram testadas tanto para a prevenção do TEPT como para o TEA. A escolha destas foi baseada nos achados científicos sobre as respostas ao estresse, existindo estudos com hidrocortisona, agonistas alfa-adrenérgicos como a clonidina ou um betabloqueador como o propranolol. Após poucas horas do evento traumático, alguns estudos sugerem benefícios e diminuição de sintomas com uso de betabloqueador, embora não haja evidências de que esse anti-hipertensivo diminua a incidência de TEPT.[17]

A hipótese de possíveis benefícios com inibidores seletivos da recaptação de serotonina (ISRSs) no TEA foi sugerida até porque este grupo de fármacos é a primeira escolha no tratamento do TEPT agudo e crônico. Estudos em curso envolvendo o escitalopram não mostraram evidências de superioridade quando comparados com placebo, questionando a validade do uso desse grupo farmacológico no TEA.[18]

Com o intuito de avaliar a eficácia de intervenções aplicadas logo em seguida ao evento traumático, Shalev e colaboradores[18] realizaram um ensaio clínico controlado e randomizado de 12 semanas comparando o uso de 20 mg de escitalopram com a exposição prolongada (EP), a terapia cognitiva (TC) e uma lista de espera (LE) em pacientes que passaram por uma situação traumática aguda (média e desvio-padrão de 9,61 ± 3,91 dias). Eles constataram que, após 5 meses, 21,6% dos pacientes que receberam a EP e 57,1% dos que ficaram na LE tinham TEPT (razão de chances [RC] de 0,21, Intervalo de confiança [IC] de 95%, 0,09-0,46), e que 20% dos pacientes que receberam a TC e 58,7% dos participantes comparados da LE desenvolveram TEPT (RC de 0,18, IC de 95%, 0,06-0,48). O grupo da EP não diferiu da TC com relação ao desfecho TEPT (RC de 0,87, IC de 95%, 0,29-2,62). Os índices e a prevalência de TEPT não diferiram entre o escitalopram e o grupo placebo (61,9% vs. 55,6%; RC de 0,77, IC de 95%, 0,21-2,77). Com 9 meses, 20,8% dos participantes que receberam tanto EP como 21,4% dos participantes da LE tinham TEPT (RC de 1,04, IC de 95%, 0,40-2,67). Participantes que tinham TEPT subclínico antes do tratamento evoluíram de maneira semelhante com ou sem tratamento.

Suliman e colaboradores[19] realizaram um ensaio clínico controlado com 24 semanas de duração, comparando o tratamento usando 10 a 20 mg de escitalopram com o placebo. Ambos os grupos tiveram uma diminuição significativa nos escores da Clinician Administered PTSD Scale (CAPS), e também em outras avaliações como escalas de avaliação clínica, de sintomas depressivos, de ansiedade e com relação ao funcionamento do paciente. É importante mencionar que esses escores se mantiveram diminuídos em avaliações após 52 semanas. Porém, não houve uma diferença entre os grupos de medicação e placebo.

PSICOTERAPIA

A abordagem psicoterápica com maior evidência científica de eficácia para o tratamento do TEA é a terapia cognitivo-comportamental focada no trauma (TCCFT). Esta psicoterapia inclui cinco sessões que utilizam técnicas de exposição prolongada e reestruturação cognitiva.

Uma revisão sistemática da literatura realizada por Visser e colaboradores,[14] incluindo 66 estudos, constatou que os tratamentos para TEA e TEPT continuaram a mostrar benefícios até 15 meses após o trauma. Contudo, o achado importante desta metanálise mostra que o tratamento aplicado logo nas 2 primeiras semanas após o trauma pode prevenir o aparecimento do TEPT, com redução dos sintomas no período de 6 meses. A TCCFT foi o tratamento mais efetivo.

A exposição prolongada é feita de forma imaginária e *in vivo*. A exposição imaginária consiste na ativação direta das memórias traumáticas, de maneira repetida e detalhada, quanto aos seus aspectos narrativos, emocionais e perceptivos, até que o paciente não tenha mais sofrimento emocional e medo durante as recordações. O paciente aprende que recordar o evento não oferece risco e, por meio da repetição, habitua-se a essas memórias, diminuindo a ansiedade provocada pela evocação delas. Já durante a exposição *in vivo*, o paciente é convidado a listar todas as situações que tem evitado por lhe causarem medo. Ele fará uma hierarquia dessas situações, partindo das que causam menos medo para as que causam mais medo e irá, junto com o terapeuta, enfrentar uma situação de cada vez, até que possa fazer essas atividades sem ansiedade, também por um mecanismo comportamental de habituação.

Com a reestruturação cognitiva, o paciente irá identificar e modificar crenças distorcidas, como pensamentos distorcidos, errôneos ou pouco adaptativos sobre o evento, sua resposta e suas perspectivas de futuro depois do trauma. Após um evento traumático imprevisível, o indivíduo pode ter seu sistema de crenças sobre si, sobre os outros e sobre o mundo modificado. As distorções cognitivas mais comuns estão relacionadas com segurança, credibilidade, poder, autoestima e intimidade. Com isso, a informação sobre o evento não é assimilada e permanece ativa, resultando em sintomas intrusivos e emoções negativas como vergonha, medo, raiva e tristeza. A substituição por pensamentos mais adaptativos baseados não em crenças, mas em probabilidades e evidências (p. ex., probabilidade de estar seguro ou não frente a diferentes situações), faz as emoções negativas diminuírem, havendo melhora do estado psíquico do paciente.[20,21]

Kornør e colaboradores[22] publicaram uma revisão sistemática da literatura com metanálise sobre a eficácia da TCCFT para a prevenção do TEPT. Eles incluíram cinco estudos em sua revisão, todos comparando a TCCFT com o aconselhamento de suporte. Os pacientes tinham diagnóstico de TEA. Os autores constataram que a TCCFT era efetiva na prevenção do TEPT. Este é um dado significativo, porém os dados são generalizados a partir de um número muito pequeno de pacientes, implicando que esta terapêutica deva ser mais estudada.

No atendimento inicial do paciente logo após um evento traumático agudo, é importante que o profissional de saúde reafirme a condição atual de segurança (o fato de estar em ambiente protegido, com suporte médico e segurança física, amparado por equipe e familiares), distante do local e da situação envolvida no trauma.

Algumas condutas devem ser evitadas no caso de estresse agudo (Quadro 19.2), visando a não fixação da memória traumática, o que influirá diretamente

Quadro 19.2
O QUE EVITAR NO ATENDIMENTO DO TRAUMA AGUDO

Evitar a retraumatização: não induzir o paciente a descrever o evento traumático, não o forçar a retornar à cena violenta.

Evitar medicar desnecessariamente: sintomas leves não devem ser medicados; evitar benzodiazepínicos.

Evitar a vitimização: não valorizar o impacto destruidor do trauma, não patologizar, não se referir a sintomas reacionais como doença mental.

Evitar a cronificação: uma vez feito o diagnóstico de TEA, encaminhar/tratar corretamente.

no estabelecimento de doença mental posterior. Devem-se evitar expressões que se refiram a doenças (p. ex., na descrição ou investigação de sintomas, preferir o uso de palavras que se refiram mais a sentimentos normais como "medo" a palavras que são comumente incluídas no diagnóstico psiquiátrico, como "pânico").[23]

Além disso, deve-se evitar colocar o trauma como foco da entrevista com o paciente, de modo que este tenha de narrar seguidamente a experiência. Existem evidências de que isso aumenta a incidência de TEPT. Dessa forma, deve-se evitar que os pacientes tenham que repetir sua narrativa sobre os eventos traumáticos. Deve-se priorizar a anamnese objetiva quanto aos dados da situação traumática por meio de entrevistas com familiares ou terceiros envolvidos (testemunhas, policiais, bombeiros, socorristas), e não diretamente com o paciente. Isto é um alerta também aos profissionais da imprensa que solicitam entrevistas com vítimas ou seus familiares, pois essa narrativa e exposição vão prejudicar a evolução dos pacientes. As entrevistas devem se concentrar nas perguntas sobre o que o paciente apresenta e sobre o que gostaria de melhorar naquele momento, valorizando a prospecção e o sentido de futuro, já direcionando a forma como ele gostaria de se recuperar, seu rápido restabelecimento e retorno à rotina normal de vida.[24] A postura do profissional deve ser otimista, resgatando aspectos positivos reais do paciente, apontando sua capacidade de recuperação e retorno a atividades produtivas.[25]

No trauma agudo, os benzodiazepínicos devem ser evitados, salvo casos muito graves. O uso destes deve ser de curtíssimo prazo (poucos dias) e restrito a situações que apresentem risco. Em alguns estudos, pacientes que utilizaram benzodiazepínicos, sobretudo de maneira prolongada, desenvolveram mais diagnóstico de TEPT do que aqueles que não haviam usado essas medicações.[26,27] No Programa de Atendimento e Pesquisa em Violência (Prove), tem-se usado em alguns casos a trazodona em doses baixas (50 mg à noite) ou a prazosina (ao redor de 2 a 4 mg à noite), sendo esta dose aumentada lentamente para evitar efeitos colaterais relacionados com hipotensão ortostática.

Apesar desses achados negativos para a medicação nos pacientes com TEA, é essencial que se mantenha uma noção da importância da medicação em casos graves, e mesmo em perspectivas de uma medicina mais personalizada, de acordo com cada caso, isso porque, como esses diagnósticos são muito recentes, não se pode clinicar com base somente nas evidências científicas, porque elas são muito escassas. Como exemplo, podem-se citar pacientes com TEA com muitos sintomas dissociativos, que os colocam em risco devido à intensa desorganização mental e do comportamento: em nossa clínica no Prove, tais pacientes são medicados com antipsicóticos atípicos, com a risperidona entre 1 e 4 mg e a quetiapina entre 25 e 100 mg ao dia, sendo que doses mais altas dependem da tolerabilidade e gravidade dos sintomas.

Pacientes e familiares precisam ser informados de que muitos sintomas reacionais ao estresse agudo são esperados e fisiológicos, não configurando necessariamente doença, mas alertados acerca da existência do diagnóstico do TEPT e sua apresentação clínica, bem como da necessidade de busca de reavaliação especializada com surgimento, persistência ou piora dos sintomas após 30 dias do trauma (Quadro 19.3).

Quadro 19.3
ORIENTAÇÕES GERAIS NO ATENDIMENTO DO TRAUMA AGUDO

Reasseguramento: reforçar a condição atual de estabilidade clínica e segurança do paciente, afastando-o do ambiente da cena traumática, valorizando o "aqui e agora estou seguro" (ambiente hospitalar/consultório médico, presença da equipe de saúde, equipe de segurança, familiares, etc.).

Investigação indireta: pesquisar dados e detalhes sobre o trauma com terceiros ou familiares, quando possível.

Postura positiva: mostrar otimismo, reforçar aspectos saudáveis do paciente, focar na melhora e no retorno ao funcionamento normal, não medicalizar, não patologizar.

Antecedentes: pesquisar histórico de traumas e transtornos mentais atuais e anteriores.

Diagnóstico: atentar aos critérios de TEA, se todos os critérios estão presentes e/ou sintomas graves e incapacitantes.

Fármacos: evitar benzodiazepínicos. Considerar betabloqueadores a poucas horas do trauma, trazodona na insônia, baixas dosagens de antipsicóticos atípicos (p. ex., risperidona 1-2 mg, quetiapina 25-100 mg, olanzapina 2,5-5 mg) para sintomatologia moderada/grave.

Orientação e prevenção secundária: pacientes e familiares devem ter noção básica do que é o TEPT, o quanto esperar e quando procurar ajuda.

A Figura 19.1 apresenta um algoritmo para avaliação e manejo de situações de estresse agudo.

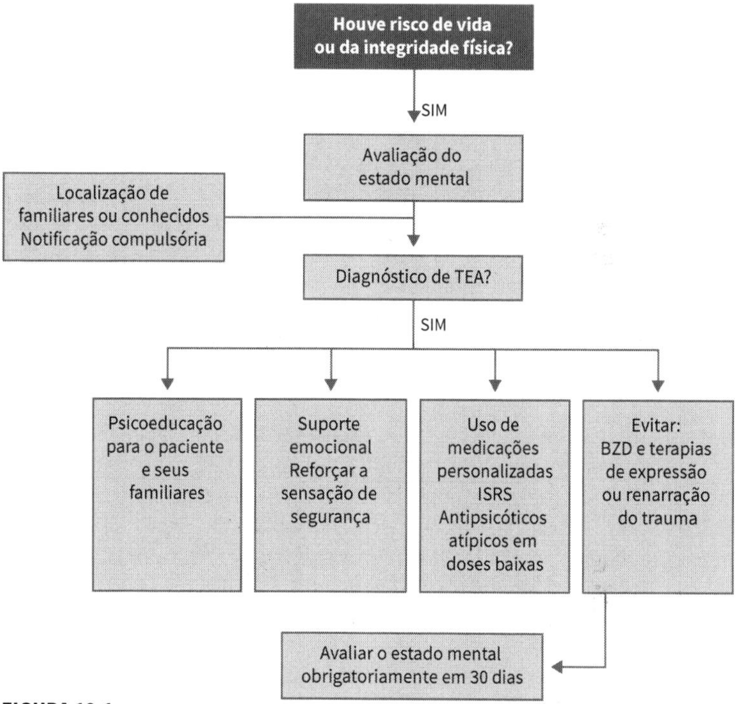

FIGURA 19.1
Algoritmo para avaliação e manejo de pacientes em situações de estresse agudo.

CONSIDERAÇÕES FINAIS

Dada a alta prevalência de eventos traumáticos interpessoais, e mesmo aqueles advindos de acidentes automobilísticos em nosso país, é esperado que um grande número de pacientes que são internados ou avaliados nas emergências e nos serviços de saúde após eventos deste tipo venham a apresentar quadros de TEA e TEPT. Assim sendo, é fundamental que os profissionais desta linha de frente tenham conhecimentos sobre esses diagnósticos, assim como de seus tratamentos e dos manejos preventivos para seu aparecimento.

Antes que os sintomas apareçam, é essencial a instalação de protocolos preventivos, que basicamente consistem em cuidados de suporte, educativos e ampla ação de apoio e proteção social. Algumas condutas mais específicas são promissoras e mostram indícios de eficácia como tratamentos preventivos, caso da hidrocortisona (ainda são necessárias mais pesquisas a esse respeito) e de manejos psicoterápicos cognitivo-comportamentais.

Quando o quadro de TEA está instalado, é necessária uma atenção psiquiátrica e psicológica intensiva. Até o momento, as medicações não podem ser indicadas na base de evidências científicas, de modo que a prescrição ainda é baseada na sintomatologia de cada caso. Os ISRSs e os antipsicóticos atípicos são usados. No Prove, nesses casos são utilizados antipsicóticos atípicos, associados a ISRSs. Com relação aos tratamentos psicoterápicos, a maior evidência está com as técnicas cognitivas e comportamentais associadas, mas outras técnicas também devem ser pesquisadas.

As pessoas que passam por essas situações traumáticas estão em altíssimo risco para o desenvolvimento de transtornos mentais graves e crônicos, não somente TEPT, mas também depressão, motivo pelo qual não se devem medir esforços imediatos aos eventos traumáticos com o intuito preventivo e curativo de desfechos desfavoráveis.

REFERÊNCIAS

1. American Psychiatric Association. Manual diagnóstico e estatístico de transtornos mentais: DSM-5. 5. ed. Porto Alegre: Artmed; 2014.
2. Ribeiro WS, Mari JJ, Quintana MI, Dewey ME, Evans-Lacko S, Vilete LM, et al. The impact of epidemic violence on the prevalence of psychiatric disorders in Sao Paulo and Rio de Janeiro, Brazil. PLoS One. 2013;8(5):e63545.
3. Kessler RC, Rose S, Koenen KC, Karam EG, Stang PE, Stein DJ, et al. How well can post-traumatic stress disorder be predicted from pre-trauma risk factors? An exploratory study in the WHO World Mental Health Surveys. World Psychiatry. 2014;13(3):265-74.
4. Forbes D, Creamer M, Phelps A, Bryant R, McFarlane A, Devilly GJ, et al. Australian guidelines for the treatment of adults with acute stress disorder and post-traumatic stress disorder. Aust N Z J Psychiatry. 2007;41(8):637-48. Review.
5. Brooks R, Silove D, Bryant R, O'Donnell M, Creamer M, McFarlane A. A confirmatory factor analysis of the acute stress disorder interview. J Trauma Stress. 2008;21(3):352-5.
6. Andrade SS, Jorge MH. Hospitalization due to road traffic injuries in Brazil, 2013: hospital stay and costs. Epidemiol Serv Saude. 2017;26(1):31-8.
7. Bryant RA. Early predictors of posttraumatic stress disorder. Biol Psychiatry. 2003;53(9): 789-95.
8. American Psychiatric Association. Diagnostic and statistical manual of mental disorders: DSM-IV. 4th ed. Washington, DC: APA; 1994.
9. Kessler RC, Sonnega A, Bromet E, Hughes M, Nelson CB. Posttraumatic stress disorder in the National Comorbidity Survey. Arch Gen Psychiatry. 1995;52(12):1048-60.

10. Harvey AG, Bryant RA. The relationship between acute stress disorder and posttraumatic stress disorder: a prospective evaluation of motor vehicle accident survivors. J Consult Clin Psychol. 1998;66(3):507-12.
11. Harvey AG, Bryant RA. Acute stress disorder across trauma populations. J Nerv Ment Dis. 1999;187(7):443-6.
12. Brewin CR, Andrews B, Rose S, Kirk M. Acute stress disorder and posttraumatic stress disorder in victims of violent crime. Am J Psychiatry. 1999;156(3):360-6.
13. Ribeiro WS, Andreoli SB, Ferri CP, Prince M, Mari JJ. Exposure to violence and mental health problems in low and middle-income countries: a literature review. Braz J Psychiatry. 2009;31 Suppl 2:S49-57.
14. Visser E, Gosens T, Den Oudsten BL, De Vries J. The course, prediction, and treatment of acute and posttraumatic stress in trauma patients: a systematic review. J Trauma Acute Care Surg. 2017;82(6):1158-83.
15. National Institute for Health and Care Excellence. Guideline scope. Post-traumatic stress disorder: management. London; [2005].
16. Sijbrandij M, Kleiboer A, Bisson JI, Barbui C, Cuijpers P. Pharmacological prevention of post-traumatic stress disorder and acute stress disorder: a systematic review and meta-analysis. Lancet Psychiatry. 2015;2(5):413-21.
17. Bisson JI. Pharmacological treatment to prevent and treat post-traumatic stress disorder. Torture. 2008;18(2):104-6.
18. Shalev AY, Ankri Y, Israeli-Shalev Y, Peleg T, Adessky R, Freedman S. Prevention of posttraumatic stress disorder by early treatment: results from the Jerusalem Trauma Outreach and prevention study. Arch Gen Psychiatry. 2012;69(2):166-76.
19. Suliman S, Seedat S, Pingo J, Sutherland T, Zohar J, Stein DJ. Escitalopram in the prevention of posttraumatic stress disorder: a pilot randomized controlled trial. BMC Psychiatry. 2015;15:24.
20. Bryant RA, Harvey AG, Dang ST, Sackville T, Basten C, et al. Treatment of acute stress disorder: a comparison of cognitive-behavioral therapy and supportive counseling. J Consult Clin Psychol. 1998;66(5):862-6.
21. Bryant RA, Moulds ML, Nixon RD, Mastrodomenico J, Felmingham K, Hopwood S. Hypnotherapy and cognitive behaviour therapy of acute stress disorder: a 3-year follow-up. Behav Res Ther. 2006;44(9):1331-5.
22. Kornør H1, Winje D, Ekeberg Ø, Weisaeth L, Kirkehei I, Johansen K, et al. Early trauma-focused cognitive-behavioural therapy to prevent chronic post-traumatic stress disorder and related symptoms: a systematic review and meta-analysis. BMC Psychiatry. 2008;8:81.
23. Zohar J, Sonnino R, Juven-Wetzler A, Cohen H. Can posttraumatic stress disorder be prevented? CNS Spectr. 2009;14(1 Suppl 1):44-51.
24. Brymer M, Layne C, Jacobs A, Pynoos R, Ruzek J, Steinberg A, et al. Psychological first aid: field operations guide [Internet]. 2nd ed. National Child Traumatic Stress Network; 2006 [capturado em 06 jul 2019]. Disponível em: https://www.nctsn.org/sites/default/files/resources//pfa_field_operations_guide.pdf
25. Hobfoll SE, Watson P, Bell CC, Bryant RA, Brymer MJ, Friedman MJ, et al. Five essential elements of immediate and mid-term mass trauma intervention: empirical evidence. Psychiatry. 2007;70(4):283-315; discussion 316-69.
26. Gelpin E, Bonne O, Peri T, Brandes D, Shalev AY. Treatment of recent trauma survivors with benzodiazepines: a prospective study. J Clin Psychiatry. 1996;57(9): 390-4.
27. Mellman TA, Bustamante V, David D, Fins AI. Hypnotic medication in the aftermath of trauma. J Clin Psychiatry. 2002;63(12):1183-4.

TRANSTORNOS DA PERSONALIDADE

BRENO SANVICENTE-VIEIRA
MARIANE NUNES NOTO
RODRIGO GRASSI-OLIVEIRA

20

Os transtornos da personalidade são caracterizados por padrões persistentes, inflexíveis e mal-adaptativos na forma de pensar e interpretar o ambiente e a si próprio, com comportamentos que se desviam de maneira acentuada do esperado para o contexto cultural do indivíduo, afetando negativamente relacionamentos interpessoais e outras áreas da vida. Tais padrões manifestam-se ao longo do desenvolvimento, sobretudo na adolescência e no início da fase adulta.[1]

Os transtornos da personalidade são consideravelmente prevalentes – entre 5 e 15% da população adulta[2] – e apresentam como característica um padrão incomum e desadaptativo de comportamentos, cognições e relacionamentos interpessoais. Contudo, mesmo frequentes e com impacto negativo, queixas diretamente relacionadas aos sintomas da condição não são tão comuns, ao contrário do observado em portadores de outros transtornos mentais, como transtorno de estresse pós-traumático, depressão ou transtorno obsessivo-compulsivo.

Entretanto, como são condições frequentes e com alta comorbidade psiquiátrica, não é incomum que os portadores de transtornos da personalidade busquem serviços de emergência psiquiátrica. Diversas situações de crise podem motivar que tais pacientes procurem um serviço de emergência, destacando-se tentativas de suicídio, comportamento parassuicida, agitação psicomotora, comportamento violento ou intensificação de sintomas psiquiátricos.[3,4]

O foco das intervenções para pacientes com transtornos da personalidade em emergências psiquiátricas é controlar/contornar a demanda de busca, principalmente quando há risco de agressão e suicídio. Todavia, como referido, a procura pelos serviços, muitas vezes, ocorre por queixas que não são diretamente os sintomas do transtorno da personalidade. Por isso, acredita-se que, em serviços psiquiátricos, o correto diagnóstico dos transtornos da personalidade seja subestimado, o que, além de ter impacto negativo no reconhecimento desses pacientes, resulta eventualmente em condutas menos efetivas.

Portanto, além do manejo adequado da demanda de busca por ajuda, um objetivo em emergência psiquiátrica é a avaliação e identificação dos transtornos da personalidade, uma vez que o risco pode persistir em função das características de personalidade, incorretamente assumidas como outra condição (p. ex., depressão ou uso de drogas). A correta avaliação exige um cuidado constante do clínico e comumente requer auxílio de informantes, como familiares, já que os pacientes podem minimizar algumas das manifestações em razão de as possuírem como características desde muito tempo.[5]

Também na linha da correta avaliação em situações de emergência, um dos principais aspectos é a análise do risco que o quadro apresenta para, com base na necessidade, definir a melhor conduta/manejo clínico. Objetivos secundários envolvem a estipulação de metas terapêuticas realistas, suporte e motivação para a continuidade do tratamento.[6]

São reconhecidos 10 diferentes transtornos da personalidade que, por características diagnósticas, são reunidos em três diferentes grupos ou conjuntos de diagnósticos distintos, mas conectados por características centrais: o Grupo A, o Grupo B e o Grupo C. Considerando os desafios para a correta identificação sintomática, a precisa identificação do transtorno é um dos pontos fundamentais das intervenções em contextos de crise, para, então, optar-se pela prática mais adequada. Outro aspecto central nessa mesma direção é o manejo, pois, como são transtornos com particularidades na forma de contato interpessoal, a conduta e o modo de comunicação costumam demandar cuidados para não criar resistências ou até agravar sintomas. Além disso, as características do transtorno também podem ter impacto negativo sobre as intervenções em função da contratransferência, estando o profissional conhecedor do transtorno mais preparado para lidar com tal ocorrência sem prejuízos.[7]

Portanto, o objetivo deste capítulo é auxiliar o especialista na identificação e tomada de decisão relacionada ao manejo do paciente com transtorno da personalidade em emergência psiquiátrica. São abordados os principais conceitos, as características centrais de identificação sintomática, além das peculiaridades em termos de apresentação e manejo clínico.

CONCEITOS

Ao compreender e estudar os transtornos da personalidade, cabe a correta concepção do conceito de **personalidade**, bem como de seus desvios normais e patológicos. De maneira ampla, personalidade é um conjunto de aspectos individuais que orientam a regularidade, ou os padrões, de cada pessoa agir, pensar e experienciar sua subjetividade em termos emocionais. Esses padrões que compreendem diferentes domínios são denominados **traços**, que variam desde um extremo de grande manifestação até outro de completa ausência.

Alguns dos traços mais conhecidos são **expressão de afeto negativo** (tendência do sujeito para sentir tristeza, ansiedade e outros afetos negativos), **distanciamento** (dificuldade de intimidade, expressão de contato interpessoal), **retraimento social** (relacionado a quanto contato o indivíduo mantém, sobre como funciona o contato social e interpessoal, se é indiferente aos outros, ou sente-se rejeitado, por exemplo) e **meticulosidade** (relacionado a quão flexível é o sujeito). Os traços dividem-se em **facetas**, as quais, por sua vez, ampliam o espectro e são mais específicas.[1,5]

Considerando uma complexidade de aspectos e características, apresentados em forma de traços, foram descritos conjuntos de critérios que se aplicam a indivíduos que, de maneira regular e consistente, manifestam padrões inadequados e difusos quanto à adequação ao contexto cultural no qual estão inseridos. Contudo, mais recentemente surgiram discussões sobre a pervasividade e extensão desses padrões, uma vez que as fronteiras do assumido como "normal" ou patológico são também difusas, fazendo-se necessária uma compreensão da amplitude do conceito de personalidade para o entendimento dos transtornos. É justamente em razão dessas dificuldades que os transtornos da personalidade não costumam ser diagnosticados durante a infância, período de instabilidade constante. Na mesma direção, é fundamental que as alterações e o padrão constatado como distinto do esperado estejam presentes em todas as áreas da vida do sujeito.[2,7]

Como referido, os transtornos da personalidade iniciam-se no final da adolescência e início da idade adulta e caracterizam-se por um padrão estável e persistente de comportamentos que se manifestam em diferentes contextos e provocam intenso sofrimento subjetivo ou prejuízos no funcionamento social ou ocupacional do indivíduo.[1]

Didaticamente, como já citado, os transtornos da personalidade podem ser divididos em três grupos com base em características semelhantes. O Grupo A agrupa os transtornos da personalidade paranoide, esquizoide e esquizotípica. Esses transtornos se destacam pela excentricidade ou características incomuns, e os indivíduos, com frequência, são descritos como esquisitos. O Grupo B é o grupo de transtornos da personalidade mais conhecido e reconhecido, cujas características centrais estão ligadas aos relacionamentos, sendo erráticos ou manifestando excessivamente dramaticidade e emotividade. No Grupo B, incluem-se os seguintes transtornos da personalidade: antissocial, *borderline*, histriônica e narcisista. Por fim, o Grupo C, cuja característica global é ansiedade e medo, inclui os transtornos da personalidade evitativa, dependente e obsessivo-compulsiva. A Tabela 20.1 descreve resumidamente as características centrais de cada um dos diferentes transtornos.

É importante mencionar que, atualmente, o modelo de abordagem diagnóstica dos transtornos da personalidade permanece categórico, pressupondo a existência de características sindrômicas que se diferenciam entre si, de transtorno para transtorno.

Contudo, a American Psychiatric Association (APA) havia proposto uma mudança significativa nos critérios diagnósticos dos transtornos da personalidade para o *Manual diagnóstico e estatístico de transtornos mentais*, 5ª edição (DSM-5),[1] em que o número de categorias seria reduzido, passando-se a adotar um critério dimensional no qual cinco tipos de personalidade estariam classificados de acordo com a intensidade de características essenciais e acessórias. Tal proposta é baseada no conceito de que os transtornos da personalidade são, na realidade, uma conjunção de traços de personalidade desadaptativos, que se encaixam mais ou menos na realidade cultural do indivíduo de uma forma ampla, não necessariamente categórica, isto é, em termos da presença ou ausência da condição. Assim sendo, este modelo alternativo valoriza em especial traços patológicos relacionados a cinco domínios: afeto negativo, distanciamento, antagonismo, desinibição e psicoticismo.

No entanto, apesar de promissoras, tais mudanças não foram incorporadas no DSM-5, pois as propostas de modificação ainda carecem de investigação adicional, assim como de indicações práticas no que se refere à conduta clínica.[1] Dessa forma, as proposições foram incluídas de forma complementar no manual, sendo encontradas em uma seção como guia para pesquisas futuras. Ao clínico mais atualizado, é relevante o conhecimento dessa peculiaridade, pois poderá ser uma realidade da prática no futuro, além de passar a ser foco de pesquisas.[8]

EPIDEMIOLOGIA

Em função da dificuldade para a correta investigação, os levantamentos de prevalência e epidemiologia são lacunas científicas notórias para os transtornos da personalidade, sobretudo se comparados aos dados desta natureza disponíveis para outros transtornos mentais. A limitação de estudos robustos focados no

Tabela 20.1
DESCRIÇÃO RESUMIDA DAS CARACTERÍSTICAS DOS DIFERENTES TRANSTORNOS DA PERSONALIDADE

TRANSTORNO DA PERSONALIDADE	CARACTERÍSTICAS CENTRAIS
Paranoide	Desconfiança e ideias de que terceiros querem constantemente tirar proveito de si
Esquizotípica	Prejuízos sociais e interpessoais, incluindo desconforto e pouca capacidade para relacionamentos. Ainda inclui distorções e percepções distorcidas, bem como comportamento excêntrico
Esquizoide	Distanciamento social e restrição da afetividade
Antissocial	Mentira, manipulação e desrespeito aos direitos dos outros
Borderline	Relações instáveis, com distorção da autoimagem e descontrole de afetos e impulsos. Marcado pelo medo da rejeição nos relacionamentos
Histriônica	Exagerada emotividade, drama e busca pela valorização por parte de terceiros
Narcisista	Grandiosidade, autoestima inflada e crença de que possui importância/valor destacado em relação a terceiros
Evitativa	Inibição nos relacionamentos e contato social, com percepção distorcida de inadequação. Indivíduos muitas vezes retraídos socialmente
Dependente	Submissão, com necessidade de cuidado de terceiros e autopercepção de incompetência sem a orientação de outros
Obsessivo-compulsiva	Perfeccionismo, rigidez comportamental, necessidade de controle e metodicidade

Fonte: Adaptada de American Psychiatric Association.[1]

levantamento da prevalência de transtornos da personalidade reflete-se em estimativas com ampla variabilidade. Independentemente disso, aceita-se que os transtornos da personalidade são frequentes, com prevalência entre 5 e 15% da população em geral.[2,9,10] Há dados indicando, ainda, que portadores de transtornos da personalidade possuem um risco aumentado de morte precoce, com estimativa de vida cerca de 15 anos menor do que a população em geral.[11]

Apesar dessa restrição de dados, geograficamente existem indícios de que na Europa há uma menor prevalência, encontrando-se índices mais elevados nos Estados Unidos. Áreas urbanas concentram maior prevalência em comparação a áreas rurais, embora um possível viés de avaliação deva ser considerado neste sentido.

Quanto à prevalência relativa a sexo e etnia, até o momento estudos epidemiológicos não indicaram diferenças representativas na comparação de homens e mulheres, e tampouco entre diferentes etnias.[2,9] Além disso, corroborando a ideia de que transtornos da personalidade são contínuos, a prevalência não oscila entre as faixas etárias. Contudo, dados da população idosa sugerem menores prevalências em participantes mais velhos, o que supostamente seria reflexo de uma mortalidade precoce.[11] Outra possível explicação é de que determinados traços de personalidade sejam atenuados ao longo da vida, o que explicaria menores prevalências após os 65 anos,[10] porém maior compreensão é necessária a respeito deste assunto.

Sobre a prevalência observada em serviços de saúde, as taxas são ainda mais representativas. Serviços de atenção primária mostram cerca de 25% de prevalência para tais transtornos, sendo que, em serviços psiquiátricos ambulatoriais, metade dos usuários apresenta algum diagnóstico nesse sentido. Diferente do observado na população em geral, em serviços especializados, é mais comum a ocorrência de transtorno da personalidade em mulheres.[12]

Embora os números gerais dos transtornos da personalidade reforcem a necessidade da avaliação, clinicamente é relevante a observação dos diferentes transtornos, uma vez que há especificidades epidemiológicas descritas, seja em termos de prevalência, tendência de características sociodemográficas mais frequentes e comorbidades mais comuns. As prevalências dos transtornos da personalidade específicos são descritas a seguir:[13-16]

- Transtorno da personalidade paranoide: 0,7 a 2,3%.
- Transtorno da personalidade esquizotípica: 0,06 a 3,3%.
- Transtorno da personalidade esquizoide: 0,8 a 4,9%.
- Transtorno da personalidade antissocial: 0,6 a 4,1%.
- Transtorno da personalidade *borderline*: 0,5 a 1,6%.
- Transtorno da personalidade histriônica: 0,2 a 2%.
- Transtorno da personalidade narcisista: 0,03 a 0,8%.
- Transtorno da personalidade evitativa: 0,8 a 5,2%.
- Transtorno da personalidade dependente: 0,5 a 1,5%.
- Transtorno da personalidade obsessivo-compulsiva: 1%.

Entre as características gerais com dados que podem ser relevantes para o clínico, destaca-se que os transtornos da personalidade *borderline*, histriônica e dependente são mais comuns em mulheres, e que o transtorno da personalidade antissocial é mais frequente em homens. Estudos indicam que indivíduos com esses transtornos têm uma tendência a viverem sozinhos ou serem separados/ divorciados.[4,9,10]

A comorbidade entre diferentes tipos de transtornos da personalidade foi documentada em diversos estudos e ocorre com relativa frequência, o que sugere que não há um limite preciso entre as diferentes categorias de transtorno da personalidade,[14,16,17] embora as novas propostas dimensionais critiquem a abordagem de caracterização em múltiplos diagnósticos.[2] Ainda sobre as comorbidades psiquiátricas, são alarmantes os dados relativos à coocorrência de um transtorno da personalidade com outro transtorno psiquiátrico que não seja da personalidade. Embora alguns dados sejam conflitantes, todos indicam que pacientes com transtornos da personalidade têm um risco aumentado de apresentar outro transtorno mental. Um dos trabalhos mais relevantes em relação a esse assunto indica que pacientes com transtorno da personalidade têm, em média, cerca de três outros transtornos mentais, destacando-se os transtornos de ansiedade, humor e de uso de substâncias.[13]

AVALIAÇÃO DO PACIENTE

Considerada a importância e representatividade dos transtornos da personalidade, a correta e adequada avaliação é uma necessidade. Já foi inclusive sugerido que o principal problema e a dificuldade de compreender o impacto dos transtornos da personalidade é justificado pelo erro e falha em identificá-los corretamente. Uma avaliação deve considerar os transtornos da personalidade, porém uma análise cuidadosa, muitas vezes, é inviável em um contexto de emergência, sendo ainda mais complicada a investigação e diferenciação de critérios diagnósticos, seja devido ao tempo restrito, à dificuldade de diferenciação ou à qualidade da informação em um contexto de crise.[5]

Neste sentido, sugere-se uma avaliação superficial de traços amplos e centrais da personalidade, considerando que tais dimensões são abrangentes e podem exigir ação imediata. Em caso de observação desses itens, o passo seguinte seria a análise detalhada sobre a sua presença momentânea ou contínua, buscando identificar se são transitórios ou traços de personalidade. O Quadro 20.1 apresenta os quatro traços que podem auxiliar em uma avaliação inicial mais breve, bem como qual pode ser o foco na investigação desses traços. Entretanto, não há instrumentos reconhecidos e considerados para situações gerais, embora este seja um ponto que vem recebendo crescente atenção, tornando-se uma agenda de prioridade na clínica psiquiátrica.

Assim, uma identificação das necessidades iniciais deve ser realizada. O esperado é que, na continuidade do contato com o paciente, o uso de informantes possa corroborar a presença de determinados traços, facilitando

Quadro 20.1
PRINCIPAIS TRAÇOS DE PERSONALIDADE A SEREM AVALIADOS E COM IMPLICAÇÕES POTENCIALMENTE IMEDIATAS PARA INTERVENÇÃO

Desregulação emocional/afetividade negativa: avaliada por meio da percepção de labilidade afetiva e rápidas mudanças no afeto com mínima estimulação.

Distanciamento: observado na redução das interações interpessoais e pouca expressão emocional.

Antagonismo: perceptível pela constante oposição a outras pessoas, egocentrismo e/ou desrespeito para com terceiros.

Meticulosidade: identificada a partir da preocupação excessiva com regras, necessidade de controle, metodicidade e dificuldade em aderir a flexibilizações.

Fonte: Adaptado de Bateman e Tyrer.[5]

a adequada avaliação. Todavia, fica evidente a dificuldade que a investigação dos transtornos da personalidade representa na prática da emergência psiquiátrica.[5,7]

MANEJO

Pacientes com transtornos da personalidade, especialmente os do Grupo B, apresentam pouco controle de impulsos,[18] o que predispõe à procura por serviços de emergência devido a crises de agressividade e tentativas de suicídio. A maioria dos pacientes com transtornos da personalidade em uma emergência psiquiátrica são portadores de transtorno da personalidade *borderline* (9-33%).[19] Grande parte das evidências disponíveis na literatura sobre transtornos da personalidade na emergência concentra-se nesse grupo de pacientes.

As medicações têm eficácia comprovada no manejo dos sintomas associados aos transtornos da personalidade, e seu uso deve estar associado a tratamentos psicoterápicos baseados em evidências.[20] O risco de efeitos colaterais deve ser ponderado em relação aos possíveis benefícios de modo individualizado.[20] A medicação na emergência deve se concentrar na sintomatologia aguda. Os critérios de hospitalização são os mesmos utilizados para os outros transtornos psiquiátricos e incluem risco iminente para si e para terceiros, incapacidade de realizar autocuidado e estressores psicossociais que extrapolam a capacidade dos indivíduos de suportá-los. Como a patologia de base permanece inalterada com a hospitalização, o tempo de permanência no hospital deve ser minimizado para evitar a dependência que subverte a recuperação das circunstâncias que levaram à internação.[21]

Após o paciente ter alta do setor de emergência psiquiátrica, deve receber encaminhamento para tratamento psiquiátrico ambulatorial ou em hospital-dia e ser avaliado dentro de um intervalo de 24 a 48 horas. Todos os pacientes hospitalizados por manifestações de transtornos da personalidade devem ser encaminhados para tratamento psicoterápico.[21] A seguir, estão resumidas evidências de avaliação e manejo de alguns dos transtornos da personalidade específicos mais frequentes em emergência.

TRANSTORNO DA PERSONALIDADE PARANOIDE

Em geral, esses indivíduos buscam o serviço em função de outras demandas clínicas. Uma dificuldade é a desconfiança que apresentam em relação ao profissional e à conduta médica. Nesses casos, vincular-se a acompanhantes pode ser útil para facilitar a adesão ao tratamento, já que, muitas vezes, tais pacientes se recusam a serem tratados, acreditando que o tratamento possa ser maléfico e lhes causar dano.[3]

O manejo inclui a avaliação (com atenção para o diagnóstico diferencial de transtornos psicóticos) e o tratamento de comorbidades clínicas e psiquiátricas.

O uso de psicofármacos é indicado em casos de agitação e ansiedade. Em geral, os ansiolíticos estão indicados para situações de ansiedade aguda. Pode ser necessário o emprego de antipsicóticos em baixas doses por curtos períodos de tempo em episódios de agitação ou agudização de sintomas persecutórios.[20]

É importante não ser confrontativo, mas firme, fornecendo dados claros ao paciente sobre a realidade e sua condição atual. Explicar claramente todos os procedimentos e indicações acerca da sua realização tem impacto positivo. Qualquer inconsistência ou dúvida pode aumentar a desconfiança por parte do paciente. A necessidade de internação passa principalmente pela avaliação da agressividade e exacerbação de sintomas psicóticos, com observação dos riscos de agressão.[3]

TRANSTORNO DA PERSONALIDADE ESQUIZOIDE

Estes indivíduos procuram a emergência por uma comorbidade médica ou psiquiátrica,[3] e o manejo deles inclui primariamente o tratamento das comorbidades. Existem poucas evidências apoiando o tratamento farmacoterápico nessas situações.

Para alguns pacientes, o uso de antipsicóticos e antidepressivos pode ser benéfico; estes últimos podem tornar o paciente menos sensível à rejeição.[20] Ainda que não haja muita evidência disponível, os benzodiazepínicos podem reduzir a sensibilidade interpessoal.[20] Há necessidade de privacidade no manejo da crise nesses pacientes. Os portadores desse transtorno podem parecer indiferentes, mas costumam ser responsivos à intervenção de crise.[3]

TRANSTORNO DA PERSONALIDADE ESQUIZOTÍPICA

As demandas dos pacientes com esse transtorno costumam ser exacerbações de sintomas, com sintomas psicóticos agudos, ansiedade ou depressão.[3] O manejo da emergência nesses pacientes inclui a avaliação e o tratamento de comorbidades clínicas e psiquiátricas.

O conceito de transtorno esquizotípico no espectro da esquizofrenia dá suporte para o tratamento desses pacientes com antipsicóticos, benéficos sobretudo para a sintomatologia do tipo psicótica.[22] Os antipsicóticos atípicos são preferíveis pelo menor risco de causarem sintomas extrapiramidais e discinesia tardia.[22] Normalmente, os sintomas psicóticos são autolimitados e respondem a doses baixas de antipsicóticos.[3] Estudos abertos sugerem que os antidepressivos podem ser benéficos no tratamento de autoagressividade, sintomatologia psicótica e sintomas depressivos, mas as evidências são menos consistentes.[23]

Pacientes com esse transtorno podem ter o senso de realidade prejudicado, afirmar falsos dados de realidade.[3] Na avaliação e durante o manejo verbal, é importante ter cuidado para não ser muito abrupto ou insistente, sendo relevante também oferecer suporte emocional nas crises.[3] De acordo com a gravidade dos sintomas, a internação hospitalar pode estar indicada.

TRANSTORNO DA PERSONALIDADE ANTISSOCIAL

Raramente esses pacientes chegam ao serviço de emergência devido ao transtorno. Em geral, a procura pelo serviço de emergência se dá por uma comorbidade médica, uso de substâncias ou ordem judicial. Não é incomum que busquem a emergência demandando hospitalização para evitar consequências de suas ações como atos criminais ou confrontos interpessoais com agressividade.[3]

No contato e manejo, é essencial considerar que os pacientes com transtorno da personalidade antissocial podem ser manipuladores, escondendo suas reais intenções e usando a sedução para conseguirem benefícios ou recompensas. Há uma notável desconsideração pelos sentimentos alheios e falta de empatia. Eles apresentam pouco controle de impulsos e podem se tornar agressivos, principalmente quando seus desejos não são atendidos. Queixas somáticas e pensamentos de suicídio podem expressar-se na entrevista.[3]

Estudos demonstram associação entre comportamento suicida e transtorno da personalidade antissocial. Esses pacientes têm risco aumentado em relação à população geral de morrerem por causas violentas, incluindo suicídio.[24] Nesse sentido, cerca de 19% da população de 13 a 19 anos que morre por suicídio preenche critérios diagnósticos para transtorno de conduta ou transtorno da personalidade antissocial.[17]

Não há nenhuma medicação aprovada para o tratamento desse transtorno. Contudo, alguns medicamentos podem auxiliar em certas condições comumente associadas ao transtorno, sobretudo agressividade. O manejo da emergência nesses pacientes inclui a avaliação e o tratamento de comorbidades clínicas e psiquiátricas, especialmente o uso de substâncias. O tratamento pode ser, muitas vezes, difícil, e o insucesso no processo terapêutico é bastante frequente.[3]

Alguns estudos demonstraram uma redução no comportamento agressivo e na impulsividade em detentos tratados com lítio e fenitoína, porém tais estudos apresentavam importantes limitações metodológicas.[22] Até o presente momento, existem evidências apoiando apenas o tratamento de impulsividade e agressividade nesses pacientes, usando inibidores seletivos da recaptação de serotonina (ISRSs) e estabilizadores de humor para descontrole de impulsos. A desregulação emocional pode ser aliviada com ISRSs e outros antidepressivos e, por fim, anormalidades cognitivas e de percepção podem ser tratadas com baixas doses de antipsicóticos.[25]

No manejo verbal dos pacientes, é fundamental estabelecer limites claros, fornecer dados sobre a realidade da situação e estar atento a possíveis manipulações do paciente. A hospitalização pode ser necessária se o paciente demonstrar risco de agressividade. As tentativas de suicídio devem ser consideradas sérias, exceto no caso de existirem evidências contrárias que sustentem uma manipulação.[3] O tratamento deve ser efetuado por profissionais experientes em um ambiente altamente estruturado.

TRANSTORNO DA PERSONALIDADE *BORDERLINE*

Entre os critérios diagnósticos e as manifestações recorrentes do transtorno, incluem-se tentativas e ameaças de suicídio e comportamento automutilante, além de sintomas psicóticos, em especial ideação paranoide, eventualmente associada a alucinações auditivas e dissociação.[1] Pelo fato de serem características comuns da condição, tentativas de suicídio, autoagressão, sintomas psicóticos (alucinações auditivas e visuais) e crises dissociativas fazem os pacientes com transtorno da personalidade *borderline* procurarem emergências frequentemente, representando o transtorno da personalidade mais comum em serviços psiquiátricos.[26] Um dado ilustrativo é o fato de que pacientes com quatro ou mais tentativas de suicídio em 1 ano em geral preenchem critérios para esse transtorno, sendo que as tentativas em tais pacientes correspondem a cerca de 12% das visitas ao serviço de emergência em 1 ano.[27]

Além do constante risco que os pacientes com transtorno da personalidade *borderline* têm para suicídio, é relevante considerar que estressores psicossociais podem aumentar esse risco, bem como de comportamentos impulsivos, delírios e dissociação.[24] Assim sendo, ao menor sinal da presença do transtorno, a avaliação do risco demanda um cuidado meticuloso. A presença de comorbidade com transtorno do humor, além do aumento recente no consumo de substâncias psicoativas, deve ser observada como um fator de risco importante.[24]

Devem-se investigar também tentativas prévias de suicídio (meios utilizados, letalidade e situações em que ocorreram).[24] Impreterivelmente, deve-se avaliar se há planejamento suicida atual e acesso a meios de fazê-lo, sendo a hospitalização uma alternativa a considerar. Justamente neste sentido, a questão primordial no atendimento é avaliar a indicação de internação psiquiátrica.

Entretanto, a internação psiquiátrica não tem eficácia documentada nestes pacientes e pode até estar associada à piora do quadro clínico, ligada à regressão do comportamento com passividade, uso de substâncias, autoagressão e desobediência a regras.[28] Portanto, a decisão é complicada, mas tentativas de suicídio graves e presença de sintomas psicóticos em geral fazem da internação a melhor opção em função do controle e da segurança que garantem para o clínico responsável. No entanto, é essencial que o profissional documente o diagnóstico a fim de justificar a preferência por internações mais curtas.[28] O tratamento em hospitais-dia pode ser uma alternativa custo-efetiva nos casos em que a internação não está indicada.[28] As intervenções terapêuticas na emergência devem fornecer suporte ao paciente. A abordagem psicoterapêutica específica deve ser iniciada no seguimento, após controle adequado da sintomatologia aguda no contexto da emergência.[24]

Como episódios de crise são frequentes, bem como a presença constante de pacientes com transtorno da personalidade *borderline* em serviços psiquiátricos, há condutas manualizadas para os profissionais adotarem em tais situações. A melhor conduta para o profissional inclui o seguinte:[29]

- Manter a calma e assumir uma postura não confrontativa.
- Tentar entender a crise a partir do ponto de vista da pessoa (atitude validante, uma estratégia poderosa com tais pacientes que não se sentem compreendidos).
- Investigar as razões para o início da crise.
- Realizar uma entrevista aberta e empática, incluindo afirmações validantes.
- Procurar estimular a reflexão sobre possíveis soluções.
- Evitar minimizar as razões alegadas para a crise.
- Ter o cuidado de não oferecer soluções antes de esclarecer completamente o problema.
- Investigar outras opções antes de considerar a indicação de internação.
- Marcar um retorno breve com a pessoa.

Os tratamentos medicamentosos em situações de crise são amplamente reconhecidos, mas não há tratamento específico. Já foram revisadas evidências, com sínteses indicando uso de antipsicóticos atípicos, estabilizadores do humor e suplementação dietética com ácido graxo ômega-3. Entretanto, são dados provenientes de estudos únicos, que necessitam de replicação.[30]

É relevante também mencionar que, embora comuns na prática e eficazes para tratar comorbidades, não há evidências de que os antidepressivos sejam efetivos no transtorno da personalidade *borderline*.[30] Considerando o quadro de evidências, recomendações clínicas sugerem que a farmacoterapia seja baseada na sintomatologia (i.e., sintomas-alvo), mantendo de forma combinada a psicoterapia.[31] Estudos que avaliam o uso de medicações neste transtorno têm limitações metodológicas importantes e em geral avaliam a farmacoterapia em curto intervalo de tempo. Ter conhecimento de tais limitações é fundamental na interpretação dos dados, pois a medicação prescrita durante a crise pode continuar a ser prescrita inadvertidamente após a sua remissão, resultando em polifarmacoterapia crônica. Essa situação é comum em pacientes com transtorno da personalidade *borderline*, sendo, por isso, relevante a atenção do clínico.[29]

Outra opção medicamentosa pode ser o uso de um antipsicótico atípico, principalmente se sintomas cognitivos, agressividade e impulsividade forem os sintomas primários. Essa alternativa deve ser cautelosa, com ponderação sobre os riscos de efeitos adversos em longo prazo.[31] Já o emprego de estabilizadores do humor tem potencial benéfico, mas a opção pelo lítio requer muita atenção, pois, no caso de tentativas de suicídio, o risco é particularmente alto.[28] Por fim, os benzodiazepínicos podem ser usados no serviço de emergência para controlar uma crise de ansiedade, mas devem ser evitados em longo prazo devido ao risco de uso abusivo e desenvolvimento de tolerância.

O Royal College of Psychiatrists de Londres publicou uma diretriz[29] na qual sugere pontos de cautela quando da prescrição de medicações para pacientes com transtorno da personalidade *borderline*. Segundo tal diretriz, o clínico deve avaliar o risco da prescrição, incluindo abuso, uso para tentativas de suicídio e possível uso concomitante de álcool e outras drogas. É importante também que a escolha do medicamento considere o efeito psicológico que a prescrição trará para o paciente e para o prescritor, incluindo o impacto que essa decisão provocará na relação terapêutica, vinculação e continuidade da terapia, já que são pontos cruciais no tratamento desses pacientes, com altas taxas de descontinuidade. É igualmente relevante que o médico esteja seguro de que não há outra intervenção mais apropriada. Em linha semelhante, recomenda-se monoterapia, sempre que possível, e o uso de sedativos deve ser considerado com muito cuidado durante a crise, não devendo ultrapassar mais de 1 semana; além disso, deve-se optar por medicamentos com menos efeitos colaterais e riscos para adicção, buscando administrar a dose mínima efetiva.

Ainda conforme essa diretriz, o ideal é que sejam prescritas pequenas quantidades e com maior frequência, se houver risco de *overdose*. O médico deve combinar com o paciente quais são os sintomas-alvo da intervenção, além de estabelecer um plano de adesão. A observação e suspensão da medicação após um período de teste no caso de não remissão dos sintomas é importante, sendo a consideração de outros tratamentos alternativa a ser levantada, como a psicoterapia. O clínico também deve garantir o retorno do paciente, combinando isso abertamente, e se for prescrito tratamento farmacológico e este não puder ser interrompido em 1 semana, o comprometimento com o seguimento continuado e sistemático deve ser garantido e combinado, sendo tudo isso registrado em prontuário.

TRANSTORNO DA PERSONALIDADE HISTRIÔNICA

Além de manifestações sintomáticas diversas, uma das principais demandas dos pacientes com esse transtorno é a busca do serviço para obter atenção.[3] A necessidade de ser o centro das atenções pode levar tais pacientes a um comportamento inadequado com queixas somáticas inespecíficas.[3] As queixas desses pacientes podem mudar rapidamente, e o discurso é marcado por conteúdo dramático e teatral.[3] Existem poucos estudos avaliando o risco de suicídio em relação ao transtorno da personalidade histriônica, e eles, em geral, apresentam limitações metodológicas. Ainda assim, há um estudo que apontou esse transtorno como o mais prevalente (22%) associado a comportamento autodestrutivo, mas sem clara intenção suicida.[24]

Em emergência, o manejo desses pacientes deve investigar causas orgânicas para as suas queixas somáticas[3], priorizando a avaliação e o tratamento de comorbidades clínicas e psiquiátricas.[3]

A farmacoterapia deve se concentrar na sintomatologia aguda. O uso de antidepressivos demonstra benefício nos sintomas depressivos e nas queixas somáticas; os ansiolíticos podem ter papel no tratamento da ansiedade aguda, e os antipsicóticos podem tratar microepisódios psicóticos ou sintomas psicóticos-símile.[20]

Deve-se avaliar o risco de agressividade e suicídio. Entretanto, é preciso ter em mente que as queixas desses pacientes podem ser exageradas e volúveis.[3] Muitas vezes, as ameaças de suicídio podem ser um meio de ganhar a atenção desejada ou de manter controle sobre um relacionamento afetivo, motivo pelo qual um cuidado diferencial com o transtorno da personalidade *borderline* é importante. Devido à baixa autoestima e sensibilidade à rejeição, sintomas depressivos podem ocorrer. Antidepressivos podem ser necessários nesses casos. O tratamento ambulatorial em longo prazo deve incluir psicoterapia.[3]

TRANSTORNO DA PERSONALIDADE NARCISISTA

Os indivíduos com esse transtorno costumam chegar ao setor de emergência em função de comorbidades psiquiátricas ou disforia.[3] Ocasionalmente, podem se apresentar em um episódio de fúria (em geral raiva profunda relacionada a algum tipo de ofensa imaginada).[3] Os pacientes com transtorno da personalidade narcisista normalmente ficam surpresos ou enraivecidos quando não recebem a admiração que consideram merecer.[3] O transtorno da personalidade narcisista tem menores taxas de prevalência em relação aos demais transtornos do grupo B, e existem menos dados disponíveis na literatura sobre as taxas de suicídio nessa população. Um estudo que avaliou a morte por suicídio de 43 adultos jovens de 18 a 21 anos encontrou uma frequência de 23,3% de transtorno da personalidade narcisista,[32] e, nesta linha, há dados sugerindo que a evolução desse transtorno está associada a um risco aumentado de suicídio.[33]

O manejo da emergência nesses pacientes inclui a avaliação e o tratamento de comorbidades clínicas e psiquiátricas, sendo os transtornos concomitantes mais comuns depressão, anorexia nervosa e relacionados ao uso de substâncias.

Não existem evidências consistentes que corroborem o tratamento farmacológico nesses pacientes.[3] As medicações devem ser usadas com base na sintomatologia aguda. Devido a oscilações frequentes de humor, os estabilizadores de humor, como o carbonato de lítio, podem ser benéficos.[20] Como esses pacientes podem apresentar sintomas depressivos, principalmente relacionados à sensibilidade aumentada à rejeição, o uso de antidepressivos, sobretudo ISRSs, pode ser benéfico.[20] Avaliar o risco de agressividade é de suma importância, em especial se o paciente estiver manifestando um episódio de fúria narcisista que pode levar a risco de homicídio, casos nos quais a hospitalização pode ser necessária. Ameaças de suicídio devem ser consideradas, investigando-se a necessidade de internação da mesma forma.[3]

AVALIAÇÃO EM EMERGÊNCIA

Idealmente, qualquer abordagem psiquiátrica deve considerar a possibilidade de transtornos da personalidade, mas, conforme constatado, dificuldades em razão da complexidade dessa investigação acabam restringindo a correta avaliação e até o conhecimento científico. Neste sentido, recomendações diversas são descritas; as mais gerais incluem a abordagem de traços potencialmente disfuncionais e, no caso de identificá-los, a realização de uma exploração mais aprofundada. Nessa linha, a Figura 20.1 ilustra o algoritmo de avaliação e protocolo em emergência psiquiátrica para os transtornos da personalidade.

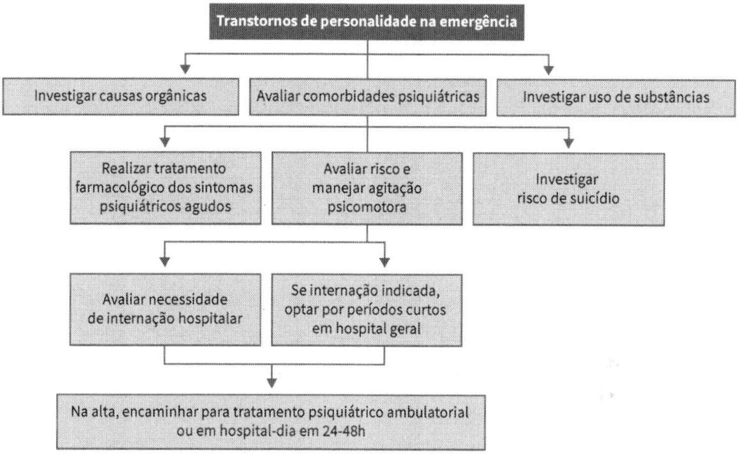
Transtornos de personalidade na emergência
Investigar causas orgânicas
Avaliar comorbidades psiquiátricas
Investigar uso de substâncias
Realizar tratamento farmacológico dos sintomas psiquiátricos agudos
Avaliar risco e manejar agitação psicomotora
Investigar risco de suicídio
Avaliar necessidade de internação hospitalar
Se internação indicada, optar por períodos curtos em hospital geral
Na alta, encaminhar para tratamento psiquiátrico ambulatorial ou em hospital-dia em 24-48h

FIGURA 20.1
Algoritmo para avaliação e conduta do clínico em emergência psiquiátrica com pacientes portadores de transtornos da personalidade.

É fundamental ressaltar que há especificidades para cada transtorno, mas, de forma geral, a conduta segue a avaliação de comorbidades, condições orgânicas e uso de substâncias. Na sequência, a utilização de medicamentos para sintomas agudos é importante, bem como uma cuidadosa avaliação do risco de suicídio e agitação. Por fim, é essencial considerar os prós e contras para decidir acerca da necessidade de hospitalização. Em caso de opção pela internação, são preferíveis e mais benéficos períodos mais curtos. Mesmo que isso seja feito depois do atendimento em emergência, é crucial ressaltar a necessidade de que os pacientes com transtorno da personalidade se mantenham em tratamento ambulatorial.

CONSIDERAÇÕES FINAIS

Os transtornos da personalidade são condições graves e frequentes, com impacto importante na clínica psiquiátrica. Embora a avaliação de tais condições seja preconizada, a dificuldade e a complexidade que demanda restringem a prática. Reflexo disso é a literatura restrita a respeito de práticas baseadas em evidências. Ainda assim, as estratégias de conduta existentes incentivam a avaliação, ao menos superficial, para então se fazer uma exploração maior em caso de necessidade. A importância da investigação reside no fato de que, em geral, pacientes com transtornos da personalidade buscam serviços de emergência em função de demandas de comorbidades ou tentativas de suicídio. A não identificação do diagnóstico pode comprometer o prognóstico e direcionar intervenções que podem até ser prejudiciais.

De maneira geral, é fundamental identificar o transtorno da personalidade e avaliar criteriosamente os riscos e as demandas de emergência. Condutas medicamentosas com foco nos sintomas agudos devem ser tomadas e, com base na gravidade e nos riscos, a internação pode ser considerada. Em caso de hospitalização, são sugeridos períodos curtos, com forte recomendação de que os pacientes sigam em acompanhamento ambulatorial. Acerca das especificidades no manejo, há particularidades para cada transtorno, mas as evidências são ainda precoces. Portanto, os transtornos da personalidade precisam ser identificados nas emergências, observando-se as demandas psiquiátricas e orgânicas, avaliando os riscos e a necessidade de internação. O clínico deve se manter atualizado, pois este é um campo em constante crescimento e transformação. Finalmente, é crucial que os pacientes com transtornos da personalidade sejam acompanhados não apenas nas crises, mas de forma contínua.

REFERÊNCIAS

1. American Psychiatric Association. Manual diagnóstico e estatístico de transtornos mentais: DSM-5. 5. ed. Porto Alegre: Artmed; 2014.
2. Tyrer P, Reed GM, Crawford MJ. Classification, assessment, prevalence, and effect of personality disorder. Lancet. 2015;385(9969):717-26.
3. Khouzam HR, Tan DT, Gill TS. Handbook of emergency psychiatry. Philadelphia: Mosby; Elsevier; 2007.
4. Huang Y, Kotov R, de Girolamo G, Preti A, Angermeyer M, Benjet C, et al. DSM-IV personality disorders in the WHO World Mental Health Surveys. Br J Psychiatry. 2009;195(1):46-53.
5. Bateman AW, Tyrer P. Services for personality disorder: organisation for inclusion. Advances in psychiatric treatment. 2004;10(6):425-33.
6. Davison SE. Principles of managing patients with personality disorder. Adv Psychiatric Treat. 2002;8(1):1-9.
7. Bateman AW, Tyrer P. Psychological treatment for personality disorders. Adv Psychiatric Treat. 2004;10(5):378-88.
8. Black DW. DSM-5 is approved, but personality disorders criteria have not changed. Ann Clin Psychiatry. 2013;25(1):1.
9. Coid J, Yang M, Tyrer P, Roberts A, Ullrich S. Prevalence and correlates of personality disorder in Great Britain. Br J Psychiatry. 2006;188:423-31.
10. Reynolds K, Pietrzak RH, El-Gabalawy R, Mackenzie CS, Sareen J. Prevalence of psychiatric disorders in US older adults: findings from a nationally representative survey. World Psychiatry. 2015;14(1):74-81.
11. Fok ML, Hayes RD, Chang CK, Stewart R, Callard FJ, Moran P. Life expectancy at birth and all-cause mortality among people with personality disorder. J Psychosom Res. 2012;73(2):104-7.
12. Moran PF, Reilly J. Personality disorder prevalence in psychiatric outpatients: a systematic literature review. Personal Ment Health. 2014;8(2):91-101.
13. Lenzenweger MF, Lane MC, Loranger AW, Kessler RC. DSM-IV personality disorders in the National Comorbidity Survey Replication. Biol Psychiatry. 2007;62(6):553-64.

14. Coid J, Yang M, Roberts A, Ullrich S, Moran P, Bebbington P, et al. Violence and psychiatric morbidity in the national household population of Britain: public health implications. Br J Psychiatry. 2006;189:12-9.
15. Samuels J, Eaton WW, Bienvenu OJ 3rd, Brown CH, Costa PT Jr, Nestadt G. Prevalence and correlates of personality disorders in a community sample. Br J Psychiatry. 2002;180:536-42.
16. Torgersen S, Kringlen E, Cramer V. The prevalence of personality disorders in a community sample. Arch Gen Psychiatry. 2001;58(6):590-6.
17. Marttunen MJ, Aro HM, Henriksson MM, Lönnqvist JK. Mental disorders in adolescent suicide. DSM-III-R axes I and II diagnoses in suicides among 13- to 19-year-olds in Finland. Arch Gen Psychiatry. 1991;48(9):834-9.
18. American Psychiatric Association. Diagnostic criteria from DSM-IV-TR. Washington, DC: APA; 2000.
19. Berrino A, Ohlendorf P, Duriaux S, Burnand Y, Lorillard S, Andreoli A. Crisis intervention at the general hospital: an appropriate treatment choice for acutely suicidal borderline patients. Psychiatry Res. 2011;186(2-3):287-92.
20. Sadock BJ, Sadock VA, Ruiz P. Kaplan & Sadock's comprehensive textbook of psychiatry. 9th ed. Philadelphia: Wolters Kluwer; Lippincott Williams & Wilkins; 2009.
21. Bienenfeld D. Personality disorders treatment and management. Medscape; 2016.
22. Ripoll LH, Triebwasser J, Siever LJ. Evidence-based pharmacotherapy for personality disorders. Int J Neuropsychopharmacol. 2011;14(9):1257-88.
23. Markovitz PJ, Calabrese JR, Schulz SC, Meltzer HY. Fluoxetine in the treatment of borderline and schizotypal personality disorders. Am J Psychiatry. 1991;148(8):1064-7.
24. Zaheer J, Links PS, Liu E. Assessment and emergency management of suicidality in personality disorders. Psychiatr Clin North Am. 2008;31(3):527-43, viii-ix.
25. Soloff PH. Algorithms for pharmacological treatment of personality dimensions: symptom-specific treatments for cognitive-perceptual, affective, and impulsive-behavioral dysregulation. Bull Menninger Clin. 1998;62(2):195-214.
26. Zimmerman M, Chelminski I, Young D. The frequency of personality disorders in psychiatric patients. Psychiatr Clin North Am. 2008;31(3):405-20.
27. Frances A, Fyer M, Clarkin J. Clarkin, Personality and suicide. Ann N Y Acad Sci. 1986;487:281-93.
28. Biskin RS, Paris J. Management of borderline personality disorder. CMAJ. 2012; 184(17):1897-902.
29. National Institute for Health & Clinical Excellence. Borderline personality disorder: treatment and management [Internet]. London: The British Psychological Society; The Royal College of Psychiatrists; 2009 [capturado em 07 jul 2019]. Disponível em: https://www.nice.org.uk/guidance/cg78/evidence/bpd-full-guideline-242147197
30. Stoffers J, Völlm BA, Rücker G, Timmer A, Huband N, Lieb K. Pharmacological interventions for borderline personality disorder. Cochrane Database Syst Rev. 2010;16(6):CD005653.
31. Gunderson JG. Clinical practice. Borderline personality disorder. N Engl J Med. 2011;364(21):2037-42.
32. Apter A, Bleich A, King RA, Kron S, Fluch A, Kotler M, et al. Death without warning? A clinical postmortem study of suicide in 43 Israeli adolescent males. Arch Gen Psychiatry. 1993;50(2):138-42.
33. Heisel MJ, Links PS, Conn D, van Reekum R, Flett GL. Narcissistic personality and vulnerability to late-life suicidality. Am J Geriatr Psychiatry. 2007;15(9):734-41.

LEITURAS RECOMENDADAS

Marttunen MJ, Aro HM, Henriksson MM, Lönnqvist JK. Antisocial behaviour in adolescent suicide. Acta Psychiatr Scand. 1994;89(3):167-73.

Pompili M, Girardi P, Ruberto A, Tatarelli R. Suicide in borderline personality disorder: a meta-analysis. Nord J Psychiatry. 2005;59(5):319-24.

ÍNDICE

B

C

D

R

S

T